Les 10 grandes découvertes
de la médecine

Dr Meyer Friedman
Dr Gerald W. Friedland

Les 10 grandes découvertes de la médecine

Liana Levi

Illustration de couverture :
d'après Albert Edelfelt (1854-1895)
Louis Pasteur dans son laboratoire,
Paris, institut Pasteur.

Sommaire

Préface

Ce livre ne raconte pas l'histoire ou l'évolution de la médecine occidentale – il existe de très beaux ouvrages sur ce thème. Il ne recense pas non plus toutes les grandes découvertes depuis qu'André Vésale, en 1543, a tiré le monde médical de quatorze siècles de torpeur avec la publication de son époustouflant *De humanis corporis fabrica*, connu sous le nom de *Fabrica*. Cet ouvrage sélectionne et décrit les découvertes médicales les plus significatives depuis cette date, sans lesquelles la médecine ne serait jamais devenue ce qu'elle est.

Il retrace également la vie de chercheurs qui furent à l'origine de processus de découverte et de ceux qui, poursuivant dans la même voie, les firent aboutir. Ainsi avons-nous mis en scène Antoine Van Leeuwenhoek dans le chapitre traitant des bactéries, mais sans omettre les magnifiques contributions de Robert Koch, de Louis Pasteur et d'autres. Dans le chapitre consacré aux antibiotiques, nous avons donné la vedette à Alexander Fleming sans oublier pour autant les stupéfiants apports de Howard Florey et d'Ernst Chain.

A qui s'adresse ce livre ? A tout adulte modérément instruit qui s'intéresse à la médecine. Aux élèves du secondaire et à tous ceux qui se destinent à des études scientifiques ou médicales. Aux étudiants en médecine, aux externes et aux internes. Nous sommes certains qu'ils n'auront pas le sentiment de perdre leur temps. Aux médecins, à qui il permettra de se remémorer, avec plaisir nous l'espérons, beaucoup de choses connues mais oubliées.

En relatant l'épopée de ces découvertes, nous avons évité

autant que faire se peut le jargon médical. Mais pour répondre au désir d'information du lecteur – médecin ou non – nous avons accompagné nos descriptions de notes qui permettent d'approfondir les différents sujets sans alourdir la narration.

Les auteurs étaient-ils qualifiés pour effectuer cette sélection ? L'un de nous a passé quarante-six ans, l'autre soixante-six, à étudier, à pratiquer et à enseigner la médecine. Tous les deux, nous avons consacré des dizaines d'années à la recherche médicale. A nous deux, nous avons publié plus de cinq cents articles et une bonne demi-douzaine d'ouvrages spécialisés. Avec au total cent douze ans au service de la médecine, nous pouvions avoir un avis autorisé sur la question des dix découvertes majeures !

Pour ce qui est des critères de choix, nous avons passé en revue les trois principaux champs de la médecine : les structures et les fonctions du corps humain et du cerveau ; le diagnostic des troubles et des maladies et enfin le traitement de ces mêmes troubles et maladies.

Nous avons sélectionné sans grande difficulté ce que nous considérions être les cent découvertes majeures sur les quelque cinq mille portées au crédit de la médecine occidentale. La tâche s'est compliquée à partir du moment où nous avons résolu d'en retenir seulement vingt-cinq. Ainsi, par exemple, la découverte de l'antisepsie et de l'asepsie chirurgicales pour prévenir l'infection bactérienne dans les plaies était capitale, mais la mise en évidence par Koch du rôle des bactéries dans les maladies infectieuses était plus importante encore. Les découvertes de l'insuline et de la cortisone (qui toutes deux furent consacrées par un prix Nobel) figuraient sur notre liste initiale de cent découvertes ; mais elles avaient beau être capitales, la mise en lumière du rôle des bactéries et les progrès de l'anesthésie ont eu des implications infiniment plus vastes.

Lorsque enfin nous eûmes arrêté notre choix, nous l'avons soumis à trois libraires de livres médicaux anciens et à quatre médecins, collectionneurs passionnés de publications médicales rares, y compris de premières éditions de la plupart des grandes découvertes de la médecine occidentale.

Après ces premiers sondages, nous avons demandé à trente médecins rattachés à l'université de Stanford ou à l'École de médecine de l'université de Californie d'identifier les auteurs des dix découvertes que nous avions sélectionnées. Tous ont nommé André Vésale, William Harvey, Edward Jenner, Wilhelm Röntgen, Alexander Fleming, James Watson et Francis Crick. La plupart avaient aussi en mémoire, mais plus vaguement, le nom d'Antoine Van Leeuwenhoek, mais il était pour eux l'inventeur du microscope et non le découvreur des bactéries. Aucun de ces médecins – pourtant professeurs de faculté – n'avait la moindre idée de qui étaient Ross Harrison, Nicolaï Anichkov ou Maurice Wilkins. Deux d'entre eux seulement avaient entendu parler de Crawford Long. Cependant, lorsque nous énumérâmes les dix découvertes que nous tenions pour majeures et les raisons de notre choix, tous sauf un se rangèrent à notre avis. Le plus étonnant reste que la majorité de ces médecins ignoraient tout de la vie et des découvertes de leurs devanciers. Les présidents des universités John Hopkins et Yale, qui, toutes deux, possèdent un mémorial en l'honneur de l'invention de Ross Harrison, ne savaient pas qui il était. Or Harrison a publié son premier article en 1907, alors qu'il était encore étudiant à Hopkins, puis un second, plus abouti et détaillé, en 1910, alors qu'il étudiait à Yale. Par la suite, le président de Yale nous annonça qu'une chaire au nom de Harrison venait d'être créée dans son université, tandis que le président de l'université John Hopkins nous faisait savoir qu'une photographie de Harrison avait été placée dans le hall du John Hopkins Hospital.

Trois des onze chapitres de ce livre traitent des découvertes concernant les structures et les fonctions d'un corps et d'un cerveau humains sains. Six traitent de découvertes thérapeutiques. Les autres chapitres, enfin, relatent la découverte accidentelle du principal élément de diagnostic des maladies, les rayons X, et de l'aboutissement de la technique radiographique que représente le scanner ou tomodensitomètre numérisé. Dans le chapitre final, nous affinons encore la sélection : quelle est la découverte la plus importante dans la hiérarchie ? Celle que l'on peut qualifier de plus grande de tous les temps ?

Cet ouvrage n'aurait pas pu être écrit sans les données aimablement fournies par un certain nombre de scientifiques que nous remercions ici chaleureusement.

Les lauréats du Nobel Geoffrey Hounsfield, Allan Cornack et James Ambrose ont répondu aux questions que nous nous posions sur le chapitre 6.

Les professeurs Leonard Hayflick, Sergey Federoff et Richard Ham, les docteurs George Harrel, Donna Peehl et Elisabeth Harrison (la fille de Ross Harrison, aujourd'hui âgée de quatre-vingt-dix ans) nous ont gracieusement communiqué des détails biographiques nécessaires à la rédaction du chapitre 7.

Les lauréats du Nobel Francis Crick, sir Aaron Klug, sir Peter Medawar, James Watson et Maurice Wilkins, les professeurs Erwin Chargaff et Raymond Gosling ainsi que Jane Callander (qui travaillait autrefois à la BBC) nous ont fourni maintes interviews radiophoniques qui ont constitué la matière du chapitre 10.

Nous sommes particulièrement reconnaissants à Robert Schindler, président du département d'oto-(rhino)-laryngologie de l'université de Californie, à San Francisco, dont le rôle à été décisif dans la sélection préliminaire des cent découvertes majeures parmi lesquelles, comme nous l'avons dit, ont été retenues les dix présentées dans cet ouvrage.

Nous remercions enfin Fanny Riley, qui fut la première à suggérer qu'un livre de ce genre pouvait intéresser le grand public.

Nous sommes profondément redevables à Linda Ball, à Kevin Murphy, à Diane Remillard et à Jean Chan qui ont assuré la saisie du manuscrit et se sont chargés de faire développer les photographies.

Enfin, nous remercions pour leurs conseils de tous les instants James C. Nelson ainsi que le docteur Barton Sparagon.

L'anatomie humaine moderne

Hippocrate et Aristote possédaient de vagues notions sur quelques os et muscles du corps humain, qui venaient de la dissection d'animaux. C'est au IVe siècle av. J.-C. qu'Hérophile d'Alexandrie, le premier, disséqua quelques cadavres humains.

Si ses manuscrits n'étaient pas partis en fumée au cours d'un incendie, dix-neuf siècles d'ignorance presque totale de l'anatomie auraient été épargnés à l'humanité, les dix-neuf siècles qui se sont écoulés jusqu'à Vésale, l'auteur de la première grande découverte de la médecine occidentale. La perte de ces manuscrits ne constitue qu'une des raisons pour lesquelles l'anatomie, pendant si longtemps, ne parvint pas à s'imposer comme une des branches du savoir médical.

Les écrits de Galien, médecin grec du IIe siècle de notre ère, en sont la deuxième raison. Ses observations anatomiques furent érigées, pendant plusieurs siècles, en paroles d'Évangile : les mettre en cause relevait de l'hérésie, à l'époque cruellement punie.

La science anatomique ne prit son envol qu'à la Renaissance. Personne, durant le Moyen Age, ne se souciait des activités intellectuelles, artistiques ou scientifiques. Tandis que s'égrenaient lentement les siècles, seuls les grimoires des moines préservaient la langue latine, quelques fragments de la littérature grecque et romaine, ainsi que la Bible, jusqu'au lent éveil que nous appelons aujourd'hui Renaissance.

Une autre raison – majeure – pour laquelle l'anatomie ne s'érigea pas plus tôt au rang de science est l'interdiction presque universelle de pratiquer la dissection sur l'homme. Même au temps des Romains, apparemment, elle était prohibée. Une fois encore, il fallut attendre le début de la Renaissance pour que quelques cités-États italiennes (notamment Bologne, Padoue et Pavie) lèvent peu à peu l'interdit en autorisant la dissection des quelques criminels exécutés, ce qui donna d'une certaine manière naissance à l'anatomie moderne.

Mondino DeLuzzi de Bologne, dans son *Anothomia* (rédigée en 1316 mais imprimée seulement en 1478)[1], fut le premier à opérer puis à décrire ces dissections de corps humains. Mais Mondino, aveuglé par les observations anatomiques «admises» quoique erronées de Galien, fut incapable de voir ce qu'il avait sous les yeux. Comme son prédécesseur, plus d'un millier d'années avant lui, Mondino considéra à tort que la rate se vidait dans l'estomac, décrivit le foie comme ayant cinq lobes et le cœur trois ventricules, tandis qu'il constatait que l'utérus était composé de multiples segments. Quelques-uns de ses écrits décrivaient certes avec précision certains organes du chien, mais non ceux de l'homme ou de la femme. Et pourtant son *Anothomia*, qui fit l'objet de plus de soixante rééditions, fut considérée pendant deux cents ans comme la source principale de la connaissance en matière d'anatomie humaine.

En 1521, Berengario da Carpi, titulaire de la chaire de chirurgie et d'anatomie à Bologne, après avoir disséqué plus d'une centaine de corps humains, publia ses *Commentaires* sur *Anothomia*. Ce livre, de plus de mille pages, contenait pour la première fois des illustrations anatomiques – guère plus que de simples schémas.

Mais le plus important est que Carpi osa, le premier dans l'histoire du Moyen Age et du début de la Renaissance, redresser quelques-unes des plus énormes erreurs de Galien :

le cœur n'était plus décrit comme ayant trois ventricules ou l'utérus comme étant composé de plusieurs segments, selon l'explication en vigueur depuis plus de quatorze siècles. La science de l'anatomie humaine était sur le point de naître.

Nous savons où et quand naquit Vésale (à Bruxelles en 1514), quelles universités il fréquenta (Louvain, Paris et Padoue), où et quand il reçut son diplôme de médecine (à Padoue en 1537). Nous savons également qu'il épousa Anne Van Hamme en 1544, dont il eut une fille, Anne. En 1546 il devint médecin de cour auprès de l'empereur Charles Quint et il resta en fonction jusqu'à l'abdication du souverain, en 1556. Vésale entra ensuite au service de Philippe II d'Espagne et il le servit jusqu'à sa mort, en 1564, à son retour d'un pèlerinage à Jérusalem.

Les causes exactes de ce périlleux voyage nous demeurent inconnues. Peut-être l'entreprit-il en pénitence de quelque terrible péché. Selon une rumeur insistante, il aurait disséqué le cadavre d'un gentilhomme dont le cœur battait encore. A la suite de cette épouvantable méprise, il fut condamné à mort par les autorités de l'Inquisition, mais le roi Philippe commua cette exécution en pèlerinage. Quelle que soit la véritable cause de ce voyage, il est certain que Vésale n'obéissait pas à ses convictions religieuses.

Nous n'aurions pas eu connaissance de ces détails sordides de la vie de Vésale (ni enquêté pour les découvrir) si celui-ci n'avait publié, en 1543, un livre décrit par William Osler, le père de la médecine américaine, comme « le plus grand des livres de médecine ». Avant de nous pencher sur cet ouvrage suprêmement élégant et révolutionnaire, interrogeons-nous sur la personnalité du médecin de la Renaissance qui en fut l'auteur, et sur le genre de vie qu'il mena. On imagine un peu son caractère en lisant qu'à l'âge de trente-deux ans, il se tourna vers son passé, sur certaines expériences de jeunesse qu'il s'était autorisées mais ne souhaitait plus poursuivre [2] :

«Je n'ai plus maintenant le désir de passer de longues heures au cimetière des Innocents à Paris à déterrer des os, ni celui d'aller à Montfaucon pour en trouver – depuis qu'une fois avec un camarade, je fus gravement menacé par une horde de chiens sauvages. Je ne voudrais pas non plus me faire enfermer hors de Louvain [l'université] afin d'avoir toute latitude, seul au milieu de la nuit, d'aller voler quelques os à la potence afin de disposer d'un squelette. Je ne me donne plus la peine d'adresser aux juges pétition sur pétition pour qu'ils reportent l'exécution d'un criminel à une date qui me permette de pouvoir procéder à la dissection de son corps; de même, je ne conseillerais plus aux étudiants en médecine de surveiller l'endroit où untel a été enterré, ni les encouragerais à prendre des notes sur les maladies des patients de leurs professeurs afin de pouvoir plus tard s'emparer de leurs corps. Je ne garderais plus de cadavres pendant plusieurs semaines dans ma chambre, des cadavres pris dans des tombes ou m'ayant été remis après une exécution, de même que je ne supporterais plus le mauvais caractère des sculpteurs et des peintres qui m'ont rendu plus misérable qu'aucun des cadavres que j'ai disséqués. Toutefois, trop jeune alors pour gagner ma vie de cet art et voulant apprendre et faire avancer nos connaissances communes, je supportai vaillamment toutes ces choses.»

Ce terrifiant récit de ses activités, d'abord comme étudiant en médecine à Paris et plus tard comme anatomiste à Padoue, révèle que le jeune Vésale était fanatiquement déterminé, et à n'importe quel prix, à percer les secrets du corps humain. Il mutila des cadavres pour leurs os et affronta des chiens féroces pour leurs chairs. Que dire d'un homme qui encourageait ses élèves à épier les malades de leurs professeurs afin d'être informés les premiers de leur mort et de voler leurs cadavres ? Quelle sorte d'homme peut dormir nuit après nuit avec des corps en décomposition dans sa chambre ? Et que n'exigea-t-il pas des peintres et des sculpteurs chargés de reproduire méticuleusement un tissu ou un organe comme lui-même le voyait sur sa table de dissection ? Vésale ne peut, d'aucune manière, être considéré comme quelqu'un de sensible ou capable de compassion. C'était, d'abord et surtout, un homme au cœur froid, extraordinairement déterminé et ambitieux.

Lorsqu'il se rendit à Paris en 1533 pour poursuivre ses études de médecine il n'avait que dix-neuf ans, mais il avait déjà décidé de devenir un des médecins de l'empereur Charles Quint. Après tout, son grand-père et son père (bien que celui-ci fût un fils illégitime) n'avaient-ils pas eux aussi été au service impérial ?

Avec de telles ambitions, le jeune Flamand devint un adepte si forcené de la dissection des animaux qu'il attira l'attention des deux plus célèbres anatomistes d'Europe, Jacob Sylvius et John Guinter, tous deux professeurs à l'université de Paris. Sylvius enseigna à Vésale comment disséquer des corps de chiens, tandis que Guinter le prit comme assistant pour ses dissections de corps humains. Durant cette période, Vésale fréquenta en catimini les cimetières parisiens afin de collecter des os.

En 1536, l'empereur menaçait d'envahir Paris, et Vésale, en tant que Flamand et loyal sujet de Charles Quint, dut quitter la capitale. De retour en Flandre, il poursuivit ses études à l'université de Louvain et y enseigna. Il disséquait déjà en secret des cadavres humains.

Il quitta Louvain en 1539 pour l'université de Padoue, où il obtint son diplôme de médecine peu de mois après son arrivée. Il était si savant et si compétent dans la dissection des corps humains que, quelques semaines après l'obtention de son diplôme, à l'âge de vingt-trois ans, il fut nommé chef du département de Chirurgie et d'Anatomie de cette université. Il continuait à disséquer des cadavres d'animaux et de condamnés – sans parler de ceux qu'il volait dans les cimetières.

Comme tous les anatomistes des siècles précédents, Vésale continua pendant des années à « interpréter » le corps humain dans la vision de Galien, au lieu d'admettre ce que ses yeux voyaient. En 1538, pourtant, il publia *Tabulae anatomicae six*[3], ouvrage dans lequel il osa pour la première fois relever quelques-unes des erreurs commises par Galien. Il s'agissait d'erreurs relativement bénignes, mais aucun anatomiste au cours des quatorze siècles écoulés n'avait osé les corriger. Encore plus étonnant, ce même ouvrage, pour la première fois, contenait six planches qui n'étaient pas de vulgaires croquis, mais bien des représentations artistiques et réalistes du squelette et des muscles du corps humain[4].

L'illustrateur des trois dernières planches de *Tabulae* – c'est aujourd'hui une certitude – était un des peintres de l'école de Titien, un certain Jean Stephanus de Calcar. L'artiste avait financé l'impression de l'ouvrage mais il n'en retira comme profit que sa mise initiale. Nous ne saurons jamais les raisons de ce curieux marché ni quel genre d'homme était ce Jean Stephanus.

Déjà, avant la publication des *Tabulae*, Vésale se distinguait de ses prédécesseurs et de ses contemporains car il ne s'asseyait pas sur une chaise surélevée pour lire à haute voix un livre de Galien, tandis que, bien au-dessous de lui, un barbier s'affairait à disséquer le cadavre. Telle était la méthode d'enseignement de l'anatomie jusqu'alors : ni le professeur ni les élèves, absorbés par le texte de Galien, n'accordaient la moindre attention aux tissus et aux organes que le barbier mettait à nu. Vésale disséquait lui-même les cadavres, manipulant des organes souvent infectés et putrides, les mains et les vêtements éclaboussés de sang. Il croyait fermement que pour connaître le corps humain, il fallait le disséquer soi-même. Il ne se lassa jamais de prêcher ce concept pédagogique à ses étudiants et à ses collègues médecins qui assistaient à ses dissections publiques.

Quoi qu'il en soit, au XVIe siècle, à l'époque où il salissait ses mains et probablement son visage avec du sang contaminé, les gants de protection et les antiseptiques n'avaient pas encore été inventés. *A fortiori*, on n'avait pas la moindre idée de l'existence des virus, des bactéries et des maladies mortelles qu'ils causaient. Il n'est donc pas étonnant que Vésale et trois de ses plus talentueux élèves (Colombo, Eustachio et Fallope), qui n'hésitaient pas à plonger leurs mains nues dans les tissus infectés, soient morts avant l'âge de cinquante-cinq ans. A titre indicatif, quatre peintres de la même période et de la même ville – Michel-Ange, Léonard de Vinci, Titien et Cellini – vécurent au-delà de leur soixante-cinquième anniversaire, et deux d'entre eux – Michel-Ange et Titien – dépassèrent quatre-vingt-cinq ans. Il semble qu'en ce temps-là, il était bien plus dangereux de disséquer des corps humains que de les peindre ou de les sculpter.

A la suite de la publication de *Tabulae*, Vésale ne commit, jusqu'en 1543, que des écrits de peu d'importance. Il continua à disséquer des corps et à enseigner la médecine à Padoue, et pendant quelque temps à Bologne. Lorsque à l'âge de vingt-neuf ans il publia *Fabrica*[5], il était très estimé en Italie, à Paris et à Bruxelles, et considéré partout comme un anatomiste merveilleusement doué.

En 1544, un an après la publication de *Fabrica*, il quitta l'université de Padoue pour devenir l'un des médecins attitrés de Charles Quint. Certains historiens de la médecine se sont déclarés choqués et intrigués par cette brusque décision de Vésale de mettre un terme à sa carrière académique. Mais le service impérial, comme nous l'avons déjà signalé, était le but ultime de cet homme ambitieux et pragmatique. Personne ne lui prêta jamais le moindre sentiment de loyauté envers une université ou une école de médecine. Un homme qui, au plus noir de la nuit, combattait dans les cimetières avec des meutes de chiens affamés pour piller des tombes, un homme qui, avec calme et cruauté, pratiquait la vivisection sur des animaux qui emplissaient l'air de leurs cris déchirants, aurait été bien incapable d'une telle délicatesse.

Nous avons mentionné que Vésale, en 1544, épousa Anne Van Hamme, de Bruxelles, et que celle-ci donna naissance l'année suivante à leur fille, prénommée Anne comme sa mère. Nous ne savons presque rien de ces deux femmes, sinon qu'elles se marièrent l'une et l'autre l'année qui suivit la mort de l'anatomiste. On soupçonne que les liens qui les unissaient à l'époux et au père – et inversement – étaient tout sauf tendres.

Une fois son ambition d'entrer au service impérial satisfaite, Vésale cessa totalement toutes ses recherches scientifiques. Il était pourtant estimé à travers l'Europe et tenu pour l'un des plus brillants médecins de son temps. En 1559, lorsque Henri II (plus connu aujourd'hui en raison de la beauté de sa maîtresse, Diane de Poitiers, et du courage de sa femme, Catherine de Médicis) eut le visage et le crâne criblés par les éclats d'une lance qui se brisa en transperçant son heaume, au cours d'une joute célèbre, Vésale fut dépêché à son chevet. Les médecins d'Henri avaient été incapables de déterminer exactement jusqu'où avaient pénétré les éclats. Pour essayer de se faire une idée, ils s'étaient fait remettre la lame brisée et l'avaient lancée de toutes leurs forces contre les têtes de quatre criminels décapités la veille. Ils avaient ensuite disséqué les têtes afin de vérifier si un des éclats était parvenu jusqu'au cerveau.

Cette extraordinaire « expérience » ne servit à rien. Vésale, après avoir examiné le roi, comprit immédiatement que la blessure serait fatale. Malgré les nombreuses purges et saignées, le roi souffrait d'une paralysie complète du côté gauche du corps et de convulsions du côté droit ; il mourut une dizaine de jours plus tard. Vésale participa à l'autopsie, qui révéla de sévères blessures au cerveau et une hémorragie sous-durale dans l'hémisphère droit.

Vésale fut également envoyé par Philippe II au chevet de don Carlos, l'héritier de la couronne, lorsque ce dernier tomba gravement malade en 1562 – ce qui témoigne encore une fois de la confiance du roi dans les capacités de son médecin. La maladie de l'infant était elle aussi consécutive à une blessure, et cinq médecins, que Vésale fut chargé de diriger, se relayaient auprès de lui.

Petit, cruel et entêté, don Carlos avait été depuis sa naissance un problème pour son père, Philippe II. Né avec des dents, bébé, il mordait si méchamment les tétons de ses nourrices que leurs seins déchirés s'infectaient. A l'âge de douze ans, il n'avait que deux préoccupations : brûler vifs des animaux et séduire les jolies filles.

Cette dernière obsession faillit le perdre au début du mois d'avril de sa dix-huitième année. Ayant aperçu de sa fenêtre la fille de l'intendant (dont il s'était entiché) qui marchait dans le jardin, il se précipita dans l'escalier pour courir à sa rencontre, trébucha et fit une culbute. Sa tête heurta la poignée d'une porte au pied des escaliers. Il reprit conscience assez rapidement, mais les trois médecins présents constatèrent qu'il présentait une contusion à la nuque de la taille de l'ongle du pouce. La plaie fut soigneusement parée avec des liquides et des onguents variés. Comme c'était la coutume, il fut aussi purgé et saigné.

Probablement à cause des instruments non stérilisés qui

furent appliqués sur la plaie, celle-ci s'infecta. Le prince eut de la fièvre. Philippe II, inquiet, envoya deux de ses médecins personnels auprès des trois médecins déjà au service de l'infant et finalement Vésale lui-même, car l'état de don Carlos ne cessait d'empirer.

Les six médecins effectuèrent cinquante consultations : et le roi se joignit à dix d'entre elles, écoutant patiemment des heures entières l'opinion de chaque médecin sur ce qui devait ou ne devait pas être fait. L'état de santé de don Carlos, malgré ces consultations, continua de s'aggraver entre le mois d'avril et le mois de mai.

Pendant ce temps, trois mille Espagnols, à Tolède, nus jusqu'à la taille, paradaient en se fouettant mutuellement, espérant que ces flagellations sauveraient la vie de l'infant. Quant aux citoyens d'Alcala – la ville où le prince était apparemment en train de mourir – ils transportèrent le corps momifié de Fra Diego, un frère franciscain mort plusieurs siècles auparavant, jusqu'au lit de don Carlos, et le couchèrent auprès du prince inconscient.

Aucun miracle ne se produisit sur l'instant, mais, dans les semaines qui suivirent, le prince se remit de sa fièvre et de ses délires. Son visage infecté, distordu par les hémorragies et le pus, retrouva progressivement forme humaine. Trois mois après le début de sa maladie, il participait à une course de taureaux.

Philippe II, persuadé que la momie de Fra Diego avait en définitive guéri son fils, veilla à faire sanctifier le frère en 1568. Il est impossible de dire si l'opinion du roi était fondée ou non; en revanche, il est certain que toutes les graves complications consécutives à la blessure bénigne de Don Carlos étaient d'origine iatrogène*.

---

* Engendrées ou provoquées par le médecin. *(N.d.T.)*

On ne sait rien d'autre des consultations royales auxquelles Vésale prit part pendant vingt ans. Pendant cette même période furent publiés sa *Lettre sur un tubercule de Chine*, éditée par son jeune frère en 1546, la deuxième édition de *Fabrica* en 1555, et ses commentaires (l'*Examen*) sur les « observations anatomiques » de son ancien élève Fallope en 1561. Aucune de ces publications ne présentait les résultats de nouvelles recherches. On peut s'interroger sur les raisons pour lesquelles ce jeune homme – après avoir publié un livre *(Fabrica)* qui fut à l'origine de la science médicale moderne – renonça définitivement, à l'âge de vingt-neuf ans, à toute expérimentation scientifique. Il avait écrit lui-même en 1546, trois ans après la publication de *Fabrica*, que ce livre avait suscité tant de critiques infondées qui lui avaient « étreint le cœur » qu'il s'était réfugié à la cour impériale, heureux d'y vivre « loin du doux loisir des études »... « Aussi, je n'envisage pas de publier quoi que ce soit de nouveau, même si je le voulais vraiment ou si ma vanité m'enjoignait de le faire[6]. » Ce sont ses propres mots.

Vésale, depuis le début de sa carrière, espérait et comptait être invité par l'empereur à rejoindre son équipe de médecins attitrés. A l'âge de vingt-trois ans, en 1537, il avait déjà conçu le projet d'écrire et de publier un livre révolutionnaire, pas seulement par son contenu, mais aussi par son élégante typographie, la qualité de son papier, ses illustrations, son format et sa reliure. L'empereur, pourtant peu versé dans la science médicale, reconnaîtrait que cet ouvrage, qui lui était dédié et qui lui fut présenté par l'auteur lui-même, était le plus incroyable livre de médecine jamais publié.

Il est certain, comme Vésale l'écrit lui-même, que libre de tout lien (il n'avait à l'époque ni femme ni enfant) et de tout souci, il put se consacrer entièrement pendant cinq ans à la dissection de dizaines de corps d'hommes et d'animaux, afin d'acquérir la connaissance encyclopédique nécessaire à la rédaction de cet ouvrage. Il lui fallut aussi dénicher les artistes capables de passer des heures à réaliser des esquisses de tissus et d'organes auprès de corps en putréfaction. *Fabrica* serait ainsi le premier livre de l'histoire de la médecine à renfermer plus de deux cents planches stupéfiantes.

Vésale envoya même son manuscrit de l'autre côté des Alpes, à Bâle, à Jean Oporinus, professeur distingué et merveilleux éditeur. L'anatomiste savait que celui-ci gratifierait son œuvre du plus beau papier et de la typographie la plus exquise. Vésale, par-dessus tout, était certain qu'Oporinus avait les compétences pour imprimer ses précieuses gravures sur bois avec toute la précision et la finesse souhaitées. Non content d'envoyer des lettres remplies d'instructions détaillées à son éditeur, il se rendit en personne à Bâle et y resta tout le temps que dura la fabrication.

A la fin de l'été 1543, Vésale présenta son chef-d'œuvre à Charles Quint. Et il s'agissait bien d'un chef-d'œuvre, avec sa hauteur de 41 centimètres, sa largeur de 27,5 centimètres, sa reliure en velours de soie de couleur pourpre impériale, sa page de garde et sa dernière page en vélin, et ses sept cents feuillets imprimés dans la plus fine typographie jamais vue dans un livre de médecine. Mais l'élément le plus remarquable étaient ses planches coloriées à la main. (Parmi la centaine d'exemplaires qui nous sont parvenus aucun n'a d'illustrations en couleurs.) L'empereur dut être terriblement impressionné puisque, quelques mois plus tard, et malgré les critiques envieuses de ses autres médecins sur le travail de Vésale, il l'invita à entrer à son service. Vésale réalisait l'ambition de sa jeunesse.

Il convient de s'intéresser maintenant au contenu de ce chef-d'œuvre immortel intitulé *De humani corporis fabrice, libri septem,* mais connu sous la forme abrégée de *Fabrica.*

Même si certains érudits refusent de considérer que cette introduction à l'anatomie humaine en sept livres (comme le titre latin le précise) constitue la plus importante découverte médicale, tous cependant s'accordent à dire, avec William Osler, que *Fabrica* est le plus grand livre de médecine jamais publié.

Nous avons déjà parlé de l'intention de Vésale de dédier, puis de présenter lui-même à Charles Quint un livre propre à le charmer par sa magnificence et son élégance. Mais *Fabrica* fit bien plus : elle tira la médecine de quatorze siècles de profond sommeil.

La première réaction des médecins à la publication de *Fabrica* fut l'étonnement. Jamais auparavant un livre médical n'avait eu de telles dimensions ni possédé des illustrations d'une telle beauté artistique et d'une telle précision anatomique. Jamais encore (et jamais depuis) on n'avait vu un livre de médecine avec une typographie d'une élégance aussi exquise.

La plupart des collègues de Vésale furent d'abord stupéfiés par le goût et la somptuosité de *Fabrica*. Mais plus encore, le texte remplissant les sept volumes bouleversa nombre de ses contemporains et mit en fureur quelques-uns d'entre eux. Jacob Sylvius, l'ancien professeur d'anatomie de Vésale, fut si enragé qu'il adressa une lettre ouverte à l'empereur : «J'implore sa Majesté Impériale de punir sévèrement, comme il le mérite, ce monstre né et élevé sous mon toit, cet horrible exemple d'ignorance, d'ingratitude, d'arrogance, d'impiété, de l'éliminer afin qu'il n'empoisonne pas le reste de l'Europe de son haleine pestilentielle.»

La colère de Sylvius était alimentée par l'audace de Vésale, qui avait osé dénoncer les erreurs répétées des descriptions anatomiques de Galien, erreurs compréhensibles puisque le médecin grec n'avait disséqué et donc décrit que des tissus et organes de singes et de chiens, et non d'êtres humains.

Pourquoi tant de fureur alors que la dissection de corps humains avait révélé, à la fin du Moyen Age, certaines des absurdités de Galien ? Par exemple, que le foie fabriquait le sang, que l'utérus était formé de chambres multiples, que la glande pituitaire déversait ses sécrétions directement dans le nez ? De plus, aucun professeur de médecine ne pratiquait de dissections, il en laissait le soin à un barbier, tandis que lui-même lisait à haute voix un des livres d'observations anatomiques de Galien. Cette coutume vieille de plusieurs siècles disparut en dix ans à partir de la publication de *Fabrica*, dont la plus grande partie était dédiée aux instructions spécifiques concernant la manière de disséquer un corps.

Fabrica insistait aussi sur un fait jusque-là ignoré : les os rendent possible la vie telle que nous la connaissons. Le livre démontrait qu'ils ne fournissent pas seulement support et mobilité au reste de notre corps, mais qu'ils protègent également nos frêles organes (dont le cerveau) des blessures. Vésale insistait sur le fait que, sans le squelette, nous ne serions qu'une masse informe et immobile.

La fascination de Vésale pour les os humains saute aux yeux à la lecture de *Fabrica*. Dans le premier des sept livres, 168 pages leur sont dédiées. Le livre I s'ouvre sur un feu d'artifice de dessins splendides : cinq crânes vus sous des angles différents. Puis l'auteur décrit, à l'aide de superbes esquisses, les autres os du corps humain. Incroyable tour de force, le premier tome s'achève avec trois pleines pages de dessins de squelettes entiers. L'un d'entre eux est suspendu à une potence, un autre semble marcher à grandes enjambées à l'aide d'une béquille, le troisième, les coudes posés sur un bureau, semble contempler l'intérieur d'un crâne humain.

Ces représentations de squelettes, plus tard plagiées par d'autres auteurs, sont plus que des planches anatomiques : ce sont des chefs-d'œuvre artistiques. Elles sont – c'est certain – de la même main que les illustrations du premier ouvrage de

Vésale, *Tabulae anatomicae*, qui, on le sait, avaient Stephanus pour auteur.

Le livre II offre une description détaillée des muscles du corps humain. Treize hommes présentent progressivement la surface puis les couches plus profondes de leurs muscles. Ces illustrations sont elles aussi très vraisemblablement de la main de Stephanus. Comme les représentations de squelettes, les « hommes musclés » sont des œuvres d'art qui vous hantent.

Lorsque Vésale écrivait que « le mauvais caractère des peintres et des sculpteurs » l'avait rendu « plus misérable qu'aucun des corps qu'il avait jamais disséqués », il songeait probablement à ses affrontements avec d'autres artistes, car Stephanus avait refusé de poursuivre sa collaboration avec lui à partir du livre III. On note effectivement une baisse de la qualité des planches à partir de là. Non que les illustrations montrant les veines et les artères dans le livre III, le système nerveux dans le livre IV, les organes abdominaux dans le livre V, le cœur et les poumons dans le livre VI et le cerveau dans le livre VII, soient mauvaises; elles sont seulement plus schématiques, moins distinctement humaines et dénuées de portée artistique.

Dans ses descriptions des viscères (foie, rein, utérus), Vésale dépeignit trop souvent les organes d'un chien ou d'un singe au lieu de ceux d'un être humain. Il passa sous silence le pancréas, les ovaires et les glandes surrénales. Ces organes étaient assez difficiles à identifier, en particulier sur des corps en décomposition. Vésale aurait pourtant pu faire une meilleure description de l'utérus. Même s'il n'était pas facile, dit-on, de se procurer des cadavres de femmes à disséquer, nous savons qu'il eut au moins deux fois la possibilité d'examiner des organes sexuels féminins. Mais pour une raison indéterminée, la dissection de l'hymen, qui protège l'entrée du vagin, le mit dans un tel état d'anxiété qu'il en oublia complètement les tubes utérins, à l'autre bout du conduit génital. Sa description d'un utérus gravide avec son fœtus est d'une crudité toute médiévale.

Vésale fit en revanche un excellent travail en ce qui concerne les artères et les veines les plus importantes, mais ses descriptions du cœur et des poumons ne valent guère mieux que celles de Galien. Et il était si occupé à trouver des noms grecs, latins ou hébreux aux divers muscles et tissus qu'il ne pensa jamais à donner le sien à l'un d'entre eux.

Si Vésale mit moins d'enthousiasme dans les livres III à VI qu'il n'en avait mis à dépeindre les os et les muscles dans les livres I et II, il retrouva toute sa fougue lorsqu'il fut question du cerveau. A nouveau, les planches approchent (mais sans l'égaler) la qualité de celles des deux premiers livres. Plus encore, ses découvertes anatomiques des diverses parties du cerveau sont d'une suprême importance. Avant lui, la structure du cerveau et ses fonctions étaient presque totalement ignorées. Avec le livre VII, une partie au moins de la structure cérébrale est révélée; le cerveau entre désormais dans le champ d'étude des anatomistes.

Tel était donc *Fabrica,* un ouvrage tellement essentiel qu'il détermina la naissance de la science médicale elle-même. Ce livre inaugure la méthode avec laquelle seront approchés par la suite un nombre infini de problèmes médicaux. Maints principes auxquels se pliera la science médicale dans le futur furent inventés dans ce livre révolutionnaire : l'absence totale d'*a priori* dans l'investigation, la prose directe et dénuée d'émotion, la précision des illustrations, la sauvagerie impitoyable de la vivisection[7], le besoin de se prévaloir de l'antériorité de la découverte et la formulation de lois générales à partir d'une succession d'observations particulières.

L'*Epitome,* une superbe version abrégée de *Fabrica,* parut quelques semaines plus tard. En un seul volume, conçu pour accompagner les étudiants en médecine à la table de dissection, l'*Epitome* contenait plusieurs planches de squelettes et de muscles tirées de *Fabrica.* Il offrait en outre deux magnifiques dessins en pleine page : un très beau nu masculin (Adam) et une voluptueuse femme nue (Ève).

En écrivant *Fabrica* et en dispensant son enseignement auprès des cadavres devant la table de dissection, Vésale forma à Padoue trois émules et successeurs qui, dans les quelques dizaines d'années qui suivirent la parution de *Fabrica,* firent de très importantes découvertes anatomiques.

Le premier fut le successeur de Vésale à Padoue; il s'appelait Realdo Colombo (1512-1559), et sa contribution à l'histoire de la médecine, si tant est que ce soit vraiment la sienne (voir chapitre 2), est la description détaillée de la circulation du sang du ventricule droit du cœur vers le ventricule gauche, via les poumons. Celle-ci, ainsi qu'une description détaillée du cœur, apparaît pour la première fois en 1559 dans un ouvrage publié après la mort de son auteur et intitulé *De re anatomica.* Nous aurons l'occasion de reparler de Colombo au chapitre suivant; qu'il nous suffise de remarquer ici que Vésale le détestait. Colombo l'avait accusé de ne pas décrire dans *Fabrica* la langue et l'œil d'un être humain, mais ceux d'un bœuf. Et cela, Vésale ne lui pardonna pas.

Gabriel Fallope (1525-1562), qui occupa après Colombo la chaire d'anatomie à Padoue, fut lui aussi un élève de Vésale. Mais même s'il admirait son maître, il se permit de relever dans *Fabrica* quelques erreurs et omissions – il est vrai, avec beaucoup moins de virulence que Colombo.

Ayant appris avec Vésale à disséquer un cadavre de ses propres mains, et à donner la priorité à ce que ses yeux voyaient plutôt qu'aux préceptes de Galien, Fallope, le premier, observa et décrivit plusieurs organes et phénomènes qui avaient échappé à son maître – comme les ovaires et les trompes utérines, qui aujourd'hui portent son nom. Il donna au vagin, au placenta et au clitoris, qui avant Fallope n'avaient pas de noms, ceux que nous leur connaissons aujourd'hui.

Là où Vésale avait dû se frayer un chemin à la hache dans la jungle inexplorée de l'anatomie, Fallope s'insinua en finesse dans un territoire partiellement « cartographié ». Il décrivit les os et les ligaments avec plus de soin que ne l'avait fait son maître ; il eut aussi la patience et la curiosité de disséquer, d'observer et de décrire méticuleusement le canal semi-circulaire de l'oreille.

Le plus brillant des élèves de Vésale, Bartolomeo Eustachio (1520-1574), fut dans un certain sens aussi malchanceux que Léonard de Vinci. Son splendide manuscrit, richement orné de gravures sur cuivre, terminé et prêt à la publication en 1552, fut, pour des raisons mystérieuses, enterré pendant plus de cent cinquante ans dans la bibliothèque du Vatican. Il fut exhumé et publié en 1714[8] par le célèbre cardiologue Giovanni Lancisi. Les remarquables découvertes d'Eustachio furent reprises plus tard, à la fin du XVIe et au XVIIe siècles, et présentées comme les leurs par des anatomistes de moindre envergure.

Le livre d'Eustachio aurait-il été publié en 1552, un pas immense aurait été accompli et sa parution aurait rendu son auteur aussi célèbre que Vésale. Comme Fallope, Eustachio ne se contentait pas de relever les erreurs de *Fabrica* : il faisait des observations que Vésale avait complètement omises. Sa gravure sur cuivre du système nerveux sympathique constituait à elle seule une découverte de tout premier ordre. Il remarqua aussi – et en offrit une splendide illustration – la veine thoracique, qui avait complètement échappé à l'attention de Vésale et qui échappa également à celle de William Harvey soixante-six ans plus tard. En dehors de ces deux découvertes majeures, Eustachio décrivait avec justesse l'anatomie du rein humain[9], et il fut le premier à observer et à décrire la glande surrénale ainsi que la trompe qui porte son nom, reliant l'oreille moyenne à la cavité buccale.

Bien sûr, des découvertes anatomiques continuèrent d'être faites après la mort de Vésale et de ses trois extraordinaires successeurs. On en fait même de nos jours. Mais c'est *Fabrica* qui donna l'impulsion initiale. Finissons donc ce chapitre sur ces mots de Vésale : «Je n'aurais rien pu faire de mieux que de donner une nouvelle description du corps humain tout entier, dont l'anatomie n'était comprise de personne, alors que Galien, malgré la longueur de ses écrits, ne proposait que très peu de chose sur le sujet; et je ne vois pas de quelle autre manière j'aurais pu présenter le résultat de mes efforts à mes élèves[10]. »

La circulation sanguine

Des milliers d'années avant la naissance de l'Anglais William Harvey, les Égyptiens, les Grecs et les Romains avaient non seulement conscience des battements de leur cœur, mais encore lui attribuaient-ils un rôle dominant dans leurs activités mentales et leurs réactions émotionnelles. Ils pensaient que si les hommes possédaient une âme, celle-ci siégeait dans la masse rougeâtre qui cognait perpétuellement dans leur poitrine. Mais ils ne s'inquiétèrent jamais de savoir à quoi correspondaient ces battements, tout en n'ignorant pas que la vie cessait lorsqu'ils s'arrêtaient – et que l'esprit qui animait ce cœur disparaissait.

De plus, aucun Égyptien, Grec ou Romain n'avait compris la relation qui existait – et s'il en existait une – entre le sang d'un individu et cet organe pulsatif de la taille de la main. Leur ignorance foncière des fonctions du cœur et de la circulation sanguine venait du fait qu'ils n'avaient procédé à la dissection d'aucun animal vivant. Ils n'avaient jamais observé directement les contractions régulières d'un cœur vivant et le périple du sang *à la fois* dans les veines et dans les artères. Leur connaissance du cœur et des vaisseaux sanguins dérivait des seules dissections d'organes et de tissus pratiquées sur des cadavres humains. Malheureusement, les artères d'un cadavre ne contiennent jamais de sang parce que lorsque le cœur cesse de battre et d'injecter du sang dans celles-ci, elles se contractent et refoulent leur contenu dans les veines.

Ainsi, les Égyptiens, les Grecs et les Romains de l'Antiquité, ne voyant pas la moindre goutte de sang dans les artères des cadavres qu'ils disséquaient, en avaient déduit que ces vaisseaux, pendant la vie, ne contenaient que de l'air. Comme les veines de ces mêmes cadavres étaient toujours gonflées de sang, en particulier celles qui entraient et sortaient du foie, les premiers médecins avaient conclu que le sang était produit par cet organe, lequel alimentait ensuite, via les veines, tous les autres. Reconnaissant que le cœur devait jouer un certain rôle dans l'« économie » du corps, ils avaient postulé qu'il insufflait de l'esprit au sang qui pénétrait dans ses deux chambres, ou ventricules, puis en sortait. Ils ne savaient pas exactement comment le sang arrivait dans le cœur, comment il passait du ventricule droit au ventricule gauche, ni où il allait lorsqu'il quittait le cœur.

Au milieu du IIe siècle de notre ère, le médecin grec Galien fit une découverte révolutionnaire. Il observa que le côté droit du cœur (ou ventricule droit) recevait du sang des grosses veines qui y aboutissaient et que ce sang était ensuite refoulé par le ventricule droit vers les poumons via l'artère pulmonaire. Il remarqua également que les poumons drainaient ce sang vers le côté gauche du cœur qui, à son tour, le chassait vers l'aorte, le principal vaisseau sanguin quittant le ventricule gauche.

Galien fit deux autres découvertes de la plus haute importance. Il reconnut que le cœur était avant tout une masse musculaire qui par ses contractions propulsait le sang vers les poumons et de là, à travers ceux-ci, jusque dans sa propre moitié gauche où, à nouveau, cette masse de muscles contractiles refoulait le sang vers l'aorte. Bref, il avait identifié le cœur pour ce qu'il était : une pompe.

Ensuite, il acquit la certitude que les artères, contrairement à ce que croyaient ses prédécesseurs grecs et romains, ne charriaient pas de l'air mais du sang.

Si doué qu'il fût, Galien n'aurait pas pu définir le parcours du sang du ventricule droit au ventricule gauche via les poumons, ni observer la présence de sang dans les artères, à partir de la seule étude des organes d'un cadavre d'homme ou d'animal. Il avait certainement observé ces phénomènes sur des vivants. En tant que médecin chef des gladiateurs de l'ancienne Pergame, il avait eu sans doute maintes occasions de se pencher sur des blessés et des mourants et de noter que lorsque l'artère d'une tête, d'un bras ou d'une jambe était sectionnée par une épée ou une lance au combat ou à l'entraînement, ce n'était pas de l'air qui en jaillissait mais un sang écarlate et brillant. Combien de fois n'a-t-il pas dû observer les cœurs encore palpitants de gladiateurs éventrés par les lames de l'adversaire et sur le point de rendre leur dernier soupir ? En voyant ces cœurs et les poumons voisins en train de s'affaisser, comment aurait-il pu ne pas remarquer que les vaisseaux les plus importants déversaient leur sang pourpre dans la cavité droite ? Il avait sûrement noté aussi que le ventricule gauche se vidait de son sang dans l'aorte, l'énorme artère qui prend naissance dans ce ventricule.

Galien n'avoua jamais que l'observation directe et répétée de cœurs en train de battre et d'artères ouvertes par l'épée l'avait mené à ses grandes découvertes. Il laissa entendre que la vivisection pratiquée sur des animaux l'avait instruit des phénomènes cardio-vasculaires et artériels dépeints de manière si vivante dans ses écrits. Il est bien dommage qu'il n'ait pas consenti à admettre que l'observation d'*hommes* en train de mourir, et pas seulement d'animaux, l'avait conduit à ces conclusions exactes, car ses successeurs, pendant plus d'un millier d'années, allaient continuer à penser que ses descriptions ne concernaient que les fonctions cardio-vasculaires de l'animal, et non celles de l'être humain. Et c'est ainsi que ces observations capitales, parmi les centaines de phénomènes médicaux décrits par Galien dans ses volumineux ouvrages, ne furent pas considérées comme applicables au cœur humain ou à ses vaisseaux sanguins. Galien lui-même s'enferra dans l'erreur en considérant, à l'instar de ses prédécesseurs grecs, que le foie fabriquait non seulement le sang de l'organisme, mais aussi qu'il le pompait vers le reste du corps.

Pendant les quatorze siècles qui suivirent la mort de Galien, alors que les médecins européens s'attachèrent religieusement à chacune des autres conclusions et théories du médecin grec, la structure et les fonctions du cœur, des artères et des veines restèrent des sujets sur lesquels l'imagination continua de broder – exactement comme avant Galien. Mais ses observations ne furent pas perdues; elles se sont conservées dans ceux de ses écrits qui ont survécu.

Les ouvrages du Grec furent redécouverts au milieu du XVIe siècle par Michel Servet, un médecin espagnol qui, déjà lorsqu'il étudiait la médecine à Paris, était réputé pour sa connaissance inégalée des écrits de Galien. On lui attribuait également une extraordinaire habileté à disséquer le corps humain.

Servet accepta non seulement la découverte de Galien relative à la circulation du sang du cœur droit vers les poumons, puis vers le cœur gauche (circulation pulmonaire ou petite circulation), mais il en corrobora l'existence en révélant que l'artère pulmonaire, qui véhiculait le sang du cœur droit vers les poumons, était trop grosse pour transporter du sang destiné seulement à irriguer les poumons. Sa taille indiquait qu'elle charriait *tout* le sang de l'organisme vers les poumons, en sorte que ceux-ci pouvaient influer sur le sang lui-même. Servet apportait une confirmation supplémentaire aux observations de Galien en notant que les artères pulmonaires se vidaient directement dans les veines pulmonaires, lesquelles à leur tour se vidaient dans le ventricule gauche.

Servet eut assez de courage pour affirmer que, contrairement à une croyance ancienne, la cloison qui séparait le ventricule droit du ventricule gauche ne comprenait aucune perforation. Il n'y avait qu'une manière, soulignait-il, pour le sang du ventricule droit de passer dans le côté gauche du cœur : traverser l'artère pulmonaire et les poumons.

Servet parle de ses découvertes dans un document écrit en 1546. Malheureusement, la relation de ces précieuses constatations anatomiques et physiologiques tient en quelques paragraphes dans un manuscrit dont l'objectif premier est de défendre les vues hérétiques de l'auteur relatives à la nature de la Trinité et à la signification du baptême.

L'Espagnol était si fier de cet écrit qu'il en envoya copie à Jean Calvin, à Genève. Le pionnier du protestantisme fut horrifié non par l'exposé anatomique, mais par l'hérésie de l'auteur sur les questions religieuses. Il fustigea férocement Servet par lettre et refusa de lui retourner son manuscrit. Celui-ci ne se laissa pas abattre par les critiques acerbes de Calvin ni décourager par ses tentatives véhémentes pour en empêcher la publication. Le document parut finalement à compte d'auteur en 1553[1].

Les conceptions de Servet furent tenues pour hérétiques non seulement par le protestant Calvin, mais aussi par les autorités religieuses catholiques. Quelques mois après la publication de son ouvrage, Servet fut arrêté par des ecclésiastiques français. Ayant réussi à échapper à ses geôliers au cours de son procès, il erra à travers la France quatre mois durant. Puis, pour des raisons que nous ne saurons jamais, il prit le chemin de Genève, où vivait son plus virulent ennemi, Jean Calvin. Il n'avait rejoint la Suisse que depuis quelques jours lorsque, reconnu par une poignée de moines, il fut jeté en prison. Calvin se montra impitoyable. Après un procès qui dura plusieurs mois, Servet périt sur le bûcher le 27 octobre 1553, neuf mois après la parution de son livre.

Pendant des générations, les historiens britanniques de la médecine s'évertuèrent, on le comprend, à attribuer à leur compatriote William Harvey tout le mérite de la découverte de la circulation sanguine. Ils minimisèrent ainsi la découverte faite par Galien de la circulation pulmonaire; ils insistèrent en outre sur le fait que la redécouverte de ce phénomène par Servet était restée largement ignorée puisque la totalité des livres qui traitaient de ce sujet avaient brûlé en même temps que leur auteur en 1553. En réalité, seuls quelques-uns de ces ouvrages, sur un tirage de mille exemplaires, étaient partis en fumée; de plus, Servet avait pris soin d'en envoyer une moitié à un libraire de Lyon, l'autre moitié à un libraire de Francfort. Ainsi, plusieurs mois avant et probablement de nombreuses années après son exécution, l'ouvrage et ses découvertes cardio-vasculaires ne furent pas perdus pour la communauté médicale.

En outre, ces historiens anglais, si désireux de créditer Harvey de la découverte de la circulation pulmonaire, ont oublié que Servet avait été en communication constante avec ses collègues en France, en Allemagne et en Italie, et qu'il est plus que probable qu'il leur avait parlé de la circulation pulmonaire au cours des douze années qui s'étaient écoulées entre sa redécouverte du phénomène et sa mort.

Finalement, en supposant que les adeptes britanniques de Harvey aient eu raison de clamer que tous les livres de Servet avaient été détruits, comment expliquer que ce même ouvrage ait pu, par la suite, être réimprimé à la fois en France et en Allemagne?

Il paraît à peu près certain que Realdo Colombo, le célèbre anatomiste padouan, contemporain de Servet, connaissait les découvertes de celui-ci longtemps avant la publication posthume en 1559[2], six ans après la mort de Servet, de ses propres observations sur le sujet. (Gweneth Whitteridge lui-même, l'un des chroniqueurs les plus enthousiastes de Harvey, admet que Colombo était probablement au courant des découvertes anatomiques de Servet.)

Colombo ne se contenta pas de confirmer la thèse de la circulation sanguine pulmonaire. Il fit trois autres constatations importantes qui n'auraient pu être faites sans que soient effectuées de vivisections d'animaux – pratiques qui n'avaient plus été employées depuis Galien, qui étayait ainsi les observations faites sur des gladiateurs mourants. Premièrement, Colombo révélait non seulement la présence de valves dans les quatre vaisseaux entrant et quittant le ventricule droit et le ventricule gauche du cœur, mais encore constatait-il que ces vaisseaux n'assuraient la circulation du sang que dans un sens : du ventricule droit vers les poumons avec retour au ventricule gauche, et de là vers l'aorte.

En deuxième lieu, Colombo décrivait correctement la phase de contraction des ventricules cardiaques (c'est-à-dire la systole) et la phase de repos (la diastole). A quel moment le cœur se contractait-il? Quand se décontractait-il? C'étaient des questions qui avaient donné lieu à des réponses extrêmement confuses des siècles durant avant que Colombo ne définisse précisément le cycle cardiaque.

La troisième, et peut-être la plus importante découverte de l'anatomiste italien, était que contrairement à une croyance médicale bien ancrée, la veine pulmonaire, quittant les poumons pour se vider dans le ventricule gauche, ne renfermait pas le moindre soupçon d'air – seulement du sang.

L'ouvrage de Colombo de 1559, *De re anatomica,* connut une large diffusion à travers l'Europe. Il n'est guère douteux que le botaniste et anatomiste pisan Andrea Cesalpino était au courant des découvertes de son compatriote longtemps avant de publier lui-même, en 1571, un ouvrage où il décrivait à son tour la circulation pulmonaire[3]. Tout comme Colombo négligeait de rendre hommage à Servet, Cesalpino oublia de mentionner et Servet et Colombo. Les savants de la post-Renaissance étaient tout aussi âpres à revendiquer la paternité de ce qu'ils considéraient comme *leurs* découvertes que le sont aujourd'hui les lauréats du Nobel.

Cesalpino ajouta deux observations majeures à celles de ses prédécesseurs et commit une erreur de taille. Tout d'abord il remarqua que l'obturation momentanée d'une veine du bras ou de la jambe était suivie par sa distension *sous* la zone de compression. C'est précisément cette observation qui, lorsqu'elle fut faite plus tard par William Harvey, joua un rôle déterminant dans la découverte par ce dernier de la circulation sanguine. L'importance capitale de cette observation échappa toutefois à Cesalpino. La seconde découverte du Pisan fut que la veine cave, au moment où elle se vidait dans l'oreillette gauche, avait un diamètre plus grand qu'en quittant le foie. A tort, il déduisit de cette différence que la veine cave transportait du sang *en provenance* du cœur et non *vers* le cœur.

Il est assez incompréhensible qu'un savant, par ailleurs brillant, qui avait remarqué que le sang veineux circulait toujours dans les membres en direction du cœur, ait pu commettre pareille erreur. Nous pensons que cet aimable botaniste est passé à côté de l'une des plus grandes découvertes de l'histoire de la médecine parce qu'il ne supportait pas d'ouvrir les cages thoraciques d'animaux vivants, et de les voir souffrir pour pouvoir regarder battre leur cœur. Aurait-il eu la cruauté scientifique ou le cynisme d'un Galien, d'un Colombo ou d'un Harvey (un demi-siècle plus tard), qui pratiquaient sans complexe la vivisection, que les historiens italiens de la médecine qui font de Cesalpino le véritable découvreur des secrets de la circulation sanguine auraient été comblés. Mais parce que Cesalpino boudait la vivisection, la défense de leur champion apparaît comme pure rhétorique chauviniste.

Longtemps avant que Girolamo Fabricius, successeur de Colombo à l'université de Padoue, ne publie son livre – un ouvrage où étaient décrites pour la première fois les valves des veines chez l'homme[4] –, il avait fait partager ses découvertes à ses étudiants. Parmi eux, l'un de ses préférés était le jeune Anglais William Harvey, tout juste âgé de vingt et un ans. Il ne fait aucun doute que ces valves ont fasciné Harvey autant qu'elles avaient fasciné Fabricius lorsqu'il les avait tout d'abord observées. Mais ni lui ni Harvey (du temps où il était étudiant) n'en devinèrent la fonction. C'est finalement Harvey, des décennies plus tard, qui comprendra leur rôle et dès lors commencera à dévoiler l'énigme de la circulation sanguine dans le corps humain.

Pour autant que l'on sache, aucun Anglais avant Harvey n'avait fait de découverte médicale de cette importance. Le concept de circulation sanguine, auquel il donna naissance dans les premières décennies du XVIIe siècle, ne fut plus jamais remis en cause par la suite. Malheureusement, les biens personnels de Harvey ont été détruits, d'abord en 1642 par les soldats d'Olivier Cromwell, et de nouveau en 1666 par le gigantesque incendie qui ravagea la bibliothèque du Collège royal de médecine, où étaient conservés la presque totalité de ses écrits scientifiques et privés ainsi que ses livres. Seuls subsistent quelques lettres, des comptes rendus épars, généralement brefs, de certaines de ses activités, ainsi que des commentaires de trois de ses contemporains : John Boyle, le fondateur de la chimie moderne ; John Aubrey, un historien « mauvaise langue » auquel on ne peut pas vraiment donner crédit, et sir George Ent, un médecin et un dévoué disciple de Harvey. En dehors de son chef-d'œuvre, *De motu cordis*, les deux autres ouvrages publiés par William Harvey nous sont parvenus intégralement, tout comme les notes préparatoires de ses cours d'anatomie au Collège royal de Lumley, miraculeusement sauvées de l'incendie de 1666, et aujourd'hui pieusement conservées au British Museum. C'est grâce à ces documents qu'il est possible de retracer la biographie du savant.

William Harvey est né en 1578 à Folkestone, une petite ville fort ancienne située à quelques kilomètres de Douvres. Aîné de sept enfants, il se révèle brillant de très bonne heure. Il remporte une bourse d'études au Caius College (Cambridge) où il fait toutes ses classes. Mais il ne reste pas pour y étudier la médecine, même si le collège reçoit chaque année deux corps de pendus aux fins de dissection. Il part pour Padoue où Vésale et Colombo, dont il connaît bien les découvertes, ont successivement occupé la chaire d'anatomie. En 1600, il devient l'assistant de Fabricius – l'un des quatre professeurs qui signa le diplôme de Harvey. Sur ce diplôme, Harvey lui-même écrit de sa main sa date de naissance : 1578, et c'est la seule source qui en porte témoignage.

Il a vingt-quatre ans lorsqu'il retourne à Londres. Il est d'assez petite taille ; il a des yeux marron très foncé, des cheveux de jais et un trait de caractère peu sympathique – c'est un homme coléreux ; John Aubrey le dit toujours prêt à dégainer l'épée qui ne le quitte jamais. Geoffrey Keynes lui-même – l'historien de la médecine qui l'admira le plus – le décrit comme quelqu'un d'un peu spécial.

Il fait un relativement bon mariage en épousant Elizabeth Browne, dont le père est un des médecins personnels de la reine Elizabeth. Grâce à son célèbre beau-père, John Harvey devient très vite membre du Collège royal de médecine. Bientôt, il est nommé médecin au Saint Bartholomew's Hospital et, après la disparition de la reine Elizabeth, il est choisi par le roi Jacques Ier pour être l'un de ses médecins attitrés. A la mort de Jacques, en 1625, Harvey, qui participe à son autopsie, reste au service de son successeur, Charles Ier.

Sans doute aurait-il obtenu ces honneurs même s'il n'avait pas épousé la fille du docteur Browne. En effet, dès ses débuts dans la carrière, on le respecte profondément et on apprécie son savoir : l'invitation qui lui est faite chaque année, à partir de 1616, de donner des conférences au Collège royal de Lumley en porte témoignage.

De sa femme Elizabeth on ne sait presque rien sinon qu'elle adorait son perroquet – décrit par Harvey avec force détails dans son livre d'embryologie, car, le psittacidé étant mort subitement, Harvey le disséqua. Il découvrit à sa grande stupéfaction que l'oiseau – qu'il avait toujours considéré comme un mâle parce qu'il chantait et parlait – était mort à la suite du pourrissement d'un œuf dans ses trompes. De là à conclure qu'il était mort faute d'avoir été aimé il n'y avait qu'un pas, et Harvey cite à ce propos six vers de Virgile qui parlent du printemps et du réveil de Vénus en chacun de nous.

Un portrait de madame Harvey et de son perroquet a été détruit par le feu en 1907. Dommage ! Il aurait été intéressant de connaître le visage, sans doute joli, de celle qui fut la compagne de Harvey. Son mariage ne fut probablement pas très heureux. Elle n'eut pas d'enfants, seulement un perroquet; quant à son mari, il était souvent absent et ses absences duraient parfois des années; c'était en outre une sorte d'obsédé de la dissection qui en pratiqua plus d'une centaine sur des animaux aussi divers que la mouche ou le renne, en passant par les serpents, les escargots, les oies, les tortues, les poissons et les rats. Ce ne devait pas être forcément très drôle de vivre avec un homme qui, au dire de John Aubrey, ne cessait de répéter que les Européens n'avaient pas l'art de conduire ou de diriger leurs épouses, et que les Turcs étaient le seul peuple à savoir les administrer. Harvey n'était pas un ardent féministe : c'est le moins qu'on puisse dire.

Et il ne pouvait pas être un homme aimable ou charmant. Comme le «vivisectionniste» Claude Bernard, deux siècles plus tard, il devait être dur et sans pitié. Car sinon comment supporter les gémissements, les cris, les plaintes et les grognements de chiens et d'autres animaux non anesthésiés dont il pratiquait la dissection vivants? L'épouse de Harvey – comme la femme et la fille de Claude Bernard – détestait l'homme qui était capable de cette forme de cruauté.

Il n'est pas indifférent non plus de noter que si les collègues de Harvey au Collège admiraient ses prouesses dans le domaine scientifique et utilisaient les adjectifs «divin» et «immortel» pour parler de lui de son vivant, ils ne lui offrirent la présidence du Collège royal que lorsqu'ils furent certains qu'il refuserait en raison de son âge : il avait alors soixante-treize ans.

On ignore jusqu'à quel point Harvey était un médecin talentueux. Aubrey prétend que même si ses pairs admiraient le savant, ils ne tenaient pas le thérapeute en grande estime. Il est certain en tout cas qu'il ne s'était pas dégagé d'un certain nombre de croyances médiévales. John Boyle raconte par exemple que Harvey l'avait informé qu'il avait traité avec succès une tumeur du sein en la «frottant» avec la main glacée d'un cadavre humain, jusqu'à ce qu'elle se refroidisse et disparaisse. Harvey croyait également à l'existence des sorcières : ainsi, à la demande du roi Charles Ier, il avait accepté volontiers d'examiner une sorcière présumée. Comme n'importe lequel de ses contemporains, il rechercha sur le corps de la femme l'une des deux marques distinctives que ces créatures du diable étaient supposées exhiber : des callosités insensibles à la douleur ou la présence de mamelons ailleurs qu'au niveau des seins. Harvey crut avoir découvert un mamelon près de ce qu'il décrit comme les « secrets » (les parties génitales de la sorcière), mais un examen plus approfondi révéla que le prétendu téton était une innocente hémorroïde flétrie.

Dans le meilleur comme dans le pire, Harvey était un homme de science. Il se passionnait pour les inépuisables faits et événements offerts par la nature et notait tout ce qui lui semblait intéressant. En revanche, il était indifférent à son entourage proche, à ses collègues et au souverain lui-même. On raconte qu'en 1635, alors que le roi Charles était en train de combattre à Edgeton, au péril de sa vie, pour sauver son royaume, Harvey, qui l'accompagnait en sa qualité de médecin, lisait tranquillement derrière une haie jusqu'à ce que les boulets de canon, tombant tout près de lui, le forcent à bouger.

Vers la fin de sa vie, évoquant son passé avec John Aubrey, il lui avoua que ce qui le hantait ce n'était pas les années passées auprès d'Elizabeth ou le chagrin de sa mort, mais la perte, en 1542, d'un manuscrit sur les insectes dont la rédaction était presque achevée. Aubrey prétend que Harvey lui aurait dit que cela avait été la plus grande épreuve de son existence. C'était en tout cas le regret d'un authentique homme de science dont le plaisir suprême dans la vie était de découvrir et de comprendre le plus grand nombre possible d'entités et de phénomènes naturels.

Harvey passa les sept dernières années d'une vie qui en compta soixante-dix-neuf dans la maison d'Eliab, le seul de ses frères encore vivant, qui était très riche. Eliab payait les gages du seul domestique que Harvey eût jamais à son service, mais aussi, selon John Aubrey, ceux d'« une jeune et jolie fille » qu'« il gardait pour prendre soin de lui », et que Harvey, je pense, « utilisait pour se réchauffer, comme le Roi David l'a dit... »

Lorsqu'il rendit visite au médecin à la retraite en 1649, le docteur George Ent, jeune et dévoué admirateur de Harvey, constata que ce dernier possédait une vaste collection d'études embryologiques qui demandait cependant à être mise en ordre. Ent reconnut immédiatement l'importance singulière de ces observations empiriques et expérimentales et il réussit à obtenir de Harvey, à force de patience et de persuasion, qu'il en accepte le classement et la publication. L'ouvrage, qui présentait les études embryologiques très variées du vieux maître, parut en 1651[5]. Harvey y développait également un concept totalement inédit, à savoir que toute vie a son origine et se développe dans un œuf ou un ovule. A la différence de la circulation sanguine, ce concept embryologique ne fut confirmé qu'en 1827, lorsque Carl Baer découvrit l'ovule dans l'ovaire féminin.

Harvey mourut d'une hémorragie cérébrale en 1657. Il fut enseveli sous la voûte d'une chapelle de l'église de Hempstead dans l'Essex, qu'Eliab avait fait construire. Au fil des années, les vitraux se brisèrent et le cercueil plombé de Harvey se trouva exposé aux intempéries et aux jets de pierres lancées par des voyous. Le plomb finit par se fissurer. Les membres du Collège royal s'émurent de cette situation et voulurent faire transférer à l'abbaye de Westminster le cercueil abîmé. Mais le transfert ne put se faire, et c'est ainsi qu'au cours d'une procession solennelle il fut simplement transporté dans la chapelle située juste au-dessous et y fut déposé dans un sarcophage en marbre sculpté. C'est là que William Harvey repose depuis pour l'éternité.

Mais le véritable monument à la gloire de Harvey reste son *De motu cordis*. La première moitié du XVIIe siècle a vu paraître, en l'espace de seulement dix-sept ans, les trois œuvres majeures de la langue anglaise : une version de la Bible qui avait reçu l'imprimatur du roi Jacques Ier en 1611 ; l'édition *in-folio* des pièces de Shakespeare en 1623, et *Exercitatione anatomica de motu cordis et sanguinis in animalibus* de William Harvey en 1628, un ouvrage qui sera universellement connu dans les siècles suivants sous le titre de *De motu cordis.* Il n'est pas exagéré de dire que ce qu'ont été la version officielle de la Bible pour l'Église d'Angleterre et l'*in-folio* de Shakespeare pour la littérature anglaise, *De motu cordis* l'a été pour la médecine dans le monde entier.

Avant la parution de ce livre de soixante-douze pages et de dix-sept chapitres – imprimé sans soin (la première édition comprenait 126 errata) – aucun ouvrage médical important n'avait jamais été publié en anglais. Il fut probablement tiré à deux cents exemplaires, dont, selon Geoffrey Keynes, seuls cinquante-trois ont survécu. Et parmi ceux-ci, il manque à plusieurs le frontispice où Harvey rend un hommage obséquieux au roi Charles Ier. On pense que cette page a été arrachée de tous les livres tombés entre les mains de farouches presbytériens écossais qui ne pouvaient tolérer l'existence d'une dédicace à l'adresse du très catholique Charles.

On ignore à quel moment exactement Harvey décida de publier *De motu cordis,* mais on sait que, sciemment, pendant douze ans, lors des conférences sur le cœur, les veines et les artères données devant ses collègues du Collège royal, il pratiqua des vivisections. Ses pairs, très impressionnés mais fascinés, eurent ainsi l'occasion de voir un flot de sang passer du ventricule droit d'un cochon, vivant et glapissant, dans ses poumons et de là dans le ventricule gauche, pour être ensuite éjecté dans l'aorte et les branches des artères.

Dans sa dédicace de *De motu cordis,* Harvey insiste sur le fait que ces expériences ont été pratiquées à maintes reprises devant ses collègues et en particulier devant une personnalité de la carrure du docteur Argent, le président du Collège royal.

«Au cours de mes conférences d'anatomie, j'ai déjà eu l'occasion d'exposer devant vous, mes savants amis, et à plus d'une reprise, mes nouvelles conceptions sur les mouvements et la fonction du cœur. Ayant désormais prouvé mes thèses depuis plus de neuf ans par de multiples expériences pratiquées devant vous, les ayant étayées avec des arguments et ayant répondu aux objections des anatomistes les plus savants et les plus talentueux, j'ai fini par accéder à votre demande, et je peux même dire par céder aux pressions de maints d'entre vous, pour que je les présente enfin à la considération générale dans ce traité.»

Harvey avait bien conscience qu'il pouvait être dangereux pour un médecin anglais de contredire les doctrines plusieurs fois centenaires de Galien. Une hérésie médicale de ce type pouvait, au minimum, lui valoir d'être expulsé du Collège royal. Voilà pourquoi, très prudemment, très patiemment et avec une grande maîtrise, il réussit à convaincre un à un les membres du Collège de l'indiscutable exactitude de toutes ses théories. Quelles que fussent les critiques que susciterait à l'étranger la publication de son ouvrage, il avait la garantie que les plus grands esprits du royaume, les médecins du Collège royal, le défendraient loyalement, lui et ses théories révolutionnaires.

Il prit des précautions supplémentaires en rédigeant sa propre monographie. Pas une fois il ne ridiculisa ouvertement la moindre théorie ou conception de Galien. Bien que parfaitement au courant du fait que Galien, mais aussi Servet, Colombo et Cesalpino, avaient décrit la circulation pulmonaire ou petite circulation, Harvey ne reconnaissait cependant qu'à Galien quelque mérite dans cette découverte. De la même manière et bien qu'il sût que Colombo avait trouvé que les artères ne contenaient pas d'air mais seulement du sang, il attribua cette découverte à Galien, son antique devancier, lui aussi adepte de la vivisection. Mais qu'on ne s'y trompe pas. Une lecture attentive de *De motu cordis* et l'analyse de son contenu révèlent que les louanges incessantes qu'il fait de Galien sont l'artifice qui met en lumière ses propres observations et découvertes – depuis celle du cœur d'un serpent en train de mourir à celui mis à nu, mais encore palpitant, du vicomte Hugh Montgomery. Le procédé est plus qu'adroit : Harvey réussit ainsi à anéantir totalement la plupart des conceptions de Galien relatives à la structure et aux fonctions du cœur.

Il donne ici toute la mesure de son art exquis d'écrivain, qu'il s'agisse de ses louanges perfides de l'œuvre de Galien qu'il assassine sans en avoir l'air, de la manière détournée dont il prouve la validité de ses conceptions ou dont il dévoile progressivement sa découverte magnifique et originale... Tout au long des sept premiers chapitres, il la met en scène, nous prépare à la connaître.

Attardons-nous un moment sur ces sept chapitres avant de poursuivre jusqu'au huitième, où il annonce finalement la découverte par laquelle la médecine allait entrer dans le champ de la science.

Dans ces chapitres introductifs, Harvey, très en douceur (mais si l'on voulait être franc, on dirait avec une ruse consommée), dresse un « portrait » anatomique des oreillettes, des ventricules, des artères et des veines cardiaques. Il décrit également les valves des vaisseaux sanguins qui entrent et quittent les cavités cardiaques et celles semi-circulaires de l'artère pulmonaire ; il souligne que leur mécanisme d'ouverture et de fermeture indique clairement que l'artère pulmonaire véhicule vers les poumons du sang en provenance du ventricule droit. Il ne mentionne pas que Colombo, dont il connaissait bien les travaux sur le cœur, avait décrit la structure et la fonction de ces valves semi-circulaires soixante-neuf ans auparavant. Peut-être Harvey n'avait-il aucun scrupule à dépouiller Colombo parce qu'il savait que celui-ci n'en avait pas eu lorsqu'il avait présenté comme étant de son propre cru la description originale de Servet? Dans ces sept premiers chapitres, Harvey répète avec insistance que la seule fonction du cœur est de pomper le sang, et il établit une différenciation très nette entre les contractions auriculaires et ventriculaires. C'est là une vraie nouveauté. Avant Harvey, nul ne savait si les oreillettes se contractaient avant ou après les ventricules, parce que le cœur de la plupart des animaux disséqués vivants battait si rapidement qu'il était impossible de discerner la séquence des contractions.

Harvey avait contourné cette difficulté de deux manières. D'abord, il avait disséqué et observé des cœurs d'animaux à sang froid, comme les poissons, dont le rythme cardiaque est beaucoup plus lent. D'autre part, il attendait patiemment la mort des animaux dont il pratiquait la vivisection, car elle est précédée par un ralentissement progressif des pulsations cardiaques. C'est chez les animaux mourants que Harvey observa que l'oreillette se contractait la première, éjectant son sang dans le ventricule contigu qui à son tour se contractait.

Ayant traité de l'anatomie et des fonctions cardiaques ainsi que des battements artériels, Harvey enchaîne, dans les chapitres 6 et 7, avec la description de la dynamique de la circulation pulmonaire ou petite circulation. Sa prose est si parfaitement maîtrisée et il tisse si finement sa démonstration dans les cinq premiers chapitres, en veillant scrupuleusement à ne pas devoir faire référence à Servet, à Colombo ou à Cesalpino, que le lecteur ébloui ne doute pas de se trouver devant l'auteur triomphant d'une sensationnelle et exclusive découverte. Ses références aux observations de Galien sur cette même petite circulation sont si admirablement écrites et présentées qu'elles posent le Grec en témoin venu confirmer les découvertes de Harvey, alors qu'il vécut quatorze siècles auparavant et que la situation est exactement inverse.

Le distingué anatomiste William Hunter ne se laissa pas abuser par la ruse littéraire de Harvey, et il écrivit en 1783 que ce n'était pas Harvey mais Colombo et Cesalpino qui, les premiers, avaient découvert la circulation pulmonaire.

Au chapitre 6, Harvey avertit le lecteur : ce qui va suivre est d'un caractère si nouveau et inédit « que je ne crains pas les insultes de quelques-uns, dictées par l'envie, mais je tremble plutôt à l'idée de compter l'humanité entière pour mon ennemie ». Puis il annonce :

« J'ai commencé à réfléchir. Je me suis demandé s'il pouvait y avoir un mouvement – comme il y en avait dans un cercle. J'ai découvert que c'était effectivement possible, qu'il en était bien ainsi et j'ai vu finalement que le sang, dirigé par l'action du ventricule gauche vers les artères, se distribuait dans le corps tout entier… et qu'il passait ensuite à travers les veines et le long de la veine cave en sorte qu'il bouclait la boucle en revenant au ventricule gauche de la manière ci-dessus décrite. Mouvement donc que nous pouvons qualifier de circulaire. »

Harvey, après avoir présenté ce brillant concept comme s'il résultait d'une fulgurante intuition, s'attache dans les neuf chapitres suivants à établir avec puissance et de manière irréfutable la validité de sa théorie. Jamais auparavant, et très rarement depuis, un scientifique n'avait décrit les résultats de ses expériences dans une langue aussi claire et avec cette indicible élégance.

La première et brillante expérience de Harvey, qui allait aboutir à la théorie de la circulation sanguine, consistait à mesurer le volume sanguin dans le ventricule gauche d'un cœur de chien. En multipliant ce volume approximatif par le nombre de pulsations à la minute, il calcula que le ventricule gauche devait expulser un litre et demi de sang en une demi-heure, une quantité égale au volume sanguin total de l'animal. Harvey, de façon presque rhétorique mais décisive, se demanda ensuite d'où pouvait bien provenir tout le sang quittant le ventricule gauche. Certainement pas de la nourriture et des liquides ingérés. Comment l'aorte et ses artères auraient-elles pu accepter de telles quantités de sang sans se débarrasser rapidement de la plus grande partie ? Il y avait une seule réponse logique : le sang que le cœur injecte dans l'aorte et les artères retourne à celui-ci via les veines, complétant ainsi le précieux « cercle » de Harvey.

Harvey soumit ces mesures et calculs à l'épreuve de l'observation directe. Que se passait-il au niveau du cœur d'un serpent vivant lorsqu'on obturait temporairement la seule veine qui y conduit ? Harvey constata que le cœur pâlissait, se rétrécissait, se contractait et arrêtait d'éjecter du sang dans l'aorte. Dès que l'occlusion cessait, il reprenait immédiatement sa couleur rouge pourprée et pompait à nouveau du sang dans l'aorte. Lorsqu'on obturait l'aorte, le segment proche de l'occlusion, ainsi que le cœur lui-même, se gonflaient du sang qui était empêché de couler. Ces observations démontraient elles aussi que le cœur pompait du sang dans le réseau artériel seulement après avoir reçu ce sang du système veineux.

Les investigations que fit ensuite Harvey sur la circulation du sang dans les veines et les artères périphériques étayèrent encore la notion de circulation sanguine. Il démontra que lorsqu'une veine était ligaturée, la partie de la veine au-dessous de la ligature gonflait toujours, tandis que celle au-dessus se déprimait. Encore plus éloquent, quand il ligaturait une artère, les veines reliées à cette artère se déprimaient toujours, mais elles se rouvraient et se remplissaient de sang dès que le garrot était retiré. Au chapitre 13, Harvey décrit les expériences simples, inspirées par l'idée de John Boyle – le plus célèbre des chimistes anglais –, comme il le racontera des années plus tard, selon laquelle le sang circule en ronde continue des artères aux veines puis effectue le trajet de retour.

A ce point, et avant d'aborder les expériences décivises, Harvey souligne que les valves de toutes les veines sont ainsi faites qu'elles n'autorisent l'écoulement du sang que dans une seule direction. Il étaye sa thèse en montrant qu'il ne peut enfiler une sonde dans une veine que dans un sens, celui dans lequel s'ouvrent les valves veineuses.

Mais dans quelle direction ces valves permettent-elles au sang de couler? Les expériences simples de Harvey fournissent la réponse.

Il appliqua d'abord un garrot sur l'avant-bras d'un homme, en serrant pour oblitérer le pouls. Le bras perdit sa couleur et sa chaleur et il devint douloureux. Plus important, Harvey observa que les veines du bras s'étaient déprimées. Lorsqu'il desserra légèrement le garrot, permettant l'écoulement d'un peu de sang artériel, le bras et la main sous le garrot retrouvèrent chaleur et couleur. Les veines du bras s'étaient à leur tour gonflées du sang dont l'écoulement était empêché par le garrot.

Harvey considérait que cette expérience démontrait clairement que le sang artériel s'engageait dans le bras et l'irriguait, puis s'écoulait dans les veines. Mais dans quel sens le sang coulait-il dans les veines du bras? Harvey trouva la réponse à cette épineuse question en appliquant un garrot serré sur l'avant-bras d'un volontaire. Il attendit que les veines du bras se gonflent, révélant les valves. De l'index gauche, il comprima une veine au niveau d'une des valves. Avec l'index de sa main droite, il fit remonter vers le haut tout le sang contenu dans la portion de veine située au-dessus de la valve fermée, jusqu'au niveau de la seconde valve, et puis encore au-delà. Lorsqu'il retira son index droit, il nota que la portion de veine comprise entre les deux valves restait déprimée. Ainsi, la valve supérieure ne permettait-elle pas au sang de refluer vers le segment veineux déprimé. Mais lorsqu'il relâcha la pression de son doigt gauche sur la valve inférieure, la portion de veine déprimée, au-dessus, se remplit rapidement. Harvey savait maintenant que le sang veineux remontait toujours vers le cœur.

Cette expérience simple confirmait les constatations faites au cours de ses nombreuses vivisections. Les valves de toutes les veines – dans les membres, l'abdomen, la poitrine, et même la tête – ne permettaient le flux du sang que dans un sens, vers le cœur. Une fois cette donnée corroborée par la découverte du fait que le sang artériel s'écoulait lui aussi dans une seule direction, qui l'éloignait du cœur, la dynamique était claire : le sang circulait en cercle.

Le chapitre 14 se compose de deux phrases seulement, dont la seconde annonce sa conclusion.

« Étant donné que toutes les choses, tant l'argumentation que la démonstration oculaire, montrent que le sang pénètre dans les poumons et le cœur en vertu de l'action [des oreillettes et] des ventricules et qu'il est distribué dans toutes les parties du corps, et que là, il circule à travers les veines et jusqu'aux pores de la peau et, qu'ensuite, de toutes parts, à travers les veines de la circonférence, il revient vers le centre en passant des plus petites veines aux plus grosses, lesquelles finalement se déchargent dans la veine cave et l'oreillette droite du cœur; et tout ceci selon un mouvement de flux et de reflux commandé ici par les artères, là par les veines, et dans une quantité qui ne peut aucunement être fournie par ce que nous ingérons et très supérieure à nos stricts besoins alimentaires; il est absolument nécessaire d'en conclure que le sang est entraîné dans un mouvement incessant; que c'est l'acte ou la fonction que remplit le cœur au moyen de ses pulsations; et que c'est la seule et unique finalité du mouvement et des contractions du cœur. »

Cette phrase de conclusion grandiose est la déclaration médicale la plus importante qui ait jamais été publiée. Vésale avait donné à la médecine une magnifique représentation du corps humain; mais il avait dépeint un corps métamorphosé par la mort en une masse musculaire et osseuse inerte renfermant un assemblage hétérogène d'organes et de tissus. La variété de leurs fonctions constituerait un mystère impénétrable pour encore quatre-vingt-cinq ans, jusqu'à ce que Harvey, en quelques mots immortels, donne vie et mouvement aux deux des plus imposantes composantes du corps, le cœur et son sang.

Nous avons déjà mentionné que Harvey s'était donné la peine de s'assurer que tous ses collègues du Collège royal avaient bien assimilé ses enseignements concernant non seulement la petite circulation, mais aussi la circulation générale. Ainsi, il échappa aux critiques de ses compatriotes, même si ceux de sa génération ne le défendirent pas avec beaucoup d'ardeur contre les médecins européens qui réfutaient ses conclusions.

Ce n'étaient pas tant ses vues relatives à la petite circulation qui les gênaient : tout le monde savait que Galien, Servet, Colombo et Cesalpino avaient déjà prouvé que le sang passait du cœur droit au cœur gauche via les poumons. Ce qu'ils dénonçaient avec malveillance, c'était la description faite par Harvey de la circulation générale – c'est-à-dire le fait que tout le sang s'écoulait à travers les artères de tout le corps vers les veines, puis à travers les artères pour retourner vers le cœur. Ils s'obstinaient à professer que le foie injectait du sang dans le circuit. Pour être tout à fait honnête, il faut dire que

Harvey lui-même n'avait pas complètement élucidé le rôle du foie en ce qui concernait le sang et la bile, ce fluide laiteux produit par la digestion des aliments dans l'intestin. La bile quitte les intestins via les vaisseaux lymphatiques, qui seront observés et décrits pour la première fois par Caspare Aselli, en 1627.

En 1616, à l'instar de ses contemporains, Harvey pensait que le foie fournissait du sang aux intestins et en recevait de la bile, les deux fluides s'écoulant en sens inverse dans la veine porte. Un peu après 1620, mais avant 1628, Harvey modifia son point de vue. Il soutint que la veine porte transportait le sang *depuis* les intestins et *vers* le foie. Attaché à sa croyance, il nia la découverte d'Aselli, à savoir l'existence de vaisseaux lymphatiques intestinaux et la circulation de la bile jusqu'au canal thoracique à travers ces vaisseaux.

Harvey s'était attaché avec tant de passion à démontrer le mouvement circulaire du flux sanguin des veines vers les artères qu'il oublia de signaler dans son livre la différence de couleur entre le sang veineux et le sang artériel. Les anatomistes qui l'avaient précédé n'ignoraient pas ce détail, son immortel contemporain Shakespeare non plus; dans *Jules César,* Brutus murmure à Portia : « Vous m'êtes aussi chère que les gouttes vermeilles qui affluent à mon triste cœur. »

Cette omission pourrait être due au fait que Harvey ne soupçonnait aucunement que les poumons avaient pour rôle d'oxygéner le sang qui les traversait. Quarante et un ans plus tard, Richard Lower démontrera qu'en traversant les poumons, le sang veineux, de bleu sombre qu'il était, devenait rouge vif parce que dans les poumons, il s'était trouvé au contact de l'air[6]. Il prouvera la chose très simplement en recueillant du sang veineux dans un flacon ouvert et en le secouant; de pourpre, il virait immédiatement au rouge vif.

Harvey avait probablement imaginé que les artères se vidaient de leur contenu dans les veines, mais il n'avait pu observer le phénomène parce que le microscope n'avait pas encore été inventé. L'anatomiste italien Marcello Malpighi en possédait un en 1661, et c'est ainsi qu'il vit les minuscules capillaires à travers lesquels le sang artériel se propage vers les veines[7]. Avec cette découverte, la boucle était bouclée. On n'ignorait plus rien de la circulation sanguine découverte par Harvey.

Les bactéries

Régnier de Graaf ne vécut que trente-deux ans, mais durant ce bref laps de temps, ce médecin et anatomiste hollandais réussit non seulement à découvrir les follicules ovariens ou ovisacs, mais aussi à attirer l'attention du monde médical sur les microbes. En 1673, quelques mois avant sa mort, il écrivit à Henry Oldenburg, le secrétaire de la Royal Society, à Londres, pour l'informer qu'un de ses compatriotes hollandais avait construit un magnifique microscope avec lequel il voyait admirablement bien les plus petits objets. On n'est pas certain que de Graaf ait signalé à Oldenburg qu'Antoine Van Leeuwenhoek n'était ni professeur ni médecin, mais un boutiquier sans instruction qui vendait du drap et des boutons et ne parlait que son néerlandais natal.

La renommée de de Graaf était telle qu'Oldenburg pria aussitôt Van Leeuwenhoek de lui adresser les comptes rendus de quelques-unes de ses découvertes au microscope, en vue de leur éventuelle publication dans le *Philosophical Transactions.*

Van Leeuwenhoek dut se sentir très flatté, mais dans la présentation qu'il fit en 1673, il écrivit qu'auparavant il n'avait jamais songé à publier aucune de ses découvertes parce qu'il doutait de son aptitude à «communiquer efficacement», et aussi parce qu'il n'aimait pas être contredit. Heureusement, le premier rapport de cet excentrique drapier ne contenait rien de critiquable ; il décrivait l'aspect d'une moisissure commune, ainsi que l'œil, le dard et la bouche d'une abeille tels qu'ils se révélaient au microscope. En réalité, ces premières observations de Van Leeuwenhoek étaient infiniment moins spectaculaires que celles publiées en 1664 par Robert Hooke, un membre de la Royal Society[1].

Avant de poursuivre le récit des découvertes de ce stupéfiant Néerlandais, il convient de raconter un peu sa vie. Né en 1632, il mourut en 1723, à l'âge de quatre-vingt-onze ans, une longévité qui, en un certain sens, était un exploit en ce temps-là, comme d'ailleurs aujourd'hui. Il avait vingt-deux ans quand il épousa Barbara. Veuf douze ans plus tard, il ne se remaria pas avant plusieurs années. Des cinq enfants que lui laissait sa première femme, seule sa fille Maria survécut, demeura auprès de lui et le soigna jusqu'à son dernier souffle, après la mort de sa seconde épouse.

Bien qu'il n'eût pas beaucoup d'instruction, Van Leeuwenhoek était un homme respecté pour son intégrité par la bourgeoisie de Delft. Il était bien connu des membres du conseil municipal. En 1676, ceux-ci le nommèrent liquidateur de faillite de la veuve du peintre Jan Vermeer, dont le talent n'avait pas encore été reconnu.

Van Leeuwenhoek mena sans doute une vie agréable, semblable à celle de n'importe quel bourgeois de la ville. On sait qu'il buvait du café bouillant au petit déjeuner et du thé en fin d'après-midi, qu'il ne redoutait pas les aliments riches en cholestérol et ne veillait pas à n'absorber que des graisses non saturées. Il jouissait de ce qui fait si cruellement défaut à tant d'hommes de nos jours : d'un amour et d'une affection indéfectibles. Maria, sa fille, l'adorait; son chien à poils longs lui était entièrement dévoué, et enfin il possédait un perroquet et un cheval. Son négoce, quoique astreignant, lui laissa plus de cent vingt mille heures à consacrer à la fabrication de microscopes et à l'observation, soixante et une années durant. A travers ses lentilles, il scrutait avec passion les choses les plus disparates : la cornée d'une baleine, son propre sperme, les excréments de son cheval. Dans sa boutique, ni le téléphone ni le cliquetis incessant de la caisse enregistreuse ne venaient le distraire et aucun formulaire d'assurance, aucune feuille d'impôts à remplir ne le détournait de la taille de centaines de lentilles convexes ou de la rédaction d'un rapport destiné au *Philosophical Transactions* de Londres.

Van Leeuwenhoek ne fut peut-être qu'un drapier médiocre, et il ne nous importe guère de savoir combien il vendit de rouleaux d'étoffe ou de chapeaux au cours de sa vie. Sa fille Maria elle-même s'en souciait peu : en témoigne l'épitaphe qu'elle fit graver sur le monument funéraire de son père, dans le cimetière de la vieille église de Delft, selon laquelle il étonna le monde en utilisant un microscope pour percer des secrets de la nature jalousement gardés mais étonnamment importants. Cette fille simple et sans instruction avait donc pressenti ce qui ne fait plus de doute aujourd'hui : Van Leeuwenhoek fut le premier à identifier des êtres vivants qui étaient et sont toujours responsables de la mort de millions d'hommes et de femmes.

Cinquante ans durant, avec une belle constance, Van Leeuwenhoek adressa à la Royal Society ses désormais fameuses communications scientifiques. Écrites en néerlandais, elles étaient traduites en anglais ou en latin pour être publiées dans le *Philosophical Transactions.* Sur le point de rendre son dernier soupir, à l'âge de quatre-vingt-onze ans, il priait encore son médecin de lui traduire en latin plusieurs missives qu'il n'avait pas encore transmises à l'honorable société médicale britannique.

Plusieurs années avant sa mort, Van Leeuwenhoek avait fabriqué un joli cabinet de bois, comprenant plusieurs étagères, destiné à accueillir vingt-six différents modèles de microscopes, dont plusieurs portaient des lentilles montées sur argent. A chacun de ces microscopes étaient fixées de manière permanente des lamelles : un fragment de la langue d'un pourceau, l'œil d'une mouche, la coupe cristallisée de l'humeur vitrée de l'œil d'une baleine. Maria, obéissant pieusement aux volontés de son père, envoya le précieux meuble à la Royal Society où il demeura pendant plus de un siècle avant de disparaître mystérieusement. En dehors des microscopes partis pour Londres, Van Leeuwenhoek en possédait 247 autres, ainsi que 172 lentilles à monture d'or, d'argent ou de cuivre. Maria vendit l'ensemble aux enchères en 1745 pour un total de 61 livres.

Van Leeuwenhoek ne mena pas la vie obscure et misérable de son concitoyen Vermeer. Il ne douta jamais de l'importance de ses découvertes et du fait qu'elles lui vaudraient tôt ou tard la reconnaissance publique. De son vivant, sa drôle de boutique de drapier accueillit un empereur, la reine Mary d'Angleterre et d'autres têtes couronnées accourues pour contempler le monde invisible qu'il était en train de dévoiler à l'humanité. Scientifique à temps partiel, son existence fut certainement plus agréable, plus tranquille et intellectuellement plus gratifiante que celle de la majorité des lauréats du Nobel aujourd'hui.

Mais en voilà assez avec la vie de ce savant drapier qui n'oublia jamais d'éparpiller sur la neige des miettes de pain à l'intention des moineaux affamés qui hantaient les parages. Venons-en à cette fameuse lettre 18 qui valut à cet homme modeste le don précieux de l'immortalité. Cette lettre – dix-sept pages et demi écrites en néerlandais de la main de Van Leeuwenhoek – parvint à Henry Oldenburg, de la Royal Society, en octobre 1676. Son auteur avait pris soin de la faire traduire en anglais après l'avoir réduite de moitié[2], et c'est cette version qui fut intégralement publiée dans le *Philosophical Transactions* de mars 1677.

La lettre 18 commence très simplement : « En l'an 1675, à la mi-septembre environ, je découvris de petits animaux dans de l'eau de pluie qui avait séjourné quelques jours dans une nouvelle bassine dont l'intérieur était peint en bleu.» Van Leeuwenhoek décide de s'intéresser à ce phénomène parce que «ces petits animaux que je voyais étaient dix mille fois plus petits que la daphnie ou puce d'eau qu'on peut voir vivre et remuer à l'œil nu».

Il poursuivit ses investigations en examinant non seulement de l'eau de pluie mais celle de son puits, ainsi que de l'eau de mer, après avoir pris soin d'exposer à l'air libre les échantillons de ces différentes eaux. Il fut fasciné par les petits animaux qui, dotés de pattes ou de queues, se déplaçaient avec vivacité au sein de la goutte d'eau qui constituait leur univers. Il lui arriva même de s'émouvoir du sort d'un protozoaire qui s'était englué dans des débris et ne parvenait pas à se dégager.

La plus grande partie de cette lettre est composée d'extraits du journal de Van Leeuwenhoek écrits entre septembre 1675 et septembre 1676. C'est au moment où il examinait de l'eau dans laquelle avait infusé du poivre moulu qu'il décrivit les animaux microscopiques – incontestablement des bactéries. Leur immobilité – ou au mieux leurs mouvements nonchalants – intriguèrent Van Leeuwenhoek, qui n'était pas toujours sûr qu'il s'agissait d'êtres vivants. Ses préférés dans cette faune minuscule étaient les animaux très mobiles pourvus de têtes et de queues. Il est évident, à la lecture de cette missive, que l'idée ne l'a pas effleuré que certains de ces animaux ou leurs parents comptent parmi les plus mortels ennemis de l'homme.

Pour nous, qui sommes familiers depuis l'enfance avec nos microscopiques amis (certaines levures, des moisissures et certaines bactéries) ou ennemis (les bacilles du tétanos et de la diphtérie, le spirochète de la syphilis), il est difficile d'imaginer à quel point les révélations contenues dans cette lettre 18 ont pu paraître surprenantes, sinon incroyables, aux esprits éminemment pragmatiques des membres de la Royal Society. La présentation que fit Oldenburg à ses collègues est éloquente : « Voici le courrier d'un drapier hollandais sans instruction, que nous ne connaissons pas vraiment, où il prétend avoir détecté des milliers d'animaux dans une minuscule goutte d'eau de pluie. Il doit nous envoyer la confirmation de ces observations par des personnes dignes de foi ! » A quoi les membres de la Royal Society répondirent en demandant à Van Leeuwenhoek de convier chez lui quelques-uns de ses concitoyens les plus illustres et de leur prouver l'existence de ces micro-organismes, de sorte qu'ils puissent répondre de l'authenticité de la découverte devant la Royal Society.

Le savant drapier reçut ainsi chez lui plusieurs notables très respectés de Delft, dont le pasteur de son église. Non seulement confirmèrent-ils les observations de Van Leeuwenhoek, mais encore Robert Hooke, le spécialiste de la microscopie de la Royal Society en personne, authentifia les découvertes du Néerlandais en 1678.

Deux ans après avoir obtenu la caution de Hooke, Van Leeuwenhoek fut invité à devenir membre de la Royal Society. Jamais auparavant, pas plus que ce n'est arrivé par la suite, la plus prestigieuse de toutes les associations scientifiques n'avait admis un autodidacte et un savant à mi-temps dans ses rangs. L'honneur qui lui était fait dut remplir Van Leeuwenhoek d'une indicible fierté. Il témoigna à l'honorable institution sa gratitude en lui soumettant plus de présentations de découvertes pendant les cinquante années suivantes qu'elle n'en reçut jamais au cours de ses trois cents années d'existence.

Dans l'ensemble, les missives de Van Leeuwenhoek étaient au moins aussi importantes que la lettre 18. Par exemple dans sa lettre 39, soumise à la société en 1683, il décrivait, vus au microscope, sa propre salive et des fragments de tartre gratté sur ses dents de devant. Et s'il ne discernait aucun animal vivant dans la salive, le tartre, en revanche, grouillait littéralement. Réexaminant plus tard d'autres fragments de tartre, il n'y constata plus la moindre présence vivante.

« Qu'a-t-il bien pu arriver aux animalcules que j'ai vus précédemment ? » se demanda-t-il inlassablement. Un matin, il crut avoir trouvé la réponse. Dans les jours qui avaient suivi sa découverte initiale, il s'était mis à boire du café très chaud pour le petit déjeuner. « La chaleur a probablement tué mes petits animaux », se dit-il. Mais si telle était bien la raison, le tartre qui adhérait aux dents du fond de la bouche, et qui n'entrait pas directement en contact avec le café, devait en receler encore. On imagine l'excitation de Van Leeuwenhoek lorsque l'examen de la plaque grattée sur l'une de ses dents du fond confirma son hypothèse en révélant la présence de myriades d'animalcules.

Van Leeuwenhoek était, sans aucun doute, à quelques neurones cérébraux de découvrir que ces animalcules ne se bornaient pas à se concentrer sur des chairs et des os corrompus, mais qu'ils étaient les agents mêmes de cette corruption. Son rapport sur les micro-organismes présents dans les sérosités de sa langue, prélevées alors qu'il était malade et fiévreux, montre qu'il était à un cheveu de concevoir l'origine microbienne des maladies. Et à nouveau lorsque, ayant extrait une de ses dents pourries et l'ayant examinée au microscope, il identifia, dans les débris de pulpe de la racine, des animalcules en cohortes de centaines de milliers.

Au cours de ses cinquante ans de collaboration avec la Royal Society, Van Leeuwenhoek multiplia les observations et les découvertes, mû par une inlassable curiosité. Il examina ses propres matières fécales ainsi que les excréments des vaches, des chevaux, des pigeons, constatant que seuls ceux des chevaux et des vaches n'abritaient aucun animalcule. Il étudia son sang et fut surpris de voir qu'il était en grande partie constitué de ce que nous appelons les hématies ou globules rouges; il nota également que sous son microscope, ces cellules perdaient leur couleur écarlate.

Mais c'est son sperme qui l'étonna le plus. Il grouillait de petits animalcules, mais, à la différence de ceux qu'il avait vus dans l'eau de pluie, de mer ou dans celle du puits, ceux-ci étaient identiques les uns aux autres. Ils arboraient les mêmes queues et des têtes disproportionnées par rapport au corps; enfin, ils étaient tous extrêmement mobiles. Il faudra aux savants universitaires encore plusieurs dizaines d'années avant d'admettre l'existence de ces infatigables créatures séminales. Bien entendu, aucun de ceux qui mirent en doute les découvertes de Van Leeuwenhoek ne prit jamais la peine d'examiner son propre sperme.

Le lecteur peut se demander pourquoi d'autres savants qui disposaient de microscopes depuis un bon demi-siècle – et parfois de microscopes autrement plus sophistiqués que celui à lentille biconvexe simple fabriqué par Van Leeuwenhoek – n'avaient jusque-là jamais discerné le moindre organisme microscopique. La réponse est limpide : ils n'examinaient que les objets visibles à l'œil nu – l'œuf d'un ver à soie ou l'œil d'un pou. Ils n'ont pas eu l'intuition de Van Leeuwenhoek; ils n'ont pas soupçonné que des objets d'un genre particulier et indiscernables à l'œil nu pouvaient exister dans des liquides comme l'eau, le sang ou le sperme.

On comprend mieux aujourd'hui pourquoi ce sublimement simple drapier néerlandais, savant à temps partiel, est à juste titre considéré comme le fondateur de la bactériologie et de la protozoologie par son biographe, Clifford Dobell, mais aussi par William Bullock, auteur du meilleur ouvrage d'histoire de la bactériologie[3].

Pourtant, après sa mort en 1723, Van Leeuwenhoek fut vite

oublié, non seulement par la Royal Society et le reste du monde savant, mais aussi par ses compatriotes et ses concitoyens. Seule l'obélisque de sa tombe à Delft, érigé par sa fille Maria en 1745, nous rappelle que cet authentique grand homme découvrit, au cours de ses quatre-vingt-onze années de vie très fécondes, un univers jusque-là insoupçonné de créatures vivantes.

Trente-neuf ans après la mort de Van Leeuwenhoek, un Autrichien, Marc von Plenciz (1705-1781), déclarait platement que les maladies contagieuses étaient causées par les animalcules du Néerlandais. L'article de von Plenciz – ou peut-être les publications de Van Leeuwenhoek lui-même dans les *Philosophical Transactions* de la Royal Society – attira l'attention d'Agostino Bassi (1775-1836), de Lodi, en Italie.

Dans une étude sémiologique de 1835, Bassi démontra expérimentalement que la maladie du ver à soie était due à une bactérie. Il en déduisit que d'autres maladies pouvaient également être provoquées par des bactéries. Ainsi, il avait fallu attendre cent douze ans pour que quelques-uns des animalcules de Van Leeuwenhoek soient reconnus comme la cause des infections. Friedrich Henle (1809-1885), l'un des anatomistes européens les plus brillants de son temps, s'enthousiasma pour ces découvertes, et il ne fait aucun doute qu'il impressionna vivement Robert Koch, le plus brillant de ses élèves, en lui parlant des implications renversantes des travaux de Bassi. Koch allait relever le flambeau allumé par Van Leeuwenhoek en 1676, tirant à jamais de l'oubli, avec ses propres découvertes fondamentales, les travaux de son grand précurseur.

Louis Pasteur était le prototype du Français vu de l'étranger : coléreux, égoïste, d'un entêtement frisant l'obsession, et si patriote qu'après la guerre de 1870 avec la Prusse il se jura d'écrire en épigraphe de tous ses rapports scientifiques : « En haine des Prussiens ». Quoique enclin à des décisions impulsives et à des flambées d'imagination, il pouvait être aussi méthodique et patient que ses Prussiens honnis. Et il savait profiter mieux que personne des cadeaux du hasard.

Fils d'un tanneur, Pasteur est né en 1822 dans la petite ville de Dôle. A l'école élémentaire comme au lycée, il ne manifeste aucune aptitude particulière pour les sciences physiques, révélant en revanche un véritable talent pour le dessin. Malgré ce don, il rêve d'entrer un jour à la Sorbonne pour devenir chimiste. Dans ce but, il s'inscrit dans une école préparatoire, à Paris, mais il a très vite le mal du pays et même les odeurs acides de la tannerie de son père lui manquent. Il rentre à la maison.

L'année suivante, il se réinscrit à l'école préparatoire parisienne et y obtient tout juste la moyenne. En 1843, il est admis à la Sorbonne, même si son examinateur lors de l'épreuve d'entrée le qualifie de médiocre en chimie. C'est au cours de sa dernière année d'études, alors qu'il travaille à sa thèse de doctorat, que le hasard fait à Pasteur son premier cadeau. Voici comment.

On savait depuis quelques années que l'acide tartrique existait sous deux formes ayant une constitution atomique identique. Mais l'une des deux faisait dévier vers la droite le plan de lumière polarisée, alors que l'autre n'avait aucun effet. Ce phénomène intriguait les chimistes; ils n'arrivaient pas à s'expliquer la différence de comportement de deux formes si rigoureusement identiques par le nombre et la caractéristique de leurs atomes.

Pasteur, sur un pressentiment, décida d'examiner les cristaux d'acide tartrique qui étaient sans effet sur la lumière polarisée. Au-delà de l'intuition, il était servi par un extraordinaire esprit d'observation. Il remarqua que cette deuxième forme d'acide tartrique – ou acide paratartrique –

se composait de deux différentes sortes de cristaux ; les différences, en réalité infimes, étaient à ses yeux évidentes. A l'aide d'une petite pince, il recueillit des échantillons de chacun des deux types et les mit dans deux éprouvettes d'eau pure. Lorsqu'il plaça la première éprouvette sous une source de lumière polarisée, la lumière fut déviée vers la droite. Le tube contenant la deuxième variété de cristaux fit dévier la lumière vers la gauche.

Il venait de faire deux découvertes fondamentales. D'abord, il avait isolé un acide tartrique précédemment inconnu, celui qui faisait dévier la lumière polarisée vers la gauche. Ensuite, plus important encore, il avait expliqué pourquoi l'un des deux acides tartriques restait neutre vis-à-vis de la lumière. En fait, il était composé de cristaux qui déviaient la lumière dans des directions opposées, l'un annulant l'autre.

Cette découverte d'une importance majeure – qui allait donner naissance à une science nouvelle, la stéréochimie –, décrite par un chimiste de vingt-cinq ans dans une thèse de doctorat[4], valut instantanément à Pasteur reconnaissance et gloire. Peu après, il fut nommé professeur de chimie à Dijon d'abord, puis à Strasbourg. C'est là qu'il épousa, en 1849, la femme qui partagea toute sa vie.

En 1857, Pasteur quitte le monde inanimé des substances chimiques et de leurs réactions pour s'aventurer dans le royaume invisible, mais bien vivant, des végétaux et des animaux minuscules – celui de Van Leeuwenhoek. Deux choses le fascinent d'emblée.

L'une d'elles est ce que l'on appelle la « génération spontanée », un sujet intensivement et âprement débattu, mais qui n'a pas encore été définitivement classé, même si Van Leeuwenhoek, en son temps déjà, jugeait ridicule l'idée que le vivant puisse naître de substances inanimées. Dans une de ses missives à la Royal Society, datée de 1702, il écrivait : « Voyant la merveilleuse prodigalité dont la nature a fait preuve en créant ces petits animaux et en faisant en sorte qu'ils puissent vivre et perpétuer leur espèce, on est interloqué de constater que d'aucuns s'accrochent encore à l'antique croyance selon laquelle les êtres vivants naissent de matières corrompues. »

Un siècle après la mort de Van Leeuwenhoek, la génération spontanée continuait d'avoir des adeptes. Même les études distinguées de Lazzaro Spallanzani en 1765 ou celles de Theodor Schwann en 1839 – prouvant que la prolifération d'organismes vivants, qui s'observait généralement dans du bouillon de viande, ne se produisait pas lorsque celui-ci était bouilli et conservé dans un récipient hermétiquement clos, à l'abri de tout contact avec l'air – ne réussirent pas à désarçonner les tenants de la théorie. Pour eux, la putréfaction était toujours due à des organismes qui naissaient de chairs animales ou de tissus végétaux en décomposition.

Il est peu probable que Pasteur eût jamais entendu parler de Van Leeuwenhoek, et encore moins lu son article de 1702 dans le *Philosophical Transactions* de la Royal Society ; mais il connaissait en revanche l'expérience de Schwann de 1839 (et comme d'autres avant lui et après lui, il omettra de mentionner les travaux de Schwann dans ses articles, se contentant de lui rendre hommage dans sa correspondance privée). Pasteur, en revanche, était au courant des objections des détracteurs de Spallanzani et de Schwann : les deux hommes, en scellant leur bouillon de viande après l'avoir bouilli, avaient empêché l'entrée de l'air. Or, selon eux, dans l'air qu'ils avaient exclu se trouvait précisément quelque élément gazeux – mais non vivant – nécessaire à l'apparition d'organismes vivants à partir d'éléments inertes.

Pasteur procéda lui-même à l'expérience, mais il remplaça les flacons à large ouverture destinés à contenir le bouillon de viande par des éprouvettes à diamètre étroit. Une fois remplies, il les retourna en sorte que l'air puisse y pénétrer, mais non les particules les plus lourdes en suspension dans l'air.

Il prépara une série de bouillons, les fit bouillir, de manière à tuer tous les micro-organismes présents, avant de les laisser incuber. Aucun d'entre eux ne donna le moindre signe de putréfaction ou de prolifération d'aucune sorte.

L'expérience de Pasteur, si facilement reproductible, aurait dû faire un sort définitif à la notion de génération spontanée, mais il fallut attendre les études du médecin anglais John Tyndall en 1876-1877, prouvant de manière irréfutable la nature bactérienne des particules d'air, pour qu'elle soit enfin rejetée.

Pasteur était encore plongé dans ses études relatives à la génération spontanée quand des fabricants français de bière et de vin sollicitèrent son aide pour qu'il trouve ce qui compromettait si souvent le processus de vinification et exposait leurs industries à de lourdes pertes. Pasteur accepta et découvrit que le processus de la fermentation, dont dépendait la production de la bière et du vin, était dû à l'action de différentes levures. Plusieurs décennies auparavant, Théodore Schwann – encore lui – avait démontré l'existence de levures vivantes, capables de se reproduire, qui, il en était pratiquement sûr, étaient responsables de la production d'alcool à partir de l'orge. Cinquante ans avant Schwann, le vieux Van Leeuwenhoek avait déjà décrit des levures et les spores qu'elles produisaient.

Pasteur, lui, fit plus que mettre en lumière le rôle de certaines levures dans la fermentation du vin et de la bière. Il trouva la méthode propre à prévenir le dépôt et le développement de la couche de levures aériennes qui constituaient un fléau pour les industries de la bière et du vin. Il s'agissait de chauffer les liquides juste avant ébullition, de les refroidir rapidement, et recommencer l'opération deux ou trois fois pour éviter leur contamination par les levures et les bactéries; ce procédé, appelé pasteurisation, est depuis lors universellement utilisé pour la conservation de différents produits alimentaires.

Ayant sauvé les brasseries et l'industrie vinicole, Pasteur songeait à retourner à la chimie. Mais il finit par céder aux sollicitations d'un de ses anciens maîtres : rechercher les causes de la maladie qui décimait les élevages de vers à soie dont dépendait une autre industrie française parmi les plus réputées.

Pasteur ne se serait sans doute pas aventuré dans un domaine qui lui était totalement étranger s'il n'avait pas répété avec insistance depuis 1863 que tous les phénomènes de putréfaction étaient dus à des micro-organismes, et que cette pourriture était en train d'anéantir les petits vers à soie.

Au cours des cinq années qu'il consacra à l'étude de cette maladie, il ne réussit pas à identifier, de manière indiscutable, le germe en cause. Mais il mit au point des méthodes permettant de détecter la maladie à un stade précoce et, grâce à des mesures de quarantaine et d'hygiène, à empêcher sa diffusion et finalement à prévenir l'épidémie.

Sauveur des industries maîtresses de son pays, Pasteur était en 1870 le plus révéré des scientifiques français et peut-être du monde. On ne sait pas très bien à quelles études il s'adonna lorsqu'il en eut fini avec le ver à soie. Mais il est certain qu'il abandonna la chimie pour l'univers grouillant des animalcules de Van Leeuwenhoek. Bien qu'il ne fût pas médecin, il s'arrangea pour visiter les morgues et les hôpitaux, s'intéressant surtout aux femmes mortes en couches de fièvre puerpérale. Il avait certainement entendu parler des études d'Ignaz Semmelweis et d'Oliver Wendell Holmes, qui avaient démontré avec brio que cette fièvre était contagieuse. A la différence de ces deux médecins, Pasteur réussit à se procurer des échantillons de sang et d'exsudats utérins prélevés sur les cadavres de deux parturientes qui venaient de succomber à cette fièvre. Lorsqu'il examina au microscope les différents échantillons et qu'il les mit en culture, il trouva l'un des animalcules de Van Leeuwenhoek, un micro-organisme qui paraissait formé d'une série de petites têtes (il nous est aujourd'hui connu sous le nom de streptocoque).

Pasteur ne publia jamais le moindre rapport décrivant ces découvertes, et nous n'en saurions rien s'il n'avait pas perdu son sang-froid un soir de mars 1879, alors qu'il assistait à une conférence sur la fièvre puerpérale donnée par un obstétricien de l'Académie de médecine de Paris. Lorsque le conférencier repoussa avec hauteur l'idée qu'un microbe pouvait être responsable de la maladie, Pasteur éclata : « La cause de cette maladie, ce sont les médecins eux-mêmes, qui transmettent les germes d'un malade à un patient sain. » L'obstétricien ayant rétorqué que ce microbe resterait à jamais introuvable, Pasteur bondit de son siège et se dirigea vers le tableau noir en disant : « Je vais vous montrer le microbe. » Et il dessina une petite chaîne de structures semblables à des perles. Cet incident ne figure pas dans les biographies officielles, mais nul doute que la scène aurait été du goût de Van Leeuwenhoek !

En 1878, Pasteur s'intéresse aux organismes qui provoquent le choléra des poules, et la chance une nouvelle fois est au rendez-vous. Un jour, il injecta à deux poulets une culture de germes du choléra vieille de plusieurs semaines, parce que les vacances approchaient et que le personnel de son laboratoire était un peu à bout de souffle. Alors qu'avec une culture fraîche les poulets mouraient immanquablement dans les vingt-quatre heures, ceux-ci tombèrent malades très vite, mais ils guérirent. Ils retrouvèrent bientôt leur place dans la cage des poulets sains.

Après les vacances, les poulets reçurent à nouveau des injections de culture fraîche… Comme les autres, les deux rescapés furent inoculés. Le lendemain, tous les poulets étaient morts sauf les deux qui en avaient déjà réchappé une fois. Ils étaient bien vivants et tout guillerets parmi le monceau de cadavres.

Pasteur, les voyant s'activer et picorer avidement leurs graines, au lieu de s'émerveiller de la chance des deux volatiles, s'interrogea sur les causes auxquelles ils devaient leur survie… Cette réflexion devait le mettre sur la voie de la découverte qui lui permettrait de sauver des millions d'enfants à naître et d'adultes. Il le sut instantanément et en fut ébloui. D'emblée, il imagina que l'inoculation d'une culture âgée de germes du choléra ne protégeait pas seulement l'animal d'une infection ultérieure par le choléra, mais qu'elle pouvait aussi le protéger de l'atteinte de toutes les autres maladies.

Au bout de quelques mois d'une recherche fiévreuse, enthousiaste, mais quelque peu décevante pour ce qui était des autres maladies, la vérité s'imposa d'elle-même : l'injection à un animal d'une culture de germes du choléra le protégeait de toute contamination future par le choléra, et seulement le choléra. Pasteur, confronté à cette limitation spécifique de sa découverte, comprit rapidement que si l'injection de germes atténués de choléra ne protégeait que contre le choléra, l'injection de germes inactifs d'autres maladies protégerait contre ces autres maladies. Cet éclair de génie fut à l'origine de la vaccination bactérienne.

A ce tournant critique, il est plus que probable que Pasteur avait entendu parler de la retentissante découverte de Koch, deux ans auparavant ; à savoir que le bacille du charbon provoquait la maladie appelée charbon. Il avait désormais deux certitudes : d'abord le charbon était provoqué par un germe, ensuite du moins en ce qui concernait le choléra, un poulet auquel on inoculait une culture de germes inactifs de la maladie était immunisé à jamais contre les atteintes de celle-ci. Serait-il possible, se demanda-t-il, que l'on puisse fournir la même protection, mais contre le charbon, à un animal auquel on inoculerait une culture âgée de bacilles du charbon ?

Son pressentiment ne le trompa pas. Il trouva, après une série d'essais et d'erreurs, que des cultures du bacille du charbon, convenablement atténuées par le temps, étaient en général capables de protéger un animal soumis à une deuxième injection d'une culture, virulente et létale cette fois, de bacilles du charbon. Il aurait fallu une étude prolongée et méticuleuse pour trouver une méthode fiable d'obtention de cultures dont l'injection ne risquait pas de tuer ou d'affaiblir gravement le sujet, mais assez actives cependant pour le protéger de toute contamination par des bacilles charbonneux frais. Mais Pasteur n'était pas un homme patient. Et alors qu'il avait constaté que l'injection de cultures atténuées de bacilles du charbon ne fournissait pas une protection absolue, et que dans certains cas – rares il est vrai – elle conduisait à la mort du sujet inoculé, il prit quand même le risque d'annoncer, à la fin de 1880, qu'il avait découvert un vaccin pour prévenir cette maladie chez les ovins et les bovins. Mis au défi par un comité de scientifiques, au printemps de 1881, de faire la démonstration publique de l'efficacité de son vaccin, Pasteur accepta sans hésiter. L'événement eut lieu à Pouilly-le-Fort du 31 mai au 2 juin. On ignore jusqu'à quel point Pasteur se souciait de relever le défi, mais il est probable qu'il s'impliqua beaucoup dans les préparatifs techniques.

Le 5 mai 1881, Pasteur et ses assistants inoculèrent vingt-quatre moutons sur quarante-huit, trois vaches sur six, et une chèvre sur un total de deux avec des cultures atténuées de bacilles charbonneux. Ces mêmes bêtes furent réinoculées le 17 mai. Le 31 mai, la totalité des animaux, ceux qui avaient été vaccinés et les autres, reçurent une injection cette fois létale de cultures virulentes. La preuve définitive devait être fournie le 2 juin devant des membres de l'Académie de médecine, des journalistes et une foule de spectateurs qui se rassemblèrent pour constater les résultats de l'injection mortelle du 31 mai.

Dès le 1er juin, Pasteur reçut un message l'informant que certaines des bêtes inoculées la veille étaient déjà en train de développer la maladie. Émotionnellement très tendu et recru de fatigue, Pasteur s'en prit violemment à Pierre Roux, son dévoué collègue, l'accusant d'avoir procédé à la vaccination préliminaire sans soin : « Il n'est pas question que j'aille me faire humilier demain à cause des erreurs que vous avez commises en vaccinant les bêtes, lui dit-il en substance. C'est vous le responsable, c'est vous qui irez affronter demain les brocards de la foule. » On raconte que Pasteur ne tarissait pas de reproches, mais heureusement sa femme, qui était présente, réussit à le calmer un peu. Tard le soir de ce même jour, arriva un télégramme annonçant que tous les moutons vaccinés se portaient bien. Pasteur décida de se rendre à Pouilly-le-Fort le lendemain.

En arrivant, Pasteur et Roux surent aux acclamations qui les accueillirent que leur expérience était un succès. Au sol gisaient morts vingt-deux des vingt-quatre moutons qui n'avaient pas été vaccinés; les deux autres étaient à l'agonie. Tandis que les vingt-quatre moutons immunisés par le vaccin paissaient tranquillement. Les vaches et la chèvre qui n'avaient pas été vaccinées étaient mortes ou mourantes, alors que les bêtes vaccinées étaient en pleine forme.

C'était un triomphe pour Pasteur. Il redevint un héros national et international. Dans les jours qui suivirent, il fut assiégé par des centaines d'éleveurs d'ovins et de bovins venus quérir son vaccin magique, et les demandes affluèrent bientôt des quatre coins du monde. Pasteur et ses assistants étaient submergés. Il était difficile de faire face, car le savant n'avait pas mis au point un procédé de fabrication du vaccin garantissant à la fois son innocuité et son aptitude à immuniser les animaux à qui il était inoculé. Les témoignages ne tardèrent pas à s'accumuler, faisant état du fait que le vaccin avait tué vaches et moutons ou qu'il n'avait pas empêché la maladie de se déclarer ultérieurement.

Robert Koch, qui en voulait à Pasteur de n'avoir jamais mentionné ses études sémiologiques sur le charbon, prit le prétexte de ces fréquents accidents signalés pour critiquer publiquement les études de Pasteur relatives au charbon et au choléra.

Piqué au vif par ces critiques émises quelques mois à peine après son triomphe à Pouilly-le-Fort, Pasteur attaqua violemment Koch au quatrième Congrès international sur l'hygiène et la population, qui se tenait en Suisse en 1882. Lorsque Pasteur se tut, le président de séance invita Koch à répondre. Avec son arrogance coutumière, Koch répliqua qu'il était venu au Congrès pour apprendre quelque chose de nouveau sur l'inactivation des bactéries et qu'il n'avait rien appris. Il refusa de répondre aux attaques de Pasteur car il estimait que ce genre de réunion ne se prêtait pas à ce type de débat, et que par ailleurs il ne parlait pas bien français et Pasteur ne parlait pas du tout allemand. Il réagirait dans des revues médicales appropriées, promit-il, et relèverait toutes les erreurs commises par Pasteur – ce qu'il fit, et dans plus d'une revue. Pasteur rétorqua avec animosité que Koch aurait beaucoup appris à ce congrès s'il avait parlé français.

Dans ses articles dirigés contre Pasteur, Koch soulignait que l'administration du vaccin contre le charbon tuait souvent les bêtes qu'il était censé protéger et que les inoculations, trop souvent, n'empêchaient pas la fièvre charbonneuse de se déclarer, surtout chez les moutons. Il rapportait que, conscient de ces contradictions, il avait examiné quelques-uns des flacons contenant la culture prétendument pure de bacilles atténués et constaté que les cultures étaient souvent contaminées avec des bactéries autres que celles du charbon ; dans de nombreux cas, les bacilles charbonneux étaient insuffisamment atténués et donc mortels. Tout cela, concluait Koch, prouvait la hâte et le manque de soin avec lesquels les vaccins étaient préparés.

Dans ce même article, Koch dénonçait également les moyens utilisés par Pasteur pour annoncer sa découverte du vaccin anticharbonneux et en assurer la promotion. La dernière phrase disait : « De tels procédés sont peut-être souhaitables lorsqu'on fait la promotion d'une entreprise commerciale, mais la science se doit de les rejeter vigoureusement. » Pourtant, en 1890, au moment de lancer sa tuberculine, Koch n'agira pas autrement que Pasteur.

Malgré les critiques virulentes et amères de Koch, Pasteur répéta, en 1882, l'expérience de Pouilly-le-Fort, pour prouver l'efficacité de son vaccin anticharbonneux, mais en Allemagne cette fois. Après un nouveau triomphe qui s'inscrivait dans un parcours brillant, Pasteur, âgé maintenant de soixante ans et traînant la jambe gauche, séquelle de l'hémorragie cérébrale qui l'avait frappé à l'âge de quarante-huit ans, aurait pu se reposer sur ses lauriers et faire ce que font les chercheurs modernes à la retraite : devenir un administrateur.

Au lieu de cela, il se lança dans l'étude de la terrible et toujours fatale maladie de la rage. Il n'avait jamais pu oublier, dit-on, un spectacle qu'il avait vu dans son enfance – un enfant, victime d'un chien enragé, dont les morsures étaient brulées avec un fer à repasser bouillant. Peu importe d'ailleurs la motivation de Pasteur : le fait est que l'étude de cette maladie représentait un énorme danger pour lui et pour ses assistants. Les animaux expérimentaux étaient en effet des chiens enragés, parce que le seul moyen, à l'époque, de transmettre la rage à un animal sain était de le mettre au contact d'un animal enragé pour que ce dernier le morde.

Pasteur partit de l'hypothèse qu'il s'agissait d'une maladie causée par un germe microscopique, bien qu'il n'eût pas réussi à en détecter le moindre au cours d'examens microscopiques répétés.

Même à l'aide d'un microscope équipé avec le condensateur d'Abbe, nouvellement inventé, et d'une lentille à immersion d'huile, l'agent infectieux (on sait maintenant que c'est un virus) restait invisible.

Observant le délai qui s'écoulait entre le moment où un homme ou un animal était mordu et celui où les symptômes de la maladie se manifestaient, et notant que ces symptômes touchaient essentiellement la colonne vertébrale et le cerveau, Pasteur en conclut que l'agent infectieux devait se déplacer à travers les nerfs périphériques pour atteindre le cerveau et la colonne vertébrale. Cette hypothèse allait se révéler d'une extraordinaire importance.

Pasteur et ses assistants travaillaient depuis plusieurs années sur cette maudite maladie lorsque la chance intervint. Son cadeau cette fois fut un chien. Même s'il contracta la rage après avoir été mordu par un chien enragé, il fit ce qu'aucun de ces animaux avant lui n'avait fait, il se rétablit complètement. De plus, lorsqu'on lui injecta par la suite une culture fraîche de tissus cérébraux d'un chien enragé, qui, Pasteur l'avait constaté, contaminait les autres chiens, il ne manifesta pas le moindre trouble.

La chance n'avait pas souri en vain à Pasteur. Comme à son habitude, il pressentit ou comprit… Il se mit à injecter à ses animaux de laboratoire des cultures de tissu de moelle épinière prélevé sur des lapins infectés par la rage. Avant de procéder aux injections, il laissait vieillir les extraits un certain nombre de jours. Le protocole suivi était le suivant, et il réussit : il inocula des chiens avec de l'extrait qu'il avait laissé vieillir pendant quatorze jours, puis, les jours suivants, avec des extraits qui avaient chaque fois un jour de moins que la veille. Après d'innombrables tentatives, il constata que vers le quatorzième jour de ce régime les chiens pouvaient recevoir un extrait de moelle fraîche qui, normalement, aurait dû les infecter, et ne manifester aucun symptôme de rage.

Cette fois, Pasteur prit son temps. En 1885, trois ans après le début de ses travaux sur la rage, il était sûr – autant qu'on peut l'être – que son système d'injections étalées sur plusieurs semaines d'extraits de moins en moins atténués de moelle de lapins infectés par la rage fournissait une protection totale contre cette maladie. Pourtant, lorsqu'une mère désespérée lui amena son fils en le suppliant de le sauver, Pasteur hésita. Il n'était pas médecin ; il n'était pas non plus certain que le traitement prophylactique qui lui avait permis d'immuniser des chiens aurait le même effet chez cet enfant de neuf ans qui, deux jours plus tôt, avait été gravement mordu, à quatorze reprises, aux bras, aux jambes et aux cuisses, par un chien enragé. Il prit le parti d'envoyer le petit Joseph Meister – c'est le nom de l'enfant – à deux médecins de ses amis qui connaissaient ses travaux. Devant les morsures en train de s'ulcérer, tous les deux pressèrent Pasteur d'administrer sa thérapie à l'enfant. Pasteur décida de lui injecter treize jours de suite des extraits de moelle de virulence croissante. Il lui fallut beaucoup de courage, car il savait sans aucun doute possible que la dose qu'il lui administrerait le treizième jour aurait été mortelle le premier. Mais le petit Joseph fut sauvé, et la nouvelle de l'immense victoire de Pasteur se répandit aussitôt d'un bout à l'autre du monde civilisé. Lorsque fut fondé l'Institut Pasteur, Joseph Meister en devint le gardien et le resta jusqu'au bout de sa longue vie.

Quelques semaines plus tard, dix-neuf paysans russes qui avaient été mordus deux semaines auparavant par un renard enragé vinrent voir Pasteur. Il leur inocula des extraits de moelle deux fois par jour pendant sept jours. Seize des dix-neuf paysans furent sauvés. Dès qu'il apprit la nouvelle, le tsar envoya à Pasteur la croix de Sainte-Anne ainsi que 100 000 francs destinés à la construction de l'Institut Pasteur.

Puis, en l'espace de quelques jours, des extraits furent préparés dans les laboratoires de différents pays du monde. La rage cessa pratiquement de faire des victimes. Koch, qui à l'origine avait raillé cette méthode de prévention, se mit lui aussi, en cette même année 1885, à préparer ses extraits selon la méthode de Pasteur.

Cet exploit fut le dernier de Pasteur. En 1892, pour son soixante-dixième anniversaire, il fut décoré devant un auditoire distingué. Marchant difficilement, il était escorté par le président de la République. Mais il était trop faible pour prononcer son discours, et c'est son fils qui le lut à sa place. Il mourut en 1895, serrant d'une main un crucifix et de l'autre celle de sa femme.

Les bacheliers contemporains ignorent dans l'ensemble les noms de la plupart des scientifiques dont il est question dans cet ouvrage, mais tous connaissent Pasteur et le considèrent comme le plus grand des savants. Et s'ils ne savent pas qu'il a découvert la stéréochimie ou le vaccin contre le charbon, tous ont entendu parler du procédé de pasteurisation. Enfin, ils sont nombreux à savoir qu'il fut l'inventeur du vaccin contre la rage.

D'un égoïsme effrayant, refusant de laisser le crédit de leurs découvertes à ses prédécesseurs ou à ses contemporains, frisant parfois la malhonnêteté, cultivant l'« esbroufe », cet homme, qui était paradoxalement un ennemi acharné des médecins, fut un savant d'une incomparable grandeur.

Le vieux Van Leeuwenhoek aurait certainement admiré Pasteur pour ses découvertes, mais sans doute aurait-il éprouvé quelque irritation à voir la manière théâtrale dont il les présentait. Il aurait probablement été blessé et furieux que Pasteur ait omis de mentionner ses découvertes sémiologiques, ainsi que celles de tous les savants qui l'avaient précédé. Mais ce pionnier, en 1675, d'un monde jusque-là invisible aurait été fier s'il avait pu assister, deux siècles plus tard, dans un amphithéâtre de Breslau, au discours d'un petit médecin provincial devant une poignée d'éminents professeurs allemands. Agé de trente-trois ans, le visage rond et la barbe noire, originaire d'un obscur village prussien, Robert Koch – car c'est ainsi que se nommait le jeune docteur – était en train de prouver que l'un des animalcules de Van Leeuwenhoek, le bacille charbonneux, était la cause d'une maladie qui n'attaquait pas seulement les animaux mais aussi les humains.

Il venait de passer trois ans à étudier, à l'aide d'un microscope et d'un petit nombre d'outils faits main, dans un coin de son cabinet séparé par un rideau, avec pour toute assistance celle de sa femme qui n'avait aucune formation médicale, le germe responsable de la maladie du charbon chez les animaux. Il avait réussi à l'isoler, à le mettre en culture; il l'avait regardé évoluer et se transformer en ce qu'il appela des spores, capables de survivre indéfiniment dans des conditions favorables. Finalement, il avait injecté des cultures de ce bacille à des cochons d'Inde et à d'autres animaux, y compris à des vaches et à des moutons, et constaté que lorsqu'ils mouraient, leur corps était rempli de ces créatures terrifiantes, ennemies de l'homme et de l'animal.

Les fameux professeurs allemands Ferdinand Kohn et Julius Cohnheim, qui participaient à ce comité informel réuni à la hâte à Breslau pour suivre trois jours durant la démonstration du petit docteur inconnu, furent vivement impressionnés. Ils résolurent de l'arracher à l'obscurité de son village de Wollstein. Mais auparavant, il fallait publier l'époustouflante découverte selon laquelle une minuscule bactérie pouvait causer des maladies. Six mois plus tard, Kohn publia les études de Koch sur le bacille dans la revue dont il était directeur de la rédaction[5]. Mais Kohn et Cohnheim durent se battre jusqu'en 1880 pour faire nommer Koch à l'Institut impérial de santé de Berlin. Koch, désormais libéré de la pratique médicale quotidienne et dispensé d'enseigner, se voyait offrir la possibilité de travailler dans un laboratoire décent avec, sous ses ordres, deux assistants compétents.

Pendant les quatre années qui s'écoulèrent entre sa découverte du bacille du charbon et son transfert à Berlin, Koch poursuivit ses recherches dans son cabinet de Wollstein. Eut-il conscience alors qu'il était sur la voie de la plus grande découverte bactériologique de l'histoire et qu'il inventerait et façonnerait de surcroît de nouvelles techniques et de nouveaux instruments? On sait qu'au cours de ces quatre années, il travailla avec les opticiens spécialisés Ernst Abbe et Carl Zeiss et fut probablement le premier scientifique à équiper son microscope personnel du condensateur de lumière et de la lentille à immersion d'huile. C'est grâce à ces deux inventions optiques qu'il put voir les bactéries restées jusque-là invisibles en raison de leur taille microscopique. En outre, il discerna plus nettement des détails morphologiques qui échappaient aux microscopes plus rudimentaires de Van Leeuwenhoek. Koch bénéficia également de toute une série de nouveaux colorants à l'aniline. Certaines bactéries se laissaient colorer avec certaines teintures mais pas avec d'autres, et Koch utilisa cette propriété pour différencier les espèces bactériennes entre elles.

Un jour, Koch tomba par hasard sur une pomme de terre coupée qui était restée exposée à l'air pendant plusieurs jours. Il fut très intrigué par les taches de différentes couleurs qui constellaient sa surface, et il les examina aussitôt. Chacune d'elles était composée de micro-organismes ; qui plus est, les micro-organismes d'une tache étaient tous identiques, mais différents de ceux des taches d'une autre couleur. Le commun des observateurs se serait limité à cette constatation fortuite. Pour Koch, qui cherchait désespérément un moyen d'obtenir des cultures pures de différentes espèces de bactéries, ce fut l'illumination. Si, au lieu d'immerger une goutte contenant différentes bactéries dans un milieu de culture liquide (ce qui à l'époque était le moyen habituel de culture des bactéries), il étalait doucement cette même petite goutte sur un milieu solide, les différentes espèces contenues dans la goutte formeraient des colonies distinctes à la surface et s'isoleraient donc des autres bactéries de la goutte.

Il ne fallut pas longtemps à Koch pour découvrir que l'adjonction de gélatine à l'habituel bouillon utilisé pour la culture des bactéries constituait le milieu de culture requis. Il lissa doucement la surface d'une coupelle contenant ce bouillon solidifié avec une petite spire qui avait été trempée dans un bouillon contenant différentes espèces de bactéries; puis il la plaça dans une étuve. Le lendemain, la surface était piquetée de taches pâles mais souvent colorées. Il observa que toutes les bactéries de chacune des taches étaient identiques entre elles, mais différentes de celles des autres colonies présentes sur la coupelle. Koch dut éprouver une immense joie : grâce à cette technique relativement simple, il allait pouvoir isoler et faire pousser des cultures pures de toutes les bactéries qu'il voulait, un exploit que nul autre n'avait accompli avant lui. L'importance de cette découverte pour ses recherches ultérieures à Berlin ne tarda pas à se révéler.

Koch se trouvait à Berlin depuis treize mois lorsqu'il entreprit de travailler, dans le plus grand secret, à ce qui serait sa contribution majeure à la médecine : la découverte du bacille tuberculeux. Pourquoi Koch, en août 1881, ne confia-t-il à personne qu'il essayait d'identifier le germe responsable de la tuberculose ? Peut-être parce que cinq ans seulement s'étaient écoulés depuis que son article sur le charbon avait prouvé, de manière irréfutable, qu'une bactérie était la cause d'une maladie qui tuait aussi bien les êtres humains que les animaux. Avant ses travaux sur le charbon, pratiquement personne ne croyait que les animalcules de Van Leeuwenhoek pouvaient provoquer des maladies chez l'homme, et encore moins la tuberculose. Même après la découverte du charbon, des sommités médicales comme Rudolf Virchow ou Theodore Billroth continuaient de nier la possibilité que des animaux vivants microscopiques puissent être responsables d'une quelconque maladie. Lorsque le jeune Koch déclara à Wirchow qu'un microscope équipé d'une lentille à immersion d'huile permettait de voir les bactéries jusque-là invisibles, celui-ci répliqua avec morgue que tout ce qu'il ne voyait pas à travers son propre microscope ne méritait pas d'être vu.

En outre, Koch n'était d'ailleurs pas sûr que la tuberculose était due à une bactérie. Et même si l'une d'entre elles provoquait la maladie, ne serait-elle pas trop petite pour pouvoir être vue ? Réussirait-il à la colorer ?

Et, parvenu à ce point, pourrait-il la cultiver et obtenir des colonies pures de bacilles qu'il pourrait injecter à des animaux pour faire la démonstration que sa bactérie provoquait la maladie ?

Nul ne savait mieux que lui qu'il fallait faire la preuve de ce qu'on avançait pour convaincre le monde scientifique de la réalité et de l'importance d'une découverte. Cela avait été le cas en 1876 lorsqu'il avait inoculé le bacille du charbon à des animaux, et que ceux-ci avaient développé la maladie.

Au-delà de toutes ces questions et de ces difficultés en apparence insurmontables, Koch avait l'intuition très aiguë que comme il existait une bactérie responsable du charbon, il devait en exister une autre qui provoquait la tuberculose.

Il garda donc ses recherches secrètes car s'il avait raison, il voulait que la gloire rejaillisse sur lui et sur lui seul. Il ambitionnait de devenir aussi célèbre que Pasteur, d'autant plus que les deux hommes n'avaient aucune sympathie l'un pour l'autre. Lors de la guerre franco-prussienne, Pasteur avait exprimé ouvertement sa haine du Prussien ; quant à Koch, un Prussien typique, il abhorrait ce paysan français qu'était effectivement Pasteur.

Appliquant la méthode qu'il avait utilisée pour ses études sur le charbon, Koch commença à rechercher la présence supposée du bacille tuberculeux dans des tissus d'humains infectés. Il soumit à l'épreuve de la coloration, avec différents nouveaux colorants à l'aniline, des tissus de tubercule – la lésion pathologique caractéristique présente dans les poumons des tuberculeux. Il rechercha ensuite la bactérie spécifique avec un microscope cinq fois plus puissant que le meilleur d'entre la centaine d'instruments que possédait Van Leeuwenhoek.

Il ne fallut à Koch qu'un mois, ou peut-être moins, pour trouver que la coloration au bleu de méthylène des coupes de tissu tuberculeux révélait la présence d'un minuscule bacille en forme de bâtonnet, beaucoup plus petit que le bacille du charbon et qu'il n'aurait jamais pu détecter si son microscope n'avait pas été équipé avec une lentille à immersion d'huile et un condensateur. Il l'appela le bacille tuberculeux.

Koch mesura que la mise en évidence dans les tissus malades du bacille tuberculeux ne constituait qu'une première étape dans l'identification de la cause de cette épouvantable maladie. Le germe qu'il voyait pouvait être un parasite secondaire poussant dans un tissu préalablement lésé par un autre agent; il fallait donc, pensa-t-il, isoler le bacille, en obtenir une culture pure et voir ensuite, en l'injectant à des animaux sains, s'il provoquait la maladie.

Comme il avait appris à le faire au cours de ses recherches sur le charbon, il frotta des lambeaux de tissu malade à la surface de l'agar-l'agar solidifié, dans l'espoir que, dès le lendemain, d'importantes colonies de bacilles commenceraient à se développer. Ce ne fut pas le cas. Il fallait autre chose à ces maudites bactéries pour prospérer. Mais quoi? Koch se posa la question des dizaines de fois lorsque, dans un éclair de génie, il eut l'idée d'offrir aux bactéries récalcitrantes un milieu qui pourrait leur donner l'impression de se trouver dans un corps humain ou animal. Il ajouta du sérum sanguin à sa gélatine avant d'étaler légèrement les bactéries à sa surface. Rien ne se produisit ni en vingt-quatre heures, ni en quarante-huit heures, ni même en soixante-douze heures… Comme toutes les autres bactéries avaient proliféré dès les premières vingt-quatre heures, Koch aurait pu jeter les coupelles de culture. Il n'en fit rien, se souvenant que la tuberculose, à la différence d'autres maladies frappant l'homme, se révélait rarement fatale dans les premières semaines ou même les premiers mois. «Pourquoi ne pas imaginer que le bacille de la tuberculose poussait lentement?» se dit Koch. Il laissa les cultures incuber tranquillement, en y jetant chaque jour un coup d'œil.

Au bout de plusieurs semaines, sa patience fut récompensée : il vit pointer de minuscules colonies gris blanchâtre. Il prit un petit fragment de ces colonies avec sa spire en platine et l'étala sur une lamelle de verre qu'il colora, puis examina au microscope. A sa grande joie, sous l'objectif, les bacilles tuberculeux, et eux seuls, grouillaient. Il venait de réussir à obtenir pour la première fois une culture pure d'une unique espèce de bactérie.

Il injecta ensuite à des animaux sains cette culture du bacille, responsable, pensait-il, de la tuberculose. Tous les animaux inoculés tombèrent malades les uns après les autres au bout d'une semaine environ. Et ceux qu'il décida de sacrifier se montrèrent à l'autopsie ravagés par les lésions typiques de la tuberculose. Lorsque Koch préleva de petits morceaux de ces lésions, les colora et les examina au microscope, il vit qu'elles étaient composées de myriades de minuscules bâtonnets – identiques aux microbes ayant la même forme qu'il avait détectés dans les tissus tuberculeux chez l'homme.

« Maintenant, je peux vraiment considérer ce microbe comme le bacille tuberculeux parce que je le vois et ne vois que lui dans tous les tubercules humains. J'en ai obtenu une culture pure que j'ai injectée à des animaux, lesquels, à la suite de cette inoculation, sont tous devenus tuberculeux. Enfin, j'ai détecté la présence de ce même bacille dans leurs tissus morbides », se rengorgeait Koch, qui n'était pourtant pas un homme émotif.

Il avait conscience que sa découverte serait l'une des plus sensationnelles de l'histoire de la médecine. Il devinait aussi que malgré sa jeunesse – il avait à peine trente ans – il serait l'un des savants les plus réputés au monde à l'instant même où celle-ci serait rendue publique – une découverte faite après moins de sept mois de recherche…

Il en fit l'annonce le 24 mars 1882 lors d'une réunion à la Société médicale de Berlin. La petite salle était bondée : les médecins les plus fameux de la ville étaient là, alertés par les rumeurs qui couraient depuis plusieurs semaines. Lorsque Koch eut achevé son exposé de la procédure qu'il avait suivie afin de prouver, de manière irréfutable, que ce qu'il appelait le bacille tuberculeux était l'agent responsable de cette maladie, la tuberculose, l'assistance garda le silence, littéralement médusée. La stupéfaction tenait aux procédures inédites utilisées par Koch et qu'il avait eu le génie d'inventer – les colorants à l'aniline, l'adjonction de sels de potassium à ces colorants, le recours à un milieu de culture solide, les méthodes suivies pour obtenir des cultures pures – sans parler de la patience dont il avait su faire preuve avant de voir le bacille proliférer dans un tube à essais. Mais il n'y avait pas que cela : les médecins de l'assistance étaient tous sous le choc de la révélation qu'un grand nombre de maladies humaines avaient des causes enfin clairement identifiables. Le concept même de maladie venait de changer : la bactériologie était née. Paul Ehrlich qui, plus tard, allait découvrir un traitement contre la syphilis, assistait à cette réunion. En l'évoquant quelques années plus tard, il s'exclama : « Cette soirée reste la plus mémorable de mes expériences scientifiques. »

La découverte fut publiée environ trois semaines plus tard[6]. Comme l'avait imaginé son auteur, elle lui valut une renommée probablement plus grande que celle de son rival Pasteur. Le jeune Koch fut assiégé par de jeunes et brillants savants désireux d'apprendre de lui les techniques qui pourraient leur permettre d'identifier les germes responsables d'autres maladies. Très rapidement, les émules de Koch mirent en lumière les bacilles du tétanos et de la diphtérie et développèrent des antitoxines capables d'assurer une immunité totale contre ces deux maladies.

Après cette découverte de 1882, Koch vécut des années heureuses du point de vue de sa carrière. Mais la vie avec sa femme Emmy devint un enfer intenable pour tous les deux. Trop occupé par ses recherches, trop pénétré de son importance nouvelle, sans doute la négligea-t-il? Il n'est jamais très facile pour un homme universellement admiré de vivre au quotidien, de participer aux taches ordinaires et triviales de la vie de famille. Il ne devait pas être facile non plus pour une fière Allemande, mariée depuis quinze ans, d'aduler, sans jamais formuler la moindre critique, un homme qui était loin d'être parfait.

Quoi qu'il en soit, lorsque leur fille unique se maria en 1888 et quitta le foyer, Koch et Emmy se séparèrent. On ignore s'il en fut ou non bouleversé. Nous soupçonnons à la lumière de ce qui se passa ensuite qu'il fut soulagé. Depuis qu'Emmy, pour ses vingt-huit ans, lui avait offert un microscope, il avait fait de la science son incomparable maîtresse, trouvant auprès d'elle les joies de la renommée et celles de pouvoir percer quelques-uns des secrets de la nature les plus jalousement gardés. Redevenu libre, il put s'attarder sans remords dans son laboratoire, redoubler d'efforts et faire un certain nombre d'autres découvertes, mineures celles-là.

Puis vint l'heure de la chute et elle fut dure. Elle eut pour cadre le prestigieux dixième Congrès médical international qui se tint en Allemagne en 1890. Les sessions générales se déroulaient dans le plus grand auditorium de Berlin, d'une capacité de 800 places. Devant cet auditoire composé des plus grands scientifiques du monde, Koch, comme Pasteur avec le vaccin contre la maladie du charbon, annonça prématurément qu'il avait « probablement » découvert un traitement pour guérir la tuberculose. Le gouvernement impérial, qui lui avait fait part de son intention de construire l'année suivante un nouvel institut qui porterait son nom et dont la vocation unique serait l'étude des maladies infectieuses, attendait de lui un coup d'éclat, et il le savait. C'est ainsi qu'il acheva son discours sur cette phrase équivoque : « En dépit des échecs passés, j'ai poursuivi mes recherches et j'ai finalement trouvé des substances qui interrompent le développement des bacilles de la tuberculose pas seulement dans le tube à essais, mais aussi dans les corps des organismes animaux. »

Les organismes animaux étaient une poignée de cobayes, et Koch savait pertinemment que les données dont il disposait étaient trop incomplètes pour offrir la moindre garantie. Aussi ajouta-t-il : « La seule raison que j'ai de me départir de mon habituelle prudence, en parlant de découvertes qui ne sont pas encore abouties, est que ce faisant, je stimule les recherches ultérieures en ce domaine. » Quelle générosité, mais aussi quelle mauvaise foi dans ces deux phrases ! Comme tous les scientifiques, Koch briguait avant tout l'antériorité de la découverte, sa primauté.

Dans les jours qui suivirent, la presse internationale s'empara des déclarations de Koch et les amplifia : « Un traitement contre la tuberculose vient d'être découvert et c'est le savant allemand renommé Robert Koch qui en a fait l'annonce ! » Comme Pasteur, assailli quelques années plus tôt par les éleveurs désireux de se procurer des vaccins contre le charbon, Koch fut assiégé par des patients tuberculeux et leurs médecins venus chercher ce qu'il appelait la tuberculine, la protéine qu'il avait extraite du bacille tuberculeux. Pendant quelques mois, des centaines de milliers de malades se virent administrer de la tuberculine dans l'espoir que celle-ci interromprait la progression de la maladie. Des guérisons furent signalées qu'on attribua à tort au traitement, car c'est l'une des caractéristiques de la tuberculose – ses symptômes disparaissent souvent lorsqu'elle passe de la phase aiguë à la phase chronique. Les expériences menées dans différents laboratoires ne parvinrent cependant pas à confirmer l'efficacité thérapeutique du produit miracle de Koch. Un peu plus tard, on s'aperçut même que les injections de tuberculine aggravaient l'infection dans de très nombreux cas. Koch avait répété l'erreur de Pasteur, mais cette fois, c'étaient des hommes qui mouraient par centaines et pas des moutons ou des vaches. Les polémiques acerbes et publiques qui l'opposèrent à un de ses anciens élèves, Adolph von Behring, lequel souhaitait faire breveter le traitement qu'il avait mis au point, ne réussirent pas à faire diversion. L'image de Koch était irrémédiablement ternie.

Cependant, le gouvernement allemand poursuivit sans coup férir la construction de l'Institut Koch des maladies infectieuses. En 1893, alors qu'il posait dans l'atelier d'un peintre officiel pour un portrait destiné à l'Institut, le regard de Koch s'arrêta sur le petit portrait d'une très jolie jeune femme. Il ne pouvait plus en détacher les yeux. Il voulait à tout prix rencontrer cette jeune personne, de trente ans sa cadette. Sa renommée saurait l'éblouir et lui faire oublier la différence d'âge, se promit-il.

L'artiste lui communiqua son nom : elle s'appelait Hedwig Freiburg, elle partageait son temps entre des études artistiques et un petit rôle à la scène; elle était célibataire. La passion et l'ardeur de Koch triomphèrent : il l'épousa cette même année 1893, quelques mois après son divorce.

La plupart des historiens de la médecine tendent à penser que l'ostracisme social dont fut victime Koch après ce mariage fut pour lui un sujet d'amertume et de chagrin. Nous n'en croyons rien, car comment regretter des dîners formels d'académiciens et de bureaucrates en compagnie de leurs épouses mal fagotées? D'autant que sa vie était bien remplie et qu'il continuait de se passionner pour ses recherches.

De 1893 à sa mort, en 1910, Koch séjourna presque sans discontinuer en Afrique et en Inde, cherchant à éradiquer la maladie du sommeil, le choléra, la malaria et les infections irréductibles qui tuaient massivement les hommes et le bétail.

Sa jeune épouse l'accompagnait presque toujours dans ses déplacements.

Au cours des dernières années de sa vie, il voyagea aux États-Unis et au Japon, non pour y étudier quelque mal mystérieux, mais pour recevoir l'hommage de ces deux grands pays. Il ne fut pas déçu.

Pourtant, il essuya une grave blessure d'amour-propre lorsque le premier prix Nobel de médecine fut attribué, en 1902, à son ancien élève et plus féroce ennemi, Adolph von Behring. Ses formidables accomplissements dans le domaine de la bactériologie méritaient la récompense, malgré l'erreur tragique qu'il avait commise en attribuant à la tuberculine des vertus curatives. D'ailleurs le jury des Nobel le couronna en 1905.

Koch commençait à souffrir des atteintes d'une maladie coronarienne lorsqu'en 1910, il fut terrassé par un infarctus du myocarde. Parti en convalescence à Baden-Baden avec sa femme, il mourut peu après son arrivée dans cette ville.

Mise à part Hedwig, dix personnes assistèrent à son enterrement. Conformément à la volonté du défunt, il n'y eut pas de cérémonie religieuse et le discours d'usage fut prononcé par Georg Gaffky, le seul chercheur présent. Les funérailles furent expédiées en moins de six minutes.

Robert Koch n'était pas une grande âme ni quelqu'un de particulièrement agréable. C'est ce qui explique que ce père légitime de la bactériologie n'ait pas réussi à se tailler une place de héros de la médecine. Aucun film, aucune pièce de théâtre ne mettront jamais en scène sa vie. C'était un homme terne qui ne brilla que dans son laboratoire et nourrissait une unique obsession : trouver à quelles maladies correspondaient les différents animalcules de Van Leeuwenhoek. En identifiant les bactéries responsables de la fièvre charbonneuse et du choléra, il avait fondé la science bactériologique. Van Leeuwenhoek l'aurait placé au-dessus de tous les savants du monde, et il est certain que nous avons envers lui une immense dette de reconnaissance, comme envers le Hollandais lui-même et envers Pasteur.

La vaccination

Le dernier des étudiants en littérature anglaise a entendu parler de lady Mary Montagu, présente dans l'œuvre du poète et essayiste Alexander Pope*. En revanche, rares sont ceux qui connaissent le rôle essentiel qu'elle joua dans l'éradication de la variole.

Mais d'abord, qu'est-ce que la variole et comment se manifeste-t-elle ? Elle se déclare de manière brutale par une température très élevée, des maux de tête, de dos, des vomissements et le délire. Au troisième ou au quatrième jour, des taches rouges apparaissent sur la peau, se transformant en quelques jours en abcès purulents. La plupart de ces lésions hideuses apparaissent sur le visage (et même sur les yeux), sur les avant-bras, les mains, les jambes et les pieds. Si le patient survit, des croûtes se forment qui tombent au bout de trois semaines, laissant des cicatrices profondes et indélébiles.

Les épidémies d'autrefois avaient un taux de mortalité de vingt à quarante pour cent, et ceux qui n'y succombaient pas restaient à tout jamais défigurés ou aveugles. Durant les XVIIe et XVIIIe siècles, un tiers de la population londonienne en portait les stigmates hideux, et les deux tiers des aveugles lui devaient leur cécité.

C'est seulement en 1979 que la variole disparaît, selon l'OMS, au terme d'un programme international de vaccination qui avait débuté en 1967 sous son égide. Mais le nombre de cas avait déjà diminué depuis deux siècles, après qu'Edward Jenner eut introduit l'une des dix plus grandes conquêtes de la médecine occidentale : la vaccination antivariolique[1].

---

* Il lui dédia *Vers en souvenir d'une femme malheureuse.*

Depuis les temps les plus reculés, les médecins avaient cherché les moyens de prévenir et de traiter cette maladie. Les guérisseurs de l'ancienne Chine et de l'Inde avaient constaté qu'une primo-infection variolique non fatale immunisait « pour toujours » le rescapé. (Dans certains cas, l'immunité durait plusieurs années, mais pas nécessairement toute la vie.) Ils conçurent ainsi l'idée de provoquer une forme légère de variole pour prévenir tout assaut ultérieur. Ils pulvérisaient très finement la croûte d'un abcès prélevée chez un survivant de la maladie, puis, à l'aide d'une pipette en argent, insufflaient la poudre obtenue dans la narine du sujet. Dans la narine gauche s'il s'agissait d'un homme, dans la narine droite si c'était une femme. En général, mais pas toujours, une forme légère de variole se développait, même si la poudre était vieille de six mois. Après avoir observé ces méthodes, un marchand anglais, Joseph Lister, avait écrit à un membre de la Royal Society pour l'exhorter à répandre cette technique de prévention en Angleterre, mais en vain[2].

Pendant ce temps, les Arabes avaient mis au point un autre procédé. On incisait légèrement le bras d'une personne saine, puis on faisait pénétrer dans la coupure la sérosité prélevée dans une pustule variolique. Un célèbre médecin d'Istanbul, le docteur Emmanuel Timoni, était tellement convaincu par cette méthode qu'il avait écrit un livre sur le sujet en anglais, en 1715, dans l'espoir de la diffuser en Angleterre, mais sans parvenir à intéresser ses collègues britanniques. Mais revenons à Lady Montagu et à son rôle dans l'éradication de la variole.

Lady Mary Wortley Montagu était une femme trois fois bénie des dieux, en tout cas jusqu'en 1717. De sang noble, puisque fille du duc de Kingston. Si belle que le plus célèbre peintre anglais de l'époque, sir Godfrey Kneller – qui avait exécuté les portraits de quatorze souverains, dont ceux de Charles II, de Louis XIV et de Frédéric le Grand – voulut faire le sien. Quant au poète Alexander Pope, il fut si charmé lorsqu'il la vit pour la première fois qu'il lui dédia un poème qui commençait ainsi :

Cet air heureux de majesté
et de vérité,
Le lustre égal
d'un esprit angélique
Où toutes les grâces
A toutes les vertus s'allient.

Par-dessus tout, lady Mary était un esprit brillant. En 1717, à Istanbul, où elle vivait avec son mari ambassadeur d'Angleterre en Turquie, elle contracta la variole. Elle survécut, mais son visage fut à jamais déparé par des traces qu'aucun produit cosmétique ne pouvait camoufler.

Cette même année 1717, elle donna naissance à une fille. Par chance pour les générations à venir, son médecin anglais, un certain docteur Maitland, demanda au fameux docteur Timoni de l'assister durant l'accouchement. Celui-ci, remarquant ses cicatrices, persuada lady Montagu de faire immuniser contre la maladie son premier enfant, un petit garçon. Lorsque les Montagu et les Maitland rentrèrent en Angleterre, le docteur Maitland immunisa également le nouveau-né.

Le procédé qui avait été utilisé fut nommé « variolisation », et lady Montagu résolut d'en assurer la promotion : elle invita à cette fin trois membres du Collège royal de médecine de Londres à venir examiner sa fille après que le docteur Maitland lui eut inoculé sa préparation. Chacun de ces trois médecins insista auprès de sir Hans Sloan, le président du Collège royal, pour qu'il soutienne la variolisation. Il accepta de mauvaise grâce. Lady Montagu, douée du sens des relations publiques, convia des journalistes à assister à la première variolisation effectuée en Angleterre, ce qui valut à cette technique une vaste publicité.

Même si la caution du Collège royal et les récits enthousiastes des journaux étaient de nature à convaincre le public, lady Montagu ne baissa pas les armes. Elle entreprit de persuader la princesse Caroline de Galles de faire vacciner ses deux filles. Mais la princesse exigea davantage d'assurances sur la sécurité du procédé. Pour lui fournir les preuves requises, le docteur Maitland traita selon ce principe six prisonniers (il était courant à l'époque de les prendre pour cobayes), libérés ensuite, et un jeune orphelin. L'issue fut positive pour tous les sept et la princesse, rassurée, accepta de soumettre ses enfants à l'épreuve.

En 1735, quelque 850 personnes avaient subi une variolisation en Angleterre. Le nombre n'avait que peu progressé à cause de la période préparatoire imposée par nombre de chirurgiens. Six semaines avant le traitement, les patients étaient saignés, vigoureusement purgés puis soumis à un régime à basses calories. Inutile de préciser que ce rituel barbare était épuisant pour l'organisme. Les chirurgiens n'y renonceraient que trente ans plus tard. Dans l'intervalle, les membres du Collège royal avaient décidé unanimement d'apporter un soutien inconditionnel à la nouvelle technique[3], même si les résultats n'étaient pas à la hauteur des premiers tests. Environ douze pour cent des variolisés mouraient, un taux extraordinairement élevé et qui de nos jours serait inacceptable. Mais l'alternative était une mortalité de vingt à quarante pour cent pendant une grave épidémie, et la variolisation apparaissait comme un moindre mal. Cependant, les colonies américaines ne l'adoptèrent jamais, et elle fut même prohibée dans plusieurs États.

Il était urgent de trouver une méthode plus efficace. Edward Jenner, l'homme destiné à découvrir et à lancer la vaccination antivariolique, naquit près de Bristol, à Berkeley,

Gloucestershire, le 17 mai 1749. Son père, Stephen, pasteur de l'Église d'Angleterre, avait épousé Sarah Head, la fille du révérend Henri Head, vicaire de Berkeley auquel il avait succédé[4].

Stephen et Sarah eurent neuf enfants, dont sept vécurent. Edward, le huitième, devint orphelin à l'âge de cinq ans. Sa mère mourut à quarante-six ans, en mettant au monde son neuvième enfant, et deux mois plus tard, son père, âgé de cinquante-deux ans, succomba également.

Stephen et Henri, les deux frères aînés, étudiaient à Oxford ; le jeune Edward fut donc élevé par ses trois sœurs, Mary, Sarah et Ann. Stephen, qui comme son père devint pasteur, était celui qu'Edward aimait le plus et qu'il prit pour modèle. Doué pour la musique, Edward apprit à jouer du violon et de la flûte. Un de ses voisins, un garçon plus âgé, Thomas Beddoes, eut plus tard un rôle important dans l'histoire de la vaccination.

A l'âge de huit ans, Edward fut envoyé en pension dans une école publique. A peine y fut-il entré qu'une terrible épidémie de variole se déclara. Tous les enfants qui n'avaient pas subi de variolisation furent traités. Dans cet environnement étranger, le jeune orphelin se trouva soumis au rituel inutile et potentiellement dangereux des purges, du jeûne et des saignées. Six semaines plus tard, très affaibli, émacié, effrayé et misérable, on lui inocula le virus, puis il fut enfermé avec d'autres enfants qui avaient contracté la variole, et dont la plupart étaient tombés gravement malades.

Cette épreuve terrifiante eut de profondes répercussions psychologiques sur Edward : grande anxiété, insomnies, hallucinations auditives. Mesurant sa souffrance, ses frères et sœurs décidèrent de le retirer du pensionnat pour l'envoyer dans une petite école privée où il se fit des amis pour la vie. Le plus proche de tous fut Caleb Parry, à qui Jenner dédiera plus tard certains travaux[5]. Le programme des études (grec, latin et religion) ne convenait ni au tempérament d'Edward ni à ses dons naturels. Il n'avait aucun intérêt pour les langues anciennes, mais en manifestait pour l'élevage des souris et l'étude des fossiles.

Stephen et Henry avaient espéré qu'Edward suivrait leur trace à Oxford, mais il manquait à celui-ci la culture grecque, latine et religieuse demandée. Un de ses frères, probablement Stephen, eut suffisamment d'intuition ou de clairvoyance pour lui suggérer une carrière médicale.

Edward n'avait pas le niveau requis pour se présenter aux grandes écoles de médecine de l'époque, à Oxford ou en Écosse. Bien que le système médical anglais eût commencé à évoluer, on faisait encore une distinction entre médecins et chirurgiens. Les chirurgiens acquéraient leur savoir médical par l'apprentissage plutôt que par des études au sein d'une université. Le collège des médecins était le Collège royal, tandis que le collège des chirurgiens, lui, n'était pas « royal ». De même, les médecins avaient le titre de « docteur » là où les chirurgiens n'avaient droit qu'à « monsieur ».

Bien que sans éclat, le parcours académique d'Edward lui permit de prétendre à un stage de chirurgien. Au XVIIIe siècle, les enfants anglais de toutes les classes sociales assumaient souvent des responsabilités d'adulte beaucoup plus tôt qu'aujourd'hui. Jenner ne faillit pas à la règle : il n'avait pas treize ans lorsqu'il devint l'apprenti d'un chirurgien de campagne, John Ludlow, pour lequel il travailla pendant six ans. Ludlow aimait raconter les anecdotes de la vie campagnarde, et Edward aimait l'écouter. En 1768, alors qu'il achevait son apprentissage, il entendit parler de ces filles de ferme qui lorsqu'elles attrapaient aux mains la vaccine ne contractaient ensuite jamais la variole. La vaccine était une maladie bénigne du pis et de la mamelle qui n'affectait les vaches qu'en Angleterre et en Europe occidentale. L'idée effleura Jenner qu'en contaminant délibérément les gens avec la vaccine, on les protégerait contre toute infection ultérieure par la variole[6].

Avant d'avoir pu creuser cette idée, Jenner se rendit à Londres pour suivre des études à l'hôpital Saint-Georges. A l'époque, cet hôpital n'était ni connu ni respecté, mais son chirurgien en chef, John Hunter, se ferait rapidement la réputation de chirurgien le plus remarquable d'Angleterre. Hunter avait décidé de sous-louer des chambres à ses étudiants, et Jenner fut ainsi son premier pensionnaire.

Ils se lièrent d'amitié, bien que leurs personnalités fussent très différentes. Hunter était un Écossais bourru à l'excès, impatient, impoli, arrogant, dominateur et très critique; Jenner, lui, était au contraire gentil, attentif, respectueux, poli et scrupuleusement honnête. Le premier trouva apaisantes les manières tranquilles du second. Jenner se référait souvent à Hunter comme à «ce cher homme». Puisque tous ceux qui critiquaient ou contredisaient Hunter suscitaient sa colère, Jenner eut à cœur de le protéger, d'autant que Hunter souffrait des premières atteintes d'une maladie mystérieuse et fatale à l'époque, l'*angina pectoris.*

Aucune autre école de médecine anglaise n'aurait pu assurer à Jenner la formation qu'il reçut pendant ces deux années à Saint-Georges. Il y acquit une remarquable expérience dans les techniques chirurgicales les plus avancées. Plus important encore, Hunter lui apprit à ne pas spéculer, mais à prouver ou à réfuter une hypothèse en se livrant à des expériences bien pensées. Ce concept, qui semble naturel aujourd'hui, était, au XVIIIe siècle, quelque chose de relativement révolutionnaire. Une nouvelle science, connue sous le nom de physiologie, était en train d'émerger, et Hunter, qui ne jurait que par l'anatomie, lui accorda cependant un certain crédit.

Hunter était collectionneur dans l'âme : au fil des années, il avait accumulé quelque 1 300 spécimens anatomiques, pathologiques et biologiques (qui devinrent plus tard les fondements du Huntarian Museum). Jenner avait une telle connaissance de cette collection que Hunter n'hésita pas à le recommander chaleureusement au capitaine James Cook lorsque celui-ci revint en Angleterre à bord de l'*Endeavour* en 1771. Jenner se vit donc confier la tâche de classer les milliers de plantes que le chef botaniste de Cook, sir Joseph Banks, avait rapportées. Il fit un travail à ce point exceptionnel que Banks l'invita à l'accompagner dans un voyage autour du monde, mais Hunter lui-même ne put le convaincre d'accepter. Après deux ans passés à Londres, il se languissait de la paix et du calme de la campagne anglaise. Il n'avait jamais eu de véritable foyer, et il avait désespérément envie de retourner à Berkeley auprès de son frère Stephen.

Bien avant son séjour à Londres, en fait depuis son apprentissage de chirurgien, la vaccine hantait ses pensées. Cette maladie immunisait-elle vraiment contre la variole ? Il en avait discuté avec Hunter de nombreuses fois, dessinant pour lui les typiques lésions aux mains qu'elle provoquait. Hunter avait été si impressionné qu'il associait toujours vaccine et immunité contre la variole dans les cours qu'il dispensait à ses étudiants. L'un deux parla de cette théorie à un médecin de passage, Joseph Adams, qui la mentionna à son tour dans son célèbre livre *Observations on Morbid Poisons Chronic and Acute (Observations sur les poisons mortels chroniques et aigus)*[7].

Grâce à la réputation qu'il s'était acquise à Londres, Jenner se vit offrir des postes très intéressants à Berkeley et ailleurs. Hunter le supplia de revenir auprès de lui au titre d'assistant de recherche, une offre que dans son esprit Edward ne pouvait refuser. L'université d'Erhalenken, espérant l'attirer, lui décerna un doctorat honoraire. D'autres lui promirent un salaire important pour se joindre à une équipe de chirurgiens opérant en Inde. Jenner déclina poliment mais fermement toutes ces propositions : ses racines étaient à Berkeley, et il refusait de les couper.

La fortune, à Berkeley, se mesurait en termes de propriété terrienne. Selon ces critères, Jenner, qui avait hérité de terres et de propriétés étendues, était un gentilhomme. Ses hobbies – la musique, l'écriture, la contemplation des œuvres d'art, l'ornithologie et la chimie – étaient pour lui aussi importants que sa vocation. Les gens de la région le qualifiaient volontiers d'« aventurier ». Chacun appréciait sa compagnie parce qu'il aimait rire, jouait admirablement du violon et de la flûte, était curieux, imaginatif et charmant. Il se faisait aussi une très haute idée de l'amitié.

Très pris par sa vie sociale et par son métier de médecin de campagne, Edward Jenner restait en relation étroite avec son mentor londonien, John Hunter. C'est sans doute sur une suggestion de ce dernier qu'il entreprit d'étudier le coucou en 1780.

Longtemps avant que Jenner ne commence à s'intéresser à cet étrange oiseau, on savait que le coucou ne construisait jamais son propre nid, ne couvait pas ses œufs et ne nourrissait pas ses oisillons. La raison pour laquelle il déposait sa ponte dans les nids de la fauvette des haies était un mystère. Encore plus mystérieux était le fait qu'environ vingt-quatre heures après l'éclosion des œufs de coucous, ceux de l'oiseau-hôte (la fauvette des haies) et même les oisillons de cette dernière disparaissaient de leur nid. Jenner résolut d'élucider ces questions.

En étudiant le cycle migratoire du coucou, il découvrit que, contrairement aux autres oiseaux visitant l'Angleterre, celui-ci n'arrivait que dans la seconde quinzaine d'avril, et ne pondait qu'après la mi-mai. Les œufs avaient besoin d'au moins deux semaines d'incubation avant d'éclore. Il fallait encore deux à trois semaines aux oisillons dans le nid avant de pouvoir voler et se nourrir. Or, au premier juillet, tous les coucous adultes avaient quitté l'Angleterre abandonnant les oisillons avant qu'ils aient pu apprendre à voler et à se débrouiller seuls.

Contrairement au coucou qui arrivait en Angleterre lorsque le printemps était avancé et en repartait au tout début de l'été, la fauvette des haies restait en Angleterre pour nicher et élever ses jeunes. Jenner n'essaya pas d'expliquer pourquoi le coucou femelle choisissait précisément le nid d'une fauvette. Mais il découvrit, à force d'observations patientes et continues, qu'une heure après leur naissance, les petits coucous, bien qu'encore faibles et aveugles, fouillaient le nid à la recherche d'œufs ou d'oisillons avec le bout de leurs ailes. S'il trouvait quelque chose, l'oisillon approchait doucement de sa cible, glissait sous elle pour la loger dans une petite dépression de son dos; puis, d'une saccade convulsive, la faisait passer « par-dessus bord ». Plusieurs fois, Jenner remit en place l'œuf ou le jeune ainsi expulsé. Immanquablement, le petit coucou s'en apercevait et s'en débarrassait à nouveau.

Jenner trouva un nid où deux petits coucous étaient nés. Laissons-lui la parole :

« Quelques heures seulement après l'éclosion, une querelle s'engagea entre les deux coucous pour la possession du nid, querelle qui se poursuivit jusqu'à l'après-midi du lendemain : l'un des deux avait réussi à chasser le second… La compétition fut extraordinaire. Les combattants parurent tour à tour prendre l'avantage, puisque chacun réussit plusieurs fois à amener l'autre au bord du nid, pour ensuite s'effondrer *[sic]*, écrasé sous le poids de son fardeau, jusqu'à ce que, après maintes tentatives, le plus fort ne l'emporte et soit ensuite élevé par la fauvette des haies. »

Après avoir procédé à toutes ces observations, Jenner examina le dos des jeunes coucous pour découvrir la nature de cette dépression qui leur permettait de porter en toute sécurité un œuf ou un oisillon :

« Sa forme singulière est parfaitement adaptée à sa fonction ; son dos, à la différence de celui des autres oisillons, est très large, de la scapula vers le bas, et profondément déprimé au centre. Cette dépression semble avoir été conçue par la nature avec le dessein de fournir un logement sûr pour l'un des œufs ou des oisillons de la fauvette des haies, et faciliter au jeune coucou la tâche de les éjecter hors du nid. A l'âge d'environ douze jours, cette cavité est pratiquement colmatée et le dos du coucou ressemble alors à celui de la plupart des oisillons. »

Sachant que John Hunter collectionnait les pelotes de réjection que l'on trouve dans l'estomac de divers oiseaux, Jenner examina le contenu stomacal de maints jeunes coucous et fut heureux d'en découvrir. Il les offrit à Hunter qui, enchanté de ce cadeau et des travaux de Jenner, lui demanda un compte rendu écrit de ses observations sur les coucous. Il parut dans les *Philosophical Transactions* de la Royal Society en 1788[8], et valut à son auteur d'y être admis.

Brillant ornithologiste, médecin de campagne passionné, Jenner trouvait quand même le temps de pratiquer le violon et la flûte et de composer quelques ballades et chansons. Lorsqu'il apprit, par exemple, en 1772, que dix-huit millions d'Africains avaient été transplantés dans l'hémisphère Nord, il fut si choqué par l'ampleur et l'inhumanité du commerce des esclaves qu'il écrivit la musique et les paroles d'une chanson sur ce thème :

Si, lorsqu'il n'a rien à manger,
Et pour avoir volé un morceau de pain,
L'homme noir si sévèrement frappez

Et fouettez presque à mort,
Quelle Punition mérite donc Massa ?
Et de sa Faute peut-il être absout
Celui qui, achetant ce pauvre Nègre, savait,
Que l'Homme Blanc l'avait volé ?

A ces hobbies (on part du principe que la médecine était sa vocation), Jenner en ajouta un autre après l'exploit des frères Montgolfier, ces deux Français qui avaient réussi à faire voler, avec des passagers à son bord, un gros ballon de soie rempli d'hydrogène. Bien que lui-même n'eût jamais emprunté ce mode de transport, il fut le premier dans les îles britanniques à fabriquer un ballon permettant de transporter des voyageurs. (Peu après, les montgolfières devinrent populaires aux États-Unis, où Benjamin Franklin fut l'un des premiers à tenter l'aventure.)

Si un gentleman comme lui attirait naturellement l'attention de nombreuses jeunes femmes, il éprouvait en revanche beaucoup de difficultés à se fixer, bien qu'il fût charmant et sociable. Il eut cependant une liaison qui dura environ dix ans – mais il ne révéla jamais à personne l'identité de la jeune femme, pas même à Hunter, et nous continuons de l'ignorer. La rupture le fit souffrir, et la fabrication du ballon vint à point le distraire, de même qu'une relation amoureuse naissante. L'élue s'appelait Catherine Kingscote et vivait dans le village homonyme de Kingscote, fondé par sa famille. C'est de là que Jenner organisa le lancement de son deuxième ballon, afin d'impressionner la demoiselle et les siens. Il y réussit sans doute puisque le 6 mars 1788, Edward épousait Catherine en l'église du village. Il avait trente-huit ans et elle vingt-sept. Il avait fait la cour à Catherine pendant plusieurs années et anticipé ses noces en achetant un cottage à Berkeley[9].

Un couple plus dissemblable est difficilement concevable. Dans leur cas, les contraires s'attiraient. Elle était introvertie, avait peu d'amis et n'aimait pas les mondanités et les fêtes. Elle n'eut que trois centres d'intérêt dans sa vie : Edward, la religion et ses enfants. C'était néanmoins une bonne épouse qui tentait de répondre à tous les désirs d'Edward, organisant même, à contrecœur, de grandes fêtes. De plus, elle le laissait libre de s'adonner à la fois à ses hobbies et à la médecine.

Jenner n'avait jamais cessé de s'intéresser à une maladie déconcertante, décrite par William Heberden en 1772. Heberden l'avait appelée *angina pectoris*; il en avait décrit les symptômes et avait reconnu qu'elle était mortelle; mais il n'avait aucune idée de ce qui pouvait causer la douleur caractéristique ressentie par les patients dans la poitrine. Ni Jenner ni Hunter n'avaient trouvé d'explication, même lorsque Hunter pratiqua en 1772 l'autopsie d'un des malades de Heberden mort subitement, autopsie à laquelle assistait Jenner. Mais Jenner se souvint que Hunter, pendant l'autopsie, avait omis d'examiner les artères coronaires alors qu'il avait étudié le cœur.

Quelques années plus tard, entre 1783 et 1793, Jenner pratiqua lui-même une autopsie sur un patient qui avait succombé à une crise d'angine de poitrine. Voici la description qu'il en fait dans une lettre à son ami Caleb Parry[10] :

« Après avoir examiné les parties les plus importantes du cœur, sans rien trouver qui semble en rapport avec cette mort subite et les symptômes qui la précédèrent, je faisais une section transversale du cœur, assez près de sa base, lorsque mon scalpel heurta soudain une chose si dure et coriace qu'elle y découpa une encoche. Je me souviens d'avoir levé les yeux vers le plafond, qui s'effritait, imaginant que peut-être un peu de plâtre était tombé. Mais un examen plus poussé me permit de me rendre compte de la cause réelle : les coronaires s'étaient transformées en canaux osseux. »

A partir de cette découverte, Jenner suspecta la calcification des artères coronaires d'être responsable de l'angine de poitrine et de la mort subite qui survenait souvent au cours de la maladie. Ses soupçons devinrent certitude après plusieurs autres autopsies qui révélèrent une ou plusieurs artères coronaires gravement obstruées.

Au moment de cette découverte, Jenner savait que Hunter était atteint de cette maladie, et il décida donc de ne pas publier le résultat de ses recherches pour ne pas troubler son ami et maître. Jamais encore dans l'histoire de la médecine une découverte de cette importance n'avait été dissimulée par amitié.

S'il ne fit pas part à Hunter de sa découverte, Jenner s'en ouvrit à ses médecins traitants, mais ceux-ci en firent peu d'usage. A la mort de Hunter, en 1793, un de ces médecins pratiqua son autopsie : les artères coronaires étaient effectivement bouchées.

Passionné par des sujets aussi disparates que les coucous et l'angine de poitrine, Jenner n'en continuait pas moins de se poser la question de la relation possible entre la vaccine et la variole. A un congrès médical où il rencontra monsieur Frewster, il apprit que ce dernier avait, en 1765, présenté à la London Medical Society un article sur la vaccine de la vache et sa capacité à prévenir la variole (article qui ne fut jamais publié). Les remarques de Frewster sur un lien éventuel entre les deux maladies fascinèrent Jenner. Leurs discussions à tous deux concernant les différentes formes de vaccine occupèrent à ce point les réunions de la Medical Society que Jenner fut menacé d'expulsion s'il persistait à orienter tous les débats sur un sujet qui, du point de vue de la médecine, ne présentait aucun intérêt.

Nous savons aujourd'hui que la variole, la vaccine, celle de la vache comme celle du cheval, ainsi qu'un grand nombre de maladies d'autres animaux sont causées par des pox-virus et que toutes ces maladies peuvent atteindre l'être humain. Une infection par n'importe quelle maladie de ce groupe immunise contre toutes les autres. Jenner ignorait ce dernier point, et pourtant…

En décembre 1789, la nounou qui s'occupait d'Edward Jr, le fils de Jenner, attrapa la vaccine du porc. En dehors de l'enfant, elle avait été en contact avec deux femmes. Le 17 du même mois, Jenner préleva des échantillons de sérosités des lésions dues à la maladie et les inocula aux trois personnes exposées (son fils et les deux femmes). Au neuvième jour, tous trois tombèrent malades et développèrent quelques rougeurs sur les bras là où Jenner avait pratiqué les incisions.

Quelques semaines plus tard, il leur fit une variolisation ; aucun des trois ne développa de symptômes ou d'éruptions varioliques. Jenner n'en avait pas conscience, mais il venait d'accomplir un acte d'une importance capitale. Il avait inoculé à des personnes saines le virus de la vaccine du porc, et ce faisant il les avait immunisées contre la variole.

Le 17 juillet 1790, un certain docteur Hicks fit savoir à la Gloucestershire Medical Society que trois cas de vaccine du porc s'étaient déclarés parmi ses patients. Jenner discuta avec Hicks de l'expérience effectuée avec son fils et les deux femmes, et à la réunion du mois de septembre de la société, ils soumirent conjointement un article décrivant en détail l'expérience de Jenner. Cet article historique ne produisit que peu d'effet sur l'auditoire, car personne n'en mesura la portée véritable. Jenner lui-même restait prudent et il fit subir une nouvelle variolisation à son fils en décembre 1790. Cette fois, Edward Jr. fit une réaction variolique typique quoique légère. Nous savons aujourd'hui que la vaccine du porc ne confère qu'une immunité temporaire contre la variole. Doutant encore, Jenner répéta l'opération sur Edward Jr. une troisième fois en décembre 1791. Il n'y eut cette fois aucune réaction. De manière prévisible, l'immunité contre la variole conférée par la variole elle-même avait duré plus longtemps que celle conférée par la vaccine du porc.

Dans les années qui suivirent, Jenner ne poussa pas plus loin ses investigations sur les pox-virus. Il attrapa la typhoïde en 1795 et, pendant sa longue convalescence, il résida à Cheltenham, un célèbre centre de cure. Comme il s'y reposait, il imagina une brillante expérience, semblable à celle qu'il avait déjà menée sur Edward Jr. et sur les deux femmes. Son nouveau plan était simple. Il inoculerait la vaccine de la vache à une personne saine qui n'avait jamais été infectée par la variole. Après rétablissement, il lui infligerait une variolisation et si cette dernière ne produisait aucune réaction, cela voudrait dire que la vaccine de la vache immunisait contre la variole[11].

Pendant ce temps, de nombreux cas cliniques de la protection fournie par la vaccine de la vache contre la variole étaient signalés, confortant Jenner dans son projet. La vaccine étant une maladie à caractère sporadique, Jenner estima que sa méthode ne pourrait fonctionner en permanence et à grande échelle que si la transmission pouvait se faire de malade à malade. Il lui faudrait choisir avec soin son premier sujet expérimental, et s'assurer que la famille ne ferait pas un scandale public si les choses tournaient mal. Il jeta son dévolu sur un garçonnet de huit ans, James Phipps, dont le père, un journalier sans domicile fixe, travaillait pour les Jenner. Sarah Nelmes, la fille d'un paysan prospère de la région, servit de donneur. Elle avait attrapé la vaccine de la vache en trayant une vache appelée Blossom alors qu'elle avait une égratignure à la main[12]. Jenner n'avait aucun état d'âme : la vaccine chez l'homme était une maladie bénigne dont personne ne mourait.

Le 14 mai 1796, Jenner pratiqua deux scarifications, d'un centimètre chacune, sur le bras gauche du petit James. Puis il inséra dans les incisions, avec la pointe de sa lame, les sérosités provenant des pustules de Sarah. Huit jours plus tard, et pendant quarante-huit heures, l'enfant fit une fièvre légère tandis que des pustules apparaissaient sur son bras. Le 1er juillet suivant, Jenner fit subir une variolisation à James qui, comme prévu, ne développa aucune réaction. Pour la première fois dans l'histoire, la preuve était faite qu'inoculer à une personne saine la vaccine de la vache l'immunisait contre la variole, et qu'en outre, la vaccine était facilement transmissible d'humain à humain.

Il fallait aller plus loin et consolider sa victoire : à cette fin, Jenner inocula un deuxième groupe de patients avec du vaccin provenant des pustules avirulentes que James avait développées après inoculation de la vaccine; puis un troisième groupe avec du vaccin fourni par le deuxième groupe, etc. Il vaccina ainsi huit enfants, âgés de onze mois à sept ans, tous fils de fermiers ou parents des gens de maison des Jenner. Deux d'entre eux bénéficièrent ensuite d'une variolisation, mais ne firent aucune réaction. Un troisième, au lieu d'être vacciné avec la vaccine, reçut le même traitement. Il fit une réaction prouvant que la substance utilisée pour les quatre variolisations était puissamment active. Sept des huit enfants à qui la vaccine avait été inoculée réagirent. Jenner avait une telle foi dans sa méthode que l'un de ces enfants était son fils Robert. Par une curieuse ironie du sort, l'inoculation de Robert fut la seule à ne pas prendre. Peu après, une épidémie de variole se déclara, et Jenner fit ce que n'importe quel père aurait fait : il fit une variolisation à son fils.

Jenner passa les mois de juillet et d'août à rédiger fiévreusement un compte rendu du résultat de ses expériences. Puis il se rendit à Londres pour le soumettre en personne à sir Joseph Banks, président de la Royal Society, en vue de sa publication dans *Philosophical Transactions*. Jenner ne doutait pas de l'accueil réservé à son article : sir Joseph le tenait en haute estime depuis qu'il avait catalogué pour lui les milliers de plantes rapportées par l'expédition du capitaine Cook et qu'il avait réalisé une expérience méticuleuse prouvant que l'engrais était un meilleur fertilisant végétal que le sang humain. Et pourtant sir Joseph décida, unilatéralement, de refuser l'article, même si les deux relecteurs du manuscrit en avaient vivement recommandé la publication. Sir Joseph jugeait insuffisant le nombre de cas que Jenner pouvait se prévaloir d'avoir traités, qui était bien loin des normes requises pour ce genre de travaux, et il ne voulait pas risquer de se compromettre.

Jenner résolut de lui fournir les preuves supplémentaires nécessaires, mais la malchance s'en mêla : la vaccine disparut pendant deux ans. Jenner mit ce temps à profit pour écrire un nouvel article qu'il soumit à cinq de ses étudiants les plus brillants, en leur demandant de lui suggérer d'éventuelles modifications. Ce comité de rédaction improvisé se réunit le 1er mars 1797 pour rendre son avis : Jenner devait publier à son compte ce précieux écrit – ce qu'il fit.

Lorsque Jenner eut enfin répété l'expérience et enregistré de nouveaux succès, il retourna à Londres, où il révisa frénétiquement le manuscrit original[13]. Il finança lui-même l'impression de ce petit opuscule de soixante-quinze pages qu'il dédia à son ami d'enfance, Caleb Parry, et qui parut en 1798. Il coûtait alors un shilling. Aujourd'hui, un exemplaire de cette édition vaudrait plus de 25 000 dollars, un prix justifié non seulement par sa relative rareté, mais aussi par l'importance de la méthode exposée, la seule que la médecine ait trouvée jusqu'aujourd'hui pour prévenir l'infection par des maladies telles que la rage, la peste bubonique ou la poliomyélite – et peut-être un jour le sida ?

Ce livre affirmait que la variole pouvait être combattue grâce à la vaccine de la vache et que, contrairement à la variolisation, la vaccination était sans danger. En outre, à la différence de la variole induite par la variolisation, qui pouvait parfois être contagieuse, la vaccine provoquée chez l'homme par inoculation ne l'était jamais et ne se traduisait que par des troubles mineurs. Très en avance sur son temps, Jenner suggérait également que les différentes vaccines étaient causées par un « virus » – pas un virus au sens moderne du terme, évidemment, mais une sorte de principe infectieux. Il avait adapté un mot utilisé en anglais depuis 1590 et qui signifiait « poison ». Jenner décrivait dans le détail sa technique de vaccination : celle-ci était si efficace qu'elle allait servir de norme pendant les deux siècles suivants. Il soulignait enfin le fait que ses travaux se fondaient en partie sur des expériences cliniques, en partie sur des recherches et des hypothèses. En conclusion, il annonçait son intention de poursuivre ses travaux pour « le bien de l'humanité ». Le nom de lady Montagu n'était pas cité une seule fois.

Grâce au succès de ce livre, Jenner devint riche et célèbre du jour au lendemain. Henry Cline, son ami, chirurgien en chef à l'hôpital Saint-Thomas, qui avait commencé à pratiquer des vaccinations contre la variole, lui offrit 10 000 livres par an pour venir exercer à Londres. Jenner refusa. Commentant dans une lettre à un ami le fait qu'il gagnait beaucoup d'argent, il jurait de ne jamais monnayer ses découvertes.

Jenner réalisa vite que le vaccin à base de vaccine pure n'était pas facile à obtenir, à garder et à transmettre. Bien que la relation entre les bactéries et les infections n'eût pas encore été établie, il soulignait déjà les dangers qu'il y avait à utiliser des substances putréfiées ; il détermina ultérieurement que le meilleur moment pour prélever les sérosités d'une lésion provoquée par la vaccine chez l'homme se situait entre le cinquième et le huitième jour de la maladie. Avant, le vaccin était inefficace ; après, il causait ce que nous appelons aujourd'hui une infection bactérienne secondaire.

En très peu de temps, Jenner publia deux nouveaux textes[14] dont l'un fut une fois encore dédié à Caleb Parry. Des traductions de ses divers écrits parurent rapidement en Europe. En 1800, Jane Austen racontait, dans une lettre, qu'elle avait assisté à un dîner au cours duquel l'hôte et l'hôtesse lurent l'opuscule de Jenner sur la vaccine de la vache. La renommée du savant avait dépassé le cercle médical. Le 17 mars 1800, le comte de Berkeley le présenta au roi qui l'autorisa à lui dédier la seconde édition de *An Inquiry into the Cause and Effects of Variolae Vacciniae (Enquête sur les causes et les effets du vaccin contre la variole).*

Un progrès fut accompli sur le plan de la langue lorsque en 1803 le mot «vaccination», dérivé du latin *vaccina,* qui signifiait vaccine de la vache, remplaça la douteuse phrase descriptive «inoculation de la vaccine de la vache». Richard Dunning, un chirurgien de Plymouth, qui avait pratiqué de très nombreuses vaccinations, en était l'inventeur.

Peu après la publication du livre de Jenner, la vaccination devint courante à Londres et dans le Gloucestershire d'abord, et bientôt à travers tout l'Empire britannique, en Europe, aux États-Unis, et dans le reste du monde. En juillet 1800, le premier citoyen américain à être vacciné fut Daniel Waterhouse, un enfant de cinq ans, fils du docteur Benjamin Waterhouse, professeur de théorie et de pratique médicales à l'université de Harvard. Le docteur Waterhouse devint un ardent avocat de la vaccination et obtint du président Thomas Jefferson qu'il s'en fasse le défenseur. En l'espace de quelques années, des milliers de gens furent vaccinés rien qu'à Londres. Henry Cline saisit la balle au bond. Mais deux autres médecins, George Pearson et William Woodville, compliquèrent considérablement la vie de Jenner.

Tout d'abord, Pearson fit un sondage auprès de nombreux médecins et chirurgiens qui connaissaient bien l'*Inquiry* de

Jenner et en publia les résultats en novembre 1788 sous le titre de : *Enquête sur l'histoire de la vaccine principalement en vue de faire reculer la variole ou de l'éradiquer.* Toutes les réponses étant fermement en faveur de la vaccination, Pearson remerciait Jenner de sa contribution à cette découverte[15].

Sur ces entrefaites, Pearson fonda l'Institut pour l'inoculation du vaccin antivariolique. Jenner n'en apprit la nouvelle qu'en recevant une invitation à l'inauguration ainsi que la proposition de devenir un simple membre de l'Institut. Il en fut choqué : il était clair que Pearson essayait d'usurper la paternité de sa découverte. Aussi refusa-t-il d'assister à l'inauguration à moins d'être nommé directeur de l'Institut. Pearson ayant refusé, Jenner fit campagne contre lui, déployant une considérable énergie au détriment de ses recherches, de ses écrits et de sa famille.

Woodville, un médecin hospitalier qui vaccinait contre la variole, écrivit en mai 1799 un pamphlet intitulé : *Rapport sur une série d'inoculations de vaccine avec des remarques et des observations sur cette maladie, considérée comme un substitut de la variole.* Ce rapport, qui se fondait sur la grande expérience de Woodville, confirmait les travaux de Jenner. Mais peu après sa publication, maints patients vaccinés par lui développèrent des rougeurs et des éruptions sur tout le corps. Au même moment, et dans le même hôpital, Pearson enregistrait des cas similaires parmi ses patients. Woodville publia alors un nouveau pamphlet, *Observations sur la vaccine,* prouvant que Jenner se trompait en prétendant que la vaccination ne provoquait de réaction qu'au site de l'inoculation. En 1800, Pearson publiait un article du même acabit dans le *Physical and Medical Journal.*

Jenner, troublé par ces rapports défavorables, allégua le fait que les vaccins de vaccine de vache avaient été contaminés avec des vaccins de variole. Il envoya même à Woodville des échantillons de vaccin de vaccine pur, afin de prouver ses dires. Aucun des deux hommes ne voulut donner raison à l'autre. Jenner manifesta un terrible entêtement qui attisa la querelle et la prolongea inutilement.

Le docteur Benjamin Moseley fut un autre sujet de tourment pour Jenner. Il écrivit en 1799 un traité où la vaccination était qualifiée de *cowmania* (manie de la vache). Il y tournait en dérision les travaux de Jenner, appelant la vaccine de la vache *Lues bovita*, ou « syphilis de la vache ». Poussant plus loin l'analogie, il suggérait que, comme la syphilis, la vaccine pouvait en définitive affecter le cerveau[16].

Un rapport du docteur en médecine William Rowley clama qu'un enfant avait développé une difformité du visage de type bovin un an après sa vaccination, et qu'une petite fille avait eu la gale. Des croquis des deux enfants illustraient l'article et suggéraient que la vaccination transmettait aux humains des maladies animales ou les transformait en animaux. En 1808, le docteur Richard Reese publiait un *Practical Dictionary of Domestic Medicine (Dictionnaire pratique de la médecine courante)* dans lequel il attaquait la vaccination et dressait la liste de nombreux médecins qui comme lui la réprouvaient.

Jenner ne comptait pas que des ennemis. Un de ses plus fidèles partisans était John Ring, chirurgien à l'hôpital Saint-Thomas. Dans le *Morning Herald* du 19 juillet 1800, il fit paraître en pleine page une pétition en faveur de la vaccination, signée par de nombreux et éminents médecins et chirurgiens de Londres. Il publia également une série d'articles réfutant les arguments des détracteurs de la vaccination.

Le grand public prit peu à peu la mesure du débat. Jenner, dans la tourmente, parvint à rester confiant et serein. Mais son armure n'était pas sans failles et, de temps à autre, il déclarait qu'il évitait désormais soigneusement de présenter son dos à ses amis.

Il avait conscience de ne pas consacrer assez de temps à sa femme et à ses fils. Or il savait par expérience combien l'absence de vie familiale pouvait être douloureuse pour des enfants. Sa clientèle privée souffrait de ses séjours prolongés (plusieurs mois) à Londres, où d'ailleurs il avait fini par acheter une maison.

A cette époque, son cabinet n'était déjà plus très rentable. Il eut bientôt plus de 12 000 livres de dettes, une somme énorme pour l'époque. En quête de solutions, il décida de transférer son cabinet à Londres. Malheureusement, le public avait compris que la vaccination était un acte simple dont leur médecin ou leur chirurgien pouvait facilement se charger, et il ne parvint pas à se faire une clientèle suffisante.

Les partisans de Jenner eurent alors l'idée de soumettre une requête au Parlement, demandant que lui soit accordée une gratification en dédommagement de tous les frais que lui avaient occasionnés ses recherches sur la vaccination. Sur ces entrefaites, il regagna Berkeley. Il y trouva sa femme en bien mauvais état. Atteinte de tuberculose, dépressive, elle mettait désormais tous ses espoirs dans la religion. La vie familiale allait à vau-l'eau : Catherine désapprouvait la pétition au Parlement et l'état d'esprit qu'elle dénotait.

Le Parlement avait pris acte de la requête, le roi en avait approuvé le principe et une commission parlementaire entendit des témoins (pour et contre la vaccination) pendant près d'un mois. Jenner lui-même fut soumis à un interrogatoire serré. Le plus chaud partisan de Jenner était Thomas Beddoes de l'Institut pneumatique de Bristol. Il fut convaincu de l'efficacité de la vaccination après que les médecins de sa ville, impressionnés par les résultats de cette technique, eurent décidé de décerner un prix à Jenner.

L'opposition la plus vive vint naturellement de Moseley et de Pearson. Pearson mentit en prétendant que Woodville et lui-même avaient vacciné beaucoup plus de monde que Jenner, et qu'en outre c'était eux deux qui avaient découvert qu'on pouvait vacciner les enfants en toute sécurité.

Le Parlement consentit néanmoins à accorder une gratification à Jenner, mais la difficulté était d'en déterminer le montant. Les chiffres de 20 000 livres puis de 15 000 livres furent avancés (l'un ou l'autre de ces montants aurait résolu les problèmes de Jenner), et enfin de 10 000 livres. C'est cette somme qui fut retenue par un vote à l'unanimité, le 2 juin 1802, à l'issue de longs débats.

Les collègues et amis de Jenner lui rendirent hommage de diverses manières. En 1802, la Physical Society du Guy's Hospital lui décerna le titre de docteur *honoris causa*. Les officiers de médecine navale lui attribuèrent un prix pour avoir sauvé tant de vies durant la guerre napoléonienne. La Royal Jennerian Society, placée sous le haut patronage du roi et de la reine ainsi que sous le vice-patronage de leurs enfants et de cinquante personnalités éminentes, fut créée pour publier des rapports scientifiques et vacciner gratuitement les pauvres. Lors de sa première réunion scientifique, en 1803, elle entérina officiellement le terme de vaccination. Le 11 août 1803, la ville de Londres décerna à Jenner le titre de citoyen libre et lui offrit à cette occasion une boîte en or d'une valeur de 105 livres contenant le certificat. Un mois plus tard, la Société royale des sciences humaines fit également de Jenner un de ses membres honoraires.

Agé maintenant de cinquante-quatre ans, nationalement et internationalement reconnu pour ses travaux, admiré pour tout ce qu'il était sur le plan social et politique, Jenner était cependant aussi pauvre que Job (il avait encore plus de 2 000 livres de dettes, même après la subvention de la Chambre). En août 1803, il dut vendre sa maison de Londres et retourner à Cheltenham et à Berkeley. Il y rouvrit son cabinet et y resta pendant les deux années qui suivirent. Il construisit une clinique attenante à son cottage, qu'il baptisa Le Temple du vaccin où il vaccinait gratuitement. Car les Jenner, malgré les dettes du mari, continuaient de s'occuper activement de bonnes œuvres.

Sans « l'activisme politique » de Jenner et ses efforts continus, la vaccination ne se serait pas implantée comme elle le fit. Mais tandis qu'à Cheltenham elle gagnait du terrain, elle régressait ailleurs au profit de la variolisation… Plus de huit mille personnes moururent de la variole à Londres en 1805. Jenner désormais consacrait le plus clair de son temps à rédiger des courriers pour prôner la vaccination.

De nouveaux problèmes le rappelèrent à Londres. Il restait criblé de dettes, situation intenable en ce temps où existait la contrainte par corps pour endettement. Le Parlement avait tardé à lui remettre sa gratification, et quand il le fit, il l'imposa lourdement. Jenner dut renoncer à vacciner les pauvres faute de moyens. Puis éclata l'affaire avec le docteur Walker à la Royal Jennerian Society.

Jenner était à l'origine de l'engagement du docteur Walker, chargé des vaccinations pour le compte de la Jennerian Society. Il les pratiquait dans un lieu appelé Central House, et naturellement elles étaient gratuites. Mais le docteur Walker était un homme brusque et arrogant. Les moindres maladresses de ses patients l'irritaient. Si une mère avait le malheur de poser les vêtements de son enfant sur le bureau de Walker, il les envoyait valser sur le sol d'un geste de la main ; si elle lui barrait le chemin, il la repoussait pour l'écarter et la mettait au piquet, comme un mauvais élève, le nez contre le mur. S'il n'entendait pas bien le nom de sa patiente, il le lui faisait épeler lentement, à haute et intelligible voix, dix fois de suite, comme pour lui donner une leçon ; si, enfin, la pauvre femme effrayée tentait de battre en retraite, il verrouillait la porte, sans cesser de se répandre en sarcasmes.

Non content de terroriser ses patients, Walker commença à faire payer certains d'entre eux. Après délibération, la société décida de le laisser exercer sous condition. Il commit alors un péché impardonnable aux yeux de Jenner : il écrivit une lettre au directeur du *Medical and Physical Journal* en septembre 1804, qui décrivait une nouvelle méthode permettant d'obtenir du vaccin supplémentaire à partir des lésions d'un patient. Jenner et de nombreux autres médecins s'élevèrent contre cette méthode qui ne présentait pas toutes les garanties d'efficacité. La revue reçut d'innombrables lettres auxquelles Walker répondit point par point. Jenner refusa tout compromis, avec un entêtement désastreux, et demanda à la société de démettre Walker. Un débat virulent s'ouvrit qui divisa les membres en deux clans : pour ou contre Walker.

Walker démissionna le 8 août 1806. Déterminé à se venger, il commença par refuser de quitter Central House ; lorsqu'il finit par partir, il emporta avec lui tous les dossiers médicaux. Il loua une boutique juste à côté, détournant à son profit ceux qui se dirigeaient vers Central House. Finalement, le 21 août 1806, il ouvrit son propre institut du vaccin, qui concurrençait ouvertement Central House et était présidé par le lord-maire de Londres en personne.

La Jennerian Society remplaça Walker par un médecin de vingt-deux ans, James Sheridan Knowles, le 2 octobre 1806. Deux ans plus tard, Knowles était emprisonné pour dettes. Ce fut l'étincelle qui mit le feu aux poudres ; la Royal Jennerian Society ferma ses portes pour toujours.

Jenner risquait encore la prison pour dettes. Il se tourna à nouveau vers ses vieux amis et leur demanda de faire pression sur le Parlement pour qu'une nouvelle gratification lui soit accordée.

Le Parlement demanda au Collège royal de médecine de Londres de créer un Comité de vaccination qui entendrait les témoignages pour ou contre la vaccination. Le Parlement pria également le même Collège royal de Londres de recueillir les avis des Collèges royaux de médecine d'Édimbourg et de Dublin, et ceux des Collèges royaux de chirurgiens de Dublin, de Londres et d'Édimbourg. Le Collège royal de médecine de Londres distribua à ses membres des questionnaires favorables à la vaccination. Froissé de ne pas avoir été directement contacté par le Parlement, le Collège des chirurgiens de Londres refusa de se prononcer. Jenner déplora qu'une assemblée d'hommes aussi respectables obéisse à son ressentiment plutôt qu'à la raison scientifique.

L'écho des difficultés financières de Jenner avait fait le tour du monde. En Inde, les citoyens de Calcutta collectèrent 4 000 livres pour lui, Bombay réunit 2 000 livres, tandis que la présidence de Madras lui faisait don de 1 383 livres. Finalement, le Parlement britannique vota, le 29 juillet 1807, une nouvelle gratification de 20 000 livres destinée à Edward Jenner.

Après l'échec de la Royal Jennerian Society, Jenner se battit pour imposer l'idée que la vaccination gratuite était du ressort des pouvoirs publics et non du privé. Il y réussit : en 1809 fut créé le Centre national du vaccin dont il fut nommé directeur. Certains membres du bureau qui l'assistaient lui déplaisaient si fortement, particulièrement ceux dont les vues étaient en contradiction avec les siennes, qu'il démissionna avant même la première réunion officielle. L'institution survécut jusqu'en 1867.

Les ennemis de Jenner ne désarmaient pas. On rapportait constamment des cas d'échecs de la vaccination, écrits et articles ne l'épargnaient pas. On trouve même un poème satirique, *Opéra Jennérique*, publié dans le *Medical Observer*. Jenner consacrait l'essentiel de son temps à enquêter sur les causes de ces échecs et à répondre aux critiques. Il put quand même écrire un opuscule de seize pages : *Facts, for the Most Part Unobserved or Not Duly Noticed, Respecting Variolous Contagion (Faits, pour la plupart passés inaperçus ou non dûment remarqués, au sujet de la contagion variolique).* Il y rapportait les cas d'une série de patients qui avaient attrapé la variole une seconde fois. Ni une variole antérieure ni la variolisation n'avaient réussi à les protéger d'un second assaut de la maladie. Il relevait également un fait que la médecine moderne a confirmé : la variole peut infecter un fœtus sans infecter la mère.

A l'âge de soixante ans, en 1809, Jenner décida de se « retirer » – il continua cependant à exercer la médecine jusqu'en 1822. Nommé magistrat à Berkeley, il s'adonna à de nouveaux loisirs : le jardinage, l'élevage, la paléontologie et la géologie. On sent que ses capacités mentales commençaient à décliner dans l'article qu'il écrivit alors : *Observations on the Distemper in Dogs (Remarques sur la maladie de Carré)*, et où il affirmait qu'il avait vacciné vingt chiens avec la vaccine et que tous, clamait-il (et il se trompait), avaient développé une forme légère de la maladie.

Son fils aîné, Edward Jr., mourut de la tuberculose le 31 janvier 1810. Jenner sombra alors dans une terrible dépression : il n'avait jamais imaginé que la « blessure pût être aussi profonde », écrivit-il à un ami.

Des signes de troubles mentaux firent leur apparition. Jenner souffrait d'hallucinations auditives, les mêmes qu'à l'âge de huit ans. Le théâtre, les concerts et les ballets avaient perdu leur attrait. Catherine était à présent clouée au lit par la tuberculose et l'arthrite, et quasiment absente.

Le 13 novembre 1810, ce fut au tour de sa sœur Mary de mourir, à la suite d'une chute dans les escaliers. La dépression s'accentua et Jenner aggrava son état avec le brandy et l'opium.

La série noire continuait : il perdit son ami le comte de Berkeley. La Chambre des lords, qui avait ouvert une enquête au sujet de ses titres et de ses propriétés, recueillit le témoignage de Jenner en sa qualité de magistrat local. Jenner raconta à son ami Caleb Parry, dans une lettre, que toutes les nuits, il faisait un cauchemar dans lequel il devait comparaître devant le lord chancelier, ajoutant que ses nerfs ne valaient pas cher.

Au début du mois d'août 1812, sa deuxième sœur, Ann fut victime d'une série d'attaques cérébrales et mourut le 25 septembre. Le moral de Jenner était au plus bas, et il souffrait de douleurs abdominales, d'ictère et de palpitations.

Le Collège des chirurgiens, devenu Collège royal, émit une circulaire informant qu'il ne pratiquerait plus la variolisation et assurerait la promotion de la vaccination. Cette nouvelle emplit Jenner de joie, de même que le titre de docteur *honoris causa* d'Oxford, mais, devenu acariâtre, il refusa tout d'abord de revêtir la coiffure et la toge traditionnelles. Cet honneur raviva en lui le désir d'obtenir la distinction qui lui avait été refusée toute sa carrière, le titre de membre du Collège royal des chirurgiens de Londres. Mais le Collège se montra moins favorable que l'université d'Oxford ; on prétendit le soumettre à un examen, dont une épreuve de grec et de latin !

Dans ces années sombres, l'admission de son plus jeune fils, Robert, à Oxford, en 1815, fut pour lui une grande joie. Peu attiré comme son père avant lui par le grec et le latin, Robert avait étudié l'hébreu à Cheltenham et il y excella à Oxford. Très fier, Jenner racontait que son fils avait acquis les bases de ce qu'il appelait « cette merveilleuse langue » en trois semaines…

Cette brève période de bonheur s'acheva brutalement avec la mort de sa femme, le 13 septembre 1815. Jenner sombra à nouveau dans la dépression. Il se remit cependant et put à nouveau consulter, exercer ses fonctions de magistrat local et s'adonner à différents loisirs : la cuisine (ses côtelettes de porc grillées au sel étaient connues de toute l'aristocratie locale), l'archéologie (une de ses nouvelles passions). Il mit au jour quelques ruines romaines et fut le premier en Angleterre à exhumer un fossile de reptile marin. Il écrivait encore quelques articles médicaux, assez faibles.

En revanche, ses écrits purement scientifiques restèrent brillants presque jusqu'à la fin. En 1820, à l'âge de soixante et onze ans, il soumit à la Royal Society un article sur la migration des oiseaux. Ce chef-d'œuvre de sciences naturelles parut dans le *Philosophical Transactions* un an après sa mort. Dans cet article, Jenner faisait remarquer que les oiseaux qui visitaient l'Angleterre au printemps et en été disparaissaient parce qu'ils émigraient vers des cieux plus cléments. Personne encore n'avait osé avancer pareille hypothèse : on croyait à l'époque que ces oiseaux hibernaient sous la glace des étangs gelés ou encore sous la neige.

Le 5 août 1820, Jenner eut une première hémorragie cérébrale : il demeura inconscient pendant de longues heures. Quand il revint à lui, il ne souffrait d'aucune paralysie apparente, mais il sut que la fin était proche. Lui qui avait toujours aimé la compagnie se mit à la rechercher plus que jamais. Il se sentait seul, et ses enfants Robert et Catherine ne lui rendaient pas souvent visite.

Malgré sa mauvaise santé, Jenner, en 1821, alla voir son ami de toujours, Caleb Parry, à Bath. Ce fut leur dernière rencontre. Un mois plus tard, Parry mourait. Jenner brava un froid glacial pour accompagner son ami à sa dernière demeure.

Le 26 janvier 1823, Jenner eut une nouvelle attaque, fatale. Bien que la presse londonienne eût fait un large écho à ce décès, aucun Londonien ne se dérangea pour assister à ses funérailles. Ce fut une petite cérémonie locale. Catherine et Robert étaient présents, ainsi que quelques autres parents et une poignée d'amis; parmi eux se trouvait James Phipps, le premier dans l'histoire à avoir jamais été vacciné.

L'humanité a envers Jenner, à tout jamais, une immense dette de gratitude. Il aimait la médecine par-dessus tout, et fut l'auteur de deux découvertes majeures : la vaccination et le fait que l'angine de poitrine et les crises cardiaques étaient causées par une maladie des artères coronaires, aggravée par la colère et l'énervement. Jenner fut aussi brillant dans d'autres domaines : aujourd'hui encore, les ornithologues considèrent extraordinaires ses études sur les coucous et les oiseaux migrateurs, et les paléontologues maintiennent que sa plus impressionnante contribution à la science ne fut pas le vaccin, mais la découverte du plésiosaure marin préhistorique.

Le rêve de Jenner était qu'un jour, grâce à sa découverte, la variole disparaisse. C'est arrivé aujourd'hui. Il serait très ému, s'il était encore en vie, de découvrir la manière dont nous utilisons sa méthode pour injecter des bactéries mortes ou leurs toxines – de même que des virus morts ou très affaiblis – dans le corps humain pour en développer la résistance contre des maladies jusque-là mortelles. Le nombre de maladies que la vaccination permet aujourd'hui de combattre l'aurait étonné : la peste bubonique, la varicelle, le choléra, la diphtérie, la rubéole, les hépatites de types A et B, la grippe, la rougeole, les oreillons, la fièvre paratyphoïde, la pneumonie à pneumocoques, la poliomyélite, la rage, la fièvre pourprée des montagnes Rocheuses, le tétanos, la fièvre typhoïde, le typhus, la coqueluche, la fièvre jaune. Et peut-être un jour prochain trouvera-t-on un vaccin contre le sida…

L'anesthésie chirurgicale.

En 1591, une jeune mère nommée Eufane MacAyane, d'Édimbourg, fut jetée dans un puits et enterrée vivante[1]. Quel avait été son crime ? Elle venait de donner naissance à des jumeaux, des garçons, et pendant son difficile accouchement elle avait osé demander que ses douleurs soient soulagées. Or, l'Église considérait la douleur de l'enfantement comme un juste châtiment infligé par Dieu : vouloir s'y soustraire était un péché mortel.

La notion de douleur, punition divine, date au moins de l'ère chrétienne, mais elle pourrait être antérieure[2]. Des papyrus égyptiens, remontant à plus de quatre mille cinq cents ans, portent des descriptions très claires de procédés chirurgicaux extrêmement douloureux. Aucune mention n'y est faite pourtant de méthodes permettant d'atténuer la souffrance du patient, même si d'autres documents font état de certaines herbes possédant cette vertu.

De même, le code babylonien de Hammurabi, qui date de deux mille ans av. J.-C. environ, évoque la chirurgie mais fait l'impasse sur la douleur. En fait, on sait qu'avant l'époque moderne, quelques chirurgiens – un en Chine, un autre en Inde, et une poignée en Grèce et à Rome – associaient analgésie et pratiques chirurgicales. Entre 150 et 200 ap. J.-C. certains chirurgiens grecs et romains endormaient leurs patients avec des herbes, à l'aide de techniques se rapprochant de celles des anesthésistes modernes. Le premier à utiliser le terme d'anesthésie fut Dioscoride, un chirurgien de l'armée grecque[3].

Ces techniques, qui étaient des tentatives isolées, ne se répandirent pas, tout au moins dans l'Europe chrétienne. Des médecins musulmans avaient commencé à soulager la douleur en faisant inhaler aux patients des éponges imprégnées de sucs d'herbes[4]. Connues sous le nom d'éponges soporifiques, elles furent introduites dans l'Europe chrétienne, entre le XIVe et le XVIIe siècle, par des moines qui, en contradiction avec les enseignements de l'Église, voulurent en faire bénéficier leurs malades. Mais comme la mortalité restait très élevée, ils en abandonnèrent l'usage. Ou peut-être y renoncèrent-ils car ils les jugeaient inefficaces. (Une douzaine de ces anciennes recettes « soporifiques » ont été retrouvées par des chercheurs modernes et expérimentées sur des animaux, mais elles se sont révélées sans effet.)

La première avancée importante en termes d'anesthésie fut la découverte en 1275, par le célèbre alchimiste espagnol Raymundus Lullius, du *vitrio* – acide sulfurique – mélangé à l'alcool puis distillé[5]. Appelé « vitriol » à l'époque, il fut plus tard rebaptisé « éther ». Un grand avenir était réservé à ce composé chimique, mais il fallut attendre six siècles pour que l'on trouvât sa véritable finalité.

En 1605, le célèbre alchimiste Paracelse, un médecin suisse, utilisa l'éther pour soulager la douleur[6]. Après l'avoir testé sur des animaux et administré à ceux de ses patients qui souffraient le plus, il ne poussa pas plus loin l'expérience et ne songea pas à sa possible utilisation en chirurgie. Curieusement, il faudra attendre le milieu du XIXe siècle avant que l'on y pense.

A quoi ressemblait donc la chirurgie sans anesthésie ?

Les premiers hôpitaux à ouvrir leurs portes en Angleterre, en Europe et aux États-Unis étaient construits sur le modèle de celui de Londres, qui date de 1791. Cet hôpital avait été conçu pour préserver le secret des interventions. La salle de chirurgie, située au dernier étage, était éclairée par une vaste verrière au plafond pour pallier l'absence d'électricité. A l'extérieur de la salle, une cloche sonnait quand une opération était sur le point de commencer; les infirmières, les médecins et les aides accouraient alors pour fermer les lourdes portes afin que les hurlements de l'opéré ne filtrent pas. Tout le personnel unissait ses forces pour le maintenir, et le bâillonnait si nécessaire[7].

En l'absence d'anesthésie, la rapidité était la vertu cardinale d'un bon chirurgien : des chronomètres pointaient les temps. Le chirurgien de Napoléon, par exemple, était capable de pratiquer une amputation en moins d'une minute.

Un grand pas fut accompli grâce au médecin anglais Joseph Priestley, qui, en 1772, découvrit l'oxyde d'azote, plus tard appelé gaz hilarant. S'il ne vit pas en lui un agent anesthésiant, il fit cependant une série de découvertes capitales, dont celles de l'oxygène et du monoxyde de carbone.

Scientifique éminent, Priestley commit deux graves péchés au regard de l'Angleterre de son temps. Tout d'abord, il fut le premier libéral à défendre les classes laborieuses pendant la Révolution française. Ensuite, de pasteur méthodiste qu'il était il devint prêtre unitarien dissident, professant que Jésus était un homme, que Dieu était tout-puissant, et que les principaux bénéfices apportés par la religion étaient la compassion, la morale et des principes éthiques. Persécuté, il s'enfuit en 1794 aux États-Unis où on lui accorda l'asile politique et religieux.

Après Priestley, la « médecine pneumatique » (médication par inhalation de divers gaz), qu'il avait contribué à fonder connut un véritable engouement en Angleterre. Un de ses éminents adeptes était Thomas Beddoes, le voisin de Jenner, qui après avoir rejeté le procédé de vaccination le soutint ensuite avec ardeur. Beddoes était un libéral comme Priestley, et il fut contraint de démissionner de son poste d'assistant en chimie à l'université d'Oxford. En 1794, il partit pour Bristol où il ouvrit un Institut de médecine pneumatique. Quatre ans plus tard, il y engageait comme responsable Humphrey Davy, un brillant chirurgien et chimiste de vingt-deux ans.

Comme Jenner, Davy, élève assez médiocre, avait quitté l'école à l'âge de treize ans. N'ayant pas la formation requise pour étudier la médecine, il devint l'apprenti d'un chirurgien apothicaire. Pendant son apprentissage, il s'intéressa énormément à la chimie, en autodidacte. C'est lui qui inventa le terme de « gaz hilarant » pour l'oxyde d'azote : il en avait inhalé à l'âge de dix-sept ans et cela l'avait mis dans un état de folle gaieté.

En 1800, Davy publia le compte rendu stupéfiant de deux années de recherches, où il traitait dans le détail des propriétés chimiques, physiques et physiologiques de l'oxyde d'azote[8]. Il fut considéré comme un génie, parce qu'il avait à peine vingt et un ans.

Dans cet ouvrage, Davy relatait entre autres sa propre expérience de l'infection d'une dent de sagesse : sa gencive tuméfiée était si douloureuse qu'il avait pris de l'oxyde d'azote jusqu'à trois fois par jour, et il en avait éprouvé un grand soulagement. Il avançait l'idée que l'oxyde d'azote pourrait être utilisé pour les opérations chirurgicales, mais il ne la poussa pas plus loin. Il pensait en effet avoir mieux à faire car il était un poète reconnu et admiré par les plus grands de son temps, comme Samuel Taylor Coleridge et William Wordsworth. Ce dernier demanda à Davy de contribuer à la réédition des célèbres *Ballades lyriques*, qui contenaient ses propres poèmes ainsi que *The Ancient Mariner* de Coleridge.

Davy quitta l'Institut de médecine pneumatique en 1801 pour un poste d'assistant, puis plus tard de professeur de chimie à l'Institut royal de Londres. Il y inventa ce qu'il considéra comme sa plus importante contribution à la science, la lampe Davy, qui réduisait considérablement les risques d'explosion dans les mines de charbon. Il devint rapidement si célèbre qu'il fut autorisé à effectuer le voyage Londres-Paris au plus fort des guerres napoléoniennes pour recevoir une récompense des mains de Napoléon lui-même. Incroyable mais vrai, il fut nommé membre de la Royal Society à vingt-cinq ans, membre d'honneur à trente-deux ans, et enfin président à quarante-deux ans. C'est alors qu'il occupait cette dernière fonction qu'il eut le privilège d'accepter la publication dans la revue de la société, malheureusement à titre posthume, de l'article de Jenner sur les oiseaux migrateurs.

Après Davy, les Américains reprirent le flambeau de la recherche sur l'oxyde d'azote. William Barton de l'université de Pennsylvanie écrivit, en 1808, une thèse confirmant les observations de Davy[9]. Ayant reçu un violent coup sur la tête alors qu'il était sous l'effet de l'oxyde d'azote, il n'avait rien ressenti. Comme Davy, il préconisait donc son utilisation comme anesthésique pour les interventions chirurgicales, mais il n'explora pas davantage cette piste. Trente ans passeraient encore avant que l'on ne songe aux applications pratiques de ce gaz.

Parce que différents chimistes américains avaient constaté que l'inhalation des gaz anesthésiants rendait les gens heureux et gais, l'idée leur vint d'organiser des « fêtes aux gaz hilarants ». Et le premier qui eut l'idée d'utiliser l'éther comme anesthésique dentaire fut un étudiant en chimie du nom de William E. Clark, qui avait assisté et participé à l'une de ces soirées. Il souffla l'idée à son dentiste, le docteur Elija Pope. Et c'est ainsi qu'en janvier 1842, Miss Hovey, une patiente de Pope, se fit extraire une dent sans douleur, sous l'influence de l'éther : une première.

L'anesthésie en chirurgie fut inaugurée par le docteur Crawford Long. Né à Danville, Géorgie, en 1815, Long obtint le diplôme du Franklin College d'Athènes (Géorgie) à l'âge de quatorze ans. Il appartenait à la meilleure promotion de l'histoire du collège qui donna un gouverneur, un secrétaire du Trésor, deux sénateurs, deux généraux confédérés et trois scientifiques éminents (dont Long lui-même).

Long fit ses études de médecine à l'université de Transylvanie à Lexington, Kentucky, et à l'université de Pennsylvanie, à Philadelphie, qui était à l'époque la meilleure école de médecine du pays. Il fit un stage de chirurgie à New York pendant dix-huit mois, puis retourna à Jefferson en Géorgie en 1841 ouvrir un cabinet médical. Bien que la ville ne comptât que quelques centaines d'âmes, le cabinet de Long grossit rapidement car il alliait compétences et qualités humaines. Sa réputation s'étendit à toute la Géorgie. Il était si dévoué à sa clientèle qu'il arriva en retard à son propre mariage avec Caroline Swain, en 1842. En fait, il avait été retenu par un patient gravement malade, auprès duquel il retourna après la cérémonie... et il ne revit sa femme que le lendemain. Ils eurent néanmoins douze enfants, dont cinq moururent de maladies infantiles.

Peu après son mariage, des jeunes gens de Jefferson lui demandèrent de leur fournir de l'oxyde d'azote en vue de petites soirées au gaz hilarant. Long leur répondit que l'éther ferait tout aussi bien l'affaire, et les éther-parties devinrent rapidement à la mode.

Long effectua durant ces fêtes des observations de la plus haute importance. Une chose l'avait marqué : il s'était retrouvé avec des contusions sans jamais se souvenir d'avoir ressenti la moindre douleur. Long songea à ces hématomes indolores lorsqu'un de ses patients, James N. Venable, qui devait se faire enlever deux kystes sur le cou, remit plusieurs fois l'opération de peur de souffrir. Il le convia d'abord à une de ces éther-parties pour lui prouver les vertus de ce gaz et, le 30 mars 1842, il versa un peu d'éther sur une serviette qu'il fit inhaler à Venable; puis il retira un des deux kystes, sans que le patient éprouvât la moindre douleur. Quand Venable se réveilla, Long dut lui montrer le kyste pour lui prouver qu'il avait bel et bien été opéré. L'expérience avait été si concluante que neuf semaines plus tard, il opérait le second kyste avec le même succès.

Long continuait à administrer de l'éther à ses patients. En juillet 1842, il amputa sans douleur l'orteil d'un jeune garçon. En octobre 1846, il avait pratiqué huit interventions sous anesthésie, toutes réussies. A chaque fois, de nombreux témoins purent confirmer les faits, témoignages qui se révélèrent très utiles par la suite. Long fut également le premier à utiliser l'anesthésie en obstétrique, en décembre 1845. A l'âge de vingt-six ans, il avait été le premier dans la longue histoire de la médecine à utiliser l'anesthésie chirurgicale, et à l'âge de vingt-neuf ans, le premier à inaugurer l'anesthésie obstétricale.

Long partit pour Atlanta en 1850 et l'année d'après pour Athènes, en Géorgie. La guerre civile faisait rage lorsqu'un jour, se répandit la nouvelle que la cavalerie fédérale approchait avec l'ordre de brûler la ville. Long rentra chez lui au moment précis où sa fille Frances et son jeune fils s'enfuyaient. Il remit à Frances une bouteille en verre contenant la relation écrite de ses découvertes sur l'anesthésie chirurgicale et tous les témoignages en sa possession. Frances enterra la bouteille dans une forêt – elle fut récupérée après la guerre.

Long continua à opérer sous anesthésie jusqu'au 16 juin 1878, date à laquelle il succomba à une hémorragie cérébrale alors qu'il était en train d'accoucher l'épouse d'un congressiste de la région. Ses derniers mots furent : « Occupez-vous de la mère et de l'enfant d'abord. »

Le docteur Long – sans aucun doute le premier à avoir utilisé l'éther – ne publia le compte rendu de cette stupéfiante expérience que sept ans après, en 1849[10]. Et probablement ne l'aurait-il jamais fait si deux dentistes et un médecin n'avaient prétendu, en 1846, être les auteurs de cette découverte.

Le médecin, Charles Jackson, et probablement un des dentistes, William Thomas Green Morton, avaient séjourné dans le petit village de Jefferson au printemps 1842, à la date précise où le docteur Long avait administré pour la première fois de l'éther à un de ses patients[11]. Il semble inconcevable que cet événement extraordinaire n'ait pas été le principal sujet de conversation des quatre cents habitants de Jefferson et que le docteur Jackson et le dentiste n'aient pas immédiatement été mis au courant par les villageois des prouesses de Long.

Jackson, dès son retour à l'université de Harvard, se mit à raconter qu'à la suite d'un intense mal de gorge, il s'était administré de l'éther, qu'il avait perdu conscience et avait tout juste eu le temps de s'asseoir sur sa chaise. Il prétendait que cela s'était produit en février 1842, comme par hasard un mois avant la première opération sous anesthésie de Long. Beaucoup de ceux qui connaissaient Jackson doutèrent de la véracité de ses déclarations. Cette chaise, quoi qu'il en soit, est une pièce de l'exposition sur l'anesthésie présentée de manière permanente à l'hôpital général du Massachusetts à Boston.

Jackson – né à Plymouth, Massachusetts, en 1805 – avait obtenu son doctorat à Harvard, en 1829, avec les félicitations du jury. Il enseigna à la faculté de médecine de Harvard et exerça à l'hôpital général du Massachusetts. Il avait des connaissances encyclopédiques et c'était un travailleur acharné – il publia plus de quatre cents articles.

Bien qu'il fût sans aucun doute brillant, il avait des tendances mythomaniaques. Ses collègues le considéraient comme un manipulateur, affligé d'une ambition maladive, et terriblement méfiant. A maintes reprises au cours de sa carrière, il revendiqua des découvertes qui n'étaient pas les siennes, contre toute évidence.

Par exemple, un de ses collègues, le docteur William Beaumont, connu dans le monde entier pour ses études sur la digestion, s'était vu confier par le Congrès et le chirurgien général de l'armée un patient tout à fait extraordinaire : un Noir du nom d'Alexis Saint-Martin qui avait été blessé par balle à l'estomac et dont la blessure ne s'était jamais refermée. Il suffisait donc à Beaumont de se pencher sur la plaie pour observer le processus de digestion. Or, un jour de 1834, Beaumont envoya à Jackson un échantillon des sucs gastriques de Saint-Martin pour une analyse chimique. Jackson s'imagina aussitôt mondialement célèbre grâce à l'étude de ce patient. A l'insu de Beaumont, il adressa une requête au Congrès, demandant qu'Alexis Saint-Martin lui soit confié. Le chirurgien général de l'armée ayant eu vent de cette manœuvre la fit échouer[12].

Encore un exemple : sur un bateau revenant d'Europe, un groupe de passagers engagea une conversation dans le fumoir. Parmi eux se trouvaient Jackson et Samuel Morse. On parla d'électromagnétisme ; quelqu'un demanda à Jackson s'il existait une relation entre l'intensité du courant électrique et la longueur du fil. Ayant écouté la réponse, Morse fit alors observer que des messages devaient pouvoir être transmis de cette façon puis, de retour aux États-Unis, il inventa le télégraphe. Mais lorsque, en 1837, il le fit homologuer, Jackson clama en être l'inventeur. La question fut soumise à la Cour suprême, laquelle trancha en faveur de Morse. A un autre moment, Jackson affirma qu'il était l'inventeur du fulmicoton et que ce n'était pas Schonbein. L'usurpateur se distinguera par d'autres épisodes de ce type.

Des deux dentistes qui se targuaient d'avoir inventé l'anesthésie, le premier était Horace Wells. Diplômé de l'École dentaire de Harvard en 1834, il y enseigna pendant des années. Malgré ses dons, c'était un homme instable[13]. Exubérant par moments, il sombrait à d'autres dans la dépression et se laissait facilement déstabiliser par les critiques.

Le 10 décembre 1844, il assistait à une fête au gaz hilarant organisée par le docteur Gardner Q. Colton, lorsqu'un des participants qui inhalait de l'oxyde d'azote se fit un gros bleu à la jambe sans s'en apercevoir. Wells mesura immédiatement le potentiel de ce gaz pour des opérations dentaires. Dès le lendemain, il se fit retirer une dent très cariée par un de ses collègues cependant que Colton lui administrait du gaz hilarant. Une fois remis de l'anesthésie, il claironna avec enthousiasme que cette découverte était la plus importante de l'histoire de l'humanité.

Le deuxième usurpateur s'appelait William Thomas Green Morton. C'est probablement lui le mystérieux dentiste qui séjourna à Jefferson en 1842. Il avait fait ses études dentaires à Harvard sous la direction de Wells, dont il serait par la suite l'associé. En 1844, il décida de se remettre aux études pour devenir médecin et, cette fois, il eut Jackson pour maître. Cette association de deux mythomanes donna lieu à de nombreux conflits et à une situation si confuse que le Congrès des États-Unis lui-même dut s'en mêler.

Morton, ayant entendu parler du pouvoir anesthésiant de l'oxyde d'azote découvert par Wells, s'enflamma. Bien qu'il ne fût encore qu'étudiant en médecine à Harvard, il organisa pour Wells une séance de démonstration de sa découverte devant une classe de futurs chirurgiens (et non de simples dentistes). Le docteur John C. Warren, un médecin de Harvard à la renommée mondiale, donna hâtivement son accord.

Cette séance historique devait se dérouler dans le grand amphithéâtre de chirurgie de l'hôpital général du Massachusetts à Boston, en janvier 1845. Un coup inattendu menaçait l'*ego* fragile de Wells. Le matériel utilisé pour administrer le gaz hilarant se composait d'un sac de soie huilée d'une contenance de deux litres, d'un embout en bois et d'un clapet. Pour une anesthésie réussie, la capacité du sac aurait dû être au moins de trente litres[14] et non de deux; Wells, bien sûr, l'ignorait. Le patient était un petit garçon complètement terrorisé à qui il fallait retirer une dent; il ne cessa de hurler tout au long de l'opération puisque Wells ne put lui administrer qu'une anesthésie partielle. Ainsi, au lieu des applaudissements attendus, c'est sous les huées que Wells fut littéralement jeté hors de l'amphithéâtre. Désespéré, il sombra dans une profonde dépression.

Lorsqu'il se remit, il procéda coup sur coup à une quarantaine d'interventions dentaires sous anesthésie au gaz hilarant, et les patients lui fournirent des déclarations écrites attestant qu'ils n'avaient éprouvé aucune douleur. Mais personne à l'hôpital ne voulut croire à ces «preuves».

Morton, peu avant la débâcle de Wells, avait commencé à collaborer tant avec Jackson qu'avec Wells. Jackson, ignorant probablement que Morton s'était comme lui rendu à Jefferson et y avait entendu parler de l'éther, lui décrivit les étonnantes vertus anesthésiantes d'une substance appelée éther. «L'éther? Qu'est-ce que c'est?» aurait demandé Morton.

Morton devait déclarer plus tard sous serment qu'au moment où Jackson lui avait parlé de l'éther, il l'avait déjà expérimenté en secret. Il insista sur le fait qu'il avait anesthésié un poisson, quelques insectes, un chiot, et lui-même. Mais l'un des ses camarades, étudiant en médecine, déclarerait devant le Congrès qu'il mentait.

Il semble cependant que Morton ait essayé d'anesthésier à l'éther deux étudiants dentistes et que tous les deux, au lieu de perdre conscience, furent pris d'une grande agitation. A ce moment-là, il lui apparut qu'une association avec Jackson s'imposait parce que celui-ci possédait les connaissances qui lui manquaient. «Il avait utilisé de l'éther impur qui n'avait pas été conçu pour l'anesthésie», déclara Jackson. Il leur fallait fabriquer leur propre éther et s'ils parvenaient à en garder la formule secrète, ils pourraient « faire beaucoup d'argent». Jackson ayant eu l'idée de mélanger à l'éther des huiles aromatiques pour en masquer l'odeur caractéristique, ils déposèrent en leur nom à tous deux un brevet pour ce produit qu'ils avaient appelé Letheon[15].

Morton expérimenta ce nouveau produit sur Eben Frost, le 30 septembre 1846. Jackson lui avait expliqué les modalités d'administration, se déclarant convaincu que cela marcherait – et il avait raison. Morton put procéder à l'extraction sans douleur de la dent de son patient en présence de témoins. Dès le lendemain, l'événement faisait la une du *Boston Journal*.

Morton approcha alors John Warren : il envisageait une séance de démonstration comme celle organisée deux ans plus tôt pour le compte de Wells. Warren donna son accord. Un jeune chirurgien, Henry Jacob Bigelow, régla les détails de la séance au cours de laquelle on procéderait à l'ablation chirurgicale sous anesthésie d'une tumeur à la mâchoire. Il avait convié tous les plus grands chirurgiens de Boston (mais, curieusement, aucun étudiant en médecine).

Le grand amphithéâtre était plein à craquer. On n'attendait plus que Morton qui tardait... Bigelow, inquiet, partit à sa recherche et le trouva dans son bureau, affolé, en train de plier bagage, décidé à quitter la ville. Il réussit à le persuader de poursuivre l'expérience. Le Letheon, après tout, pouvait fort bien se révéler efficace, lui dit-il en guise d'encouragements. Les deux hommes firent leur entrée dans l'amphithéâtre de chirurgie au moment où Warren s'apprêtait à inciser. Pour justifier son retard, Morton allégua qu'il avait dû attendre une pièce pour achever le montage de son inhalateur.

Contrairement à Long, qui avait versé le produit sur une serviette, Morton utilisa un inhalateur. Ses craintes que le Letheon soit inefficace se révélèrent partiellement sans fondement. Partiellement parce que, comme celui de Wells, son inhalateur n'était pas tout à fait au point (le sien avait un embout en bois, mais pas de valve). Le patient ne ressentit aucune douleur au moment de l'incision, mais plus tard, il commença à s'agiter et à tenir des propos incohérents. A son réveil, il raconta qu'il avait eu l'impression qu'on lui griffait la nuque et il était apparemment conscient du fait qu'on l'opérait.

Il n'y eut cette fois ni huées ni sifflets. Les chirurgiens invités et Warren lui-même furent étonnés de cette issue favorable. Lors de l'opération suivante, celle d'un patient du docteur Heywood, Morton fut prié de l'anesthésier avec le Letheon. Le patient en question devait se faire retirer une grosse tumeur du bras gauche, et grâce à l'inhalateur de Morton, cette fois au point (avec inspirateur en cuivre et valves d'expiration, aujourd'hui exposé à l'hôpital général du Massachusetts), l'anesthésie fut un succès total. Le patient resta inconscient tout au long de l'opération et ne se souvint d'aucune douleur à son réveil : il avait seulement gémi un peu dans les dernières minutes[16].

C'est après cette deuxième anesthésie parfaitement réussie que Warren, Heywood et Bigelow apprirent que Morton et Jackson avaient fait breveter le Letheon. Ils exprimèrent publiquement leur indignation devant ce manquement à l'éthique. Informé de leur déclaration, Jackson courut faire retirer son nom du brevet, mais il conclut avec Morton un accord écrit lui garantissant dix pour cent des profits tirés de l'utilisation du Letheon ainsi qu'une indemnisation forfaitaire de 500 dollars.

Informé de ces intrigues, le docteur Warren interdit l'usage du Letheon dans tout l'État du Massachusetts. Faute de patients à anesthésier, Morton se trouva contraint de révéler à Warren que le Letheon n'était rien d'autre que de l'éther. A la question de Warren : « Pourquoi avoir essayé d'en masquer l'odeur avec des huiles aromatiques? », Morton prétendit que les huiles potentialisaient l'effet de l'anesthésie. Comme ces arguments étaient irrecevables, les deux acolytes durent renoncer à leur brevet.

Le 9 novembre 1846, Bigelow, dans une conférence publique devant la Société de perfectionnement médical de Boston, parla du nouveau procédé d'anesthésie, puis, le 18 novembre, il publia dans le *Boston Medical and Surgical Journal*[17] le compte rendu des deux anesthésies réussies par Morton.

En l'espace de quelques jours, la nouvelle de la découverte de l'anesthésie fit le tour du monde. Morton, Jackson et Wells proclamèrent chacun à leur tour être l'auteur de cette découverte.

Les deux autres prétendants à la paternité de l'anesthésie – William E. Clark, qui avait procédé à la première anesthésie dentaire, et Crawford Long – ne firent pas entendre leurs voix. Clark redoutait tout ce battage publicitaire et Long voulait qu'on le laissât tranquille, mais le sénateur de son État ne partageait pas son point de vue.

Peu de temps après, Jackson et Morton, avec l'aide de leurs conseillers et avocats, parvinrent à un accord : ils se déclarèrent codécouvreurs de l'anesthésie chirurgicale. Wells se sentit trahi et ce fut peut-être là l'une des raisons qui, en 1848, le poussèrent à se trancher les veines en inhalant de l'éther.

L'étrange histoire de la découverte de l'anesthésie chirurgicale n'en finissait pas de rebondir... Quelques jours après la signature de l'accord entre Morton et Jackson, ce dernier écrivit à l'Académie française des sciences pour déclarer qu'il était en réalité le seul découvreur de l'anesthésie chirurgicale. Morton, conseillé par ses avocats, dénonça le contrat qui les liait puis se proclama à son tour l'unique inventeur de l'anesthésie.

Cette querelle pour la primauté de la découverte entre Morton, et Jackson, et bientôt Wells, prit de telles proportions que le Congrès, dès 1847, fut forcé d'intervenir, sans toutefois parvenir à une solution. L'« affaire de l'éther » allait l'occuper pendant seize ans, en dépit de la guerre civile.

Morton bénéficiait de la protection de deux amis haut placés. Le Congrès refusa néanmoins à Morton la paternité de l'anesthésie, différents témoins ayant en effet permis d'établir que Jackson lui avait tout appris sur l'éther et qu'il affirmait lui-même, souvent, que Jackson était l'inventeur de l'anesthésie. Morton mourut en 1868, à l'âge de quarante-neuf ans, dans des circonstances demeurées obscures.

Le Congrès refusa également de voir en Wells l'inventeur de l'anesthésie chirurgicale. D'ailleurs, il s'était suicidé depuis longtemps et n'était plus là pour réclamer son dû.

La partie ne se jouait, désormais, qu'entre Jackson et Long ; ce fut en tout cas la conclusion du Congrès. Celui-ci, compte tenu de l'habileté et de l'envergure des avocats de chacun des deux adversaires, fut incapable de trancher et incita les deux plaignants à se mettre d'accord. Jackson fut enjoint de rendre visite à Long en Géorgie, ce qu'il fit. Comme à l'accoutumée, Long fut aimable, courtois et même déférent envers celui qui était son aîné. Les deux hommes ne parvinrent cependant pas à régler leur différend. Peu après avoir quitté la Géorgie, Jackson perdit la raison et ne la recouvra jamais.

Après 1846, Long restait donc le seul des possibles découvreurs de l'anesthésie à mener une vie normale ; les autres étaient morts ou étaient devenus fous. Serein dans la tempête, il continuait à traiter toute l'affaire comme si elle était de peu d'importance.

Plusieurs sociétés dentaires et médicales ouvrirent le débat sur la paternité de cette découverte, et se retrouvèrent finalement aussi divisées que le Congrès.

En 1913, le New York University Hall of Fame (la galerie des célébrités de l'université de New York) mit elle aussi la question aux voix. Il fut souligné que Long opérait dans un village perdu de quelques centaines d'habitants, et que ses témoins se recrutaient parmi un public non averti et sans connaissances médicales; en outre, comme il n'existait aucune société médicale locale et qu'il était le seul médecin à des kilomètres à la ronde, il n'avait pu soumettre un rapport à qui que ce fût. Non informé de l'urgence d'établir l'antériorité de sa découverte – car les nouvelles n'arrivaient que lentement en Géorgie – il avait, pour des raisons qui lui étaient personnelles, retardé la publication des résultats de ses travaux jusqu'en 1849. On pouvait imaginer, mais c'est peu vraisemblable, qu'il n'avait pas mesuré l'importance de sa découverte.

A propos de Morton, il fut dit qu'il avait travaillé dans l'une des universités les plus renommées d'Amérique et que son premier patient lui avait été envoyé par le chirurgien le plus connu au monde. Ses témoins étaient les différents chirurgiens de la région de Boston, et les résultats de ses expériences avaient été immédiatement publiés. Dès le milieu de l'année 1847, c'est-à-dire peu après la publication de l'article de Bigelow sur les deux anesthésies pratiquées par Morton, tous les grands hôpitaux d'Angleterre, d'Europe, de Cuba, d'Amérique du Sud et d'Afrique du Sud utilisaient déjà couramment l'éther. En bref, il avait largement contribué à la diffusion de l'invention.

En 1921, le Collège americain des chirurgiens sacra Long découvreur de l'anesthésie chirurgicale. De nos jours, la plupart des chirurgiens à travers le monde le considèrent sans conteste comme le père de l'anesthésie chirurgicale, et c'est également notre position.

La deuxième grande étape de l'épopée de l'anesthésie se déroula en Angleterre où John Snow, un médecin londonien de vingt-trois ans, devint le premier anesthésiste en titre. (Morton, on s'en souvient, avait lui aussi pratiqué l'anesthésie à plein-temps, mais n'ayant jamais obtenu son diplôme de médecine, il resta en réalité dentiste toute sa vie.)

Snow avait l'esprit scientifique et il apporta aux inhalateurs des perfectionnements qui permirent aux anesthésistes de régler le débit d'éther et d'air administré au patient. Il fut le premier à s'intéresser aux effets physiologiques des anesthésiques, publiant les résultats de ses recherches dans une célèbre monographie sur le sujet[18].

Plus tard, sir James Simpson, professeur d'obstétrique à l'université d'Édimbourg, se fit l'avocat de l'utilisation des anesthésiques en obstétrique. Il fallut au médecin, comme à sa première patiente, beaucoup de courage (on se souvient de ce qui était arrivé à Eufane MacAyane dans la même ville, trois siècles auparavant). Comme il le craignait, l'Église calviniste d'Édimbourg s'insurgea sous prétexte que les femmes devaient enfanter dans la douleur. Fort heureusement, l'Église n'enterra vivants ni le docteur ni sa patiente, sans doute parce que sir James Simpson bénéficiait de la puissante protection de la reine Victoria, dont il était devenu l'obstétricien. Il ne manquait d'ailleurs ni de ressort ni de repartie, et il se défendit fort bien en citant les circonstances de la naissance d'Ève décrites dans la Genèse (2) : « Alors Yahvé Dieu fit tomber un profond sommeil sur l'homme qui s'endormit. Il prit une de ses côtes et referma la chair à sa place. Puis... »

L'éther ne présentait pas que des avantages. Entre autres effets secondaires, il provoquait des vomissements et une irritation des bronches. Il fallait trouver un meilleur anesthésique, plus sûr et moins toxique.

Le chimiste américain Samuel Guthrie fut le premier à fabriquer du chloroforme, en 1831. Il ne le reconnut pas pour un anesthésique, bien que sa fille de huit ans qui en avait goûté un peu, alors qu'il avait quitté la pièce, restât inconsciente pendant plusieurs heures[19].

Quelques années plus tard, Simpson, l'obstétricien d'Edimbourg, demanda à un chimiste de ses amis s'il n'existait pas de meilleur anesthésique que l'éther. Ayant entendu parler de la fille de Guthrie, celui-ci lui suggéra d'essayer ce nouveau produit, le chloroforme. Simpson le testa sur lui-même. Ayant jugé les résultats satisfaisants et les effets secondaires négligeables, il l'administra à sa nièce pour son accouchement et, peu après, à la reine Victoria elle-même, lors de la naissance de son huitième enfant, le prince Léopold, le 7 avril 1853. C'est son ami John Snow qui fit office d'anesthésiste : il versa un peu de chloroforme dans un mouchoir et le mit sous le nez de la reine qui resta consciente mais n'éprouva aucune douleur. Dès le lendemain, cet immense succès faisait la une des journaux du monde entier. Les calvinistes d'Édimbourg baissèrent les armes.

Le chloroforme devint rapidement l'anesthésique de prédilection de tous les médecins en Angleterre et en Allemagne. Malheureusement, comme dans le cas de l'éther, on découvrit peu à peu des effets secondaires gênants : il pouvait gravement léser la muqueuse hépatique, et le taux de mortalité des patients anesthésiés au chloroforme était cinq fois supérieur à celui constaté avec l'éther. Les sommités médicales d'Angleterre et d'Allemagne préconisèrent d'en limiter l'usage.

Alors que la controverse sur la possible toxicité du chloroforme faisait rage, un pas de géant fut franchi en 1880. Le célèbre chirurgien anglais sir William Macewan introduisit un tube en métal dans la bouche d'un patient, poussa le tube dans sa gorge, au-delà des cordes vocales et de là dans la trachée. L'anesthésie endotrachéale était née. Sans elle, maintes opérations pulmonaires ou cardiaques pratiquées de nos jours seraient impossibles[20]. Elle permet également aux anesthésistes actuels d'assurer artificiellement la respiration, une fois la cage thoracique ouverte.

Une dizaine d'années auparavant, le chirurgien allemand Friedrich Trendelenburg avait conçu et construit un tube en métal pourvu d'un manchon gonflable. Mais comme cette sonde trachéale était rigide, elle ne pouvait être introduite dans la trachée qu'en pratiquant un trou – une plaie préliminaire dissuasive aux yeux des patients.

Franz Kuhn de Kessel, en Allemagne, développa quant à lui un tube suffisamment flexible pour pouvoir être introduit par le nez si nécessaire. Peu après, Dorrance et Janeway équipèrent des tubes flexibles en silastic avec des ballons du même type que ceux utilisés par Trendelenburg. Ceux-ci facilitaient l'administration de l'anesthésie[21] car une fois gonflés, ils ne pouvaient être aspirés par les poumons.

Avec le développement rapide de ces nouvelles méthodes d'intubation, les médecins découvrirent que l'introduction de la sonde était plus facile si au préalable on anesthésiait légèrement le patient. En 1919, l'anesthésiste britannique sir Ivan Magill mit au point une technique extraordinaire : celle-ci consistait à anesthésier d'abord la gorge du patient avec de la cocaïne, et ensuite à introduire deux sondes – une par le nez, l'autre par la gorge – dans la trachée du patient parfaitement conscient sans avoir à recourir à aucun des nouveaux matériels sophistiqués d'intubation. La nouvelle technique bénéficia d'une immense publicité et les anesthésistes du monde entier voulurent se former auprès de Magill. Mais celui-ci, déterminé à conserver l'exclusivité de sa technique, se garda bien de divulguer son secret : l'anesthésie préalable de la gorge du patient avec de la cocaïne.

Tandis que l'intubation gagnait du terrain en Angleterre et en Europe, les États-Unis restaient dans l'ensemble attachés à des méthodes plus simples mais moins efficaces. L'anesthésiste Arthur Gudell, résolu à secouer le conservatisme de ses collègues, mit au point un numéro qui devait les gagner aux nouvelles méthodes endotrachéales.

C'est ainsi qu'en 1926, il fit le tour du pays avec ce qui devint le célèbre *Dunking Dog Show*, un spectacle au cours duquel il anesthésiait et intubait son chien, Airway. Il plongeait ensuite l'animal dans un aquarium, devant une assemblée d'anesthésistes. Puis, interrompant l'anesthésie, il tirait Airway hors de l'eau, ôtait le tube et attendait tranquillement qu'il se réveille. Le chien, confiant et dévoué jusqu'au bout, se relevait, se secouait, aspergeant d'eau les spectateurs, et quittait la pièce en remuant gaiement la queue alors que tout le monde s'était attendu à ce qu'il se noie. L'extravagante démonstration des vertus du manchon gonflable, qui bouchait la trachée d'Airway tout en lui permettant de respirer comme à travers un tuba, atteignit son objectif : l'anesthésie endotrachéale gagna rapidement du terrain et s'imposa aux États-Unis[22].

En 1932, Ralph Waters, de l'université du Wisconsin à Madison, poussa par accident une sonde jusqu'à l'extrémité de la trachée d'un de ses patients et de là dans le diverticule bronchique droit où, de nouveau par accident, il gonfla le manchon. En un éclair, il réalisa et son erreur et le parti qu'il pouvait en tirer : un tube de la longueur de celui qu'il était en train d'utiliser permettait de ventiler un poumon pendant que le chirurgien intervenait sur le second. Cette découverte accidentelle ouvrit de nouvelles perspectives à la chirurgie pulmonaire[23].

Tandis que les méthodes d'administration de l'anesthésie se développaient, de nouveaux gaz furent découverts, après la Première Guerre mondiale surtout : le trilène en 1917, l'éthylène en 1923, puis l'éther divinyl en 1931 et, plus tard encore, le cyclopropane et l'halothane.

Le cyclopropane fut l'anesthésique en vogue dans les années 30-40, car il était puissant même à faible concentration et suspendait la respiration[24]. L'anesthésiste pouvait ainsi utiliser un sac d'air pour réguler et contrôler la ventilation du patient, ce qui représentait une avancée majeure.

Le pas suivant fut l'introduction de l'halothane en 1956; cette substance n'était pas seulement efficace et sans danger; elle était également non inflammable[25]. Jusque-là, à peu près toutes les substances utilisées par les anesthésistes étaient inflammables, d'où le nombre élevé d'incendies et d'explosions à une époque où les plaies étaient cautérisées à l'électricité. L'halothane réduisait ce risque à néant.

L'introduction du curare constitua un autre progrès majeur : il ne s'agissait pas d'un anesthésique mais d'un myorelaxant – une substance capable de paralyser les muscles volontaires (ceux qui contrôlent notamment les bras, les jambes et la bouche, à la différence des muscles involontaires, non soumis à l'action de la conscience, comme, par exemple, le cœur).

On savait depuis des siècles que les Indiens d'Amérique du Sud enduisaient la pointe de leurs flèches avec les sucs de diverses plantes toxiques des forêts tropicales. L'animal touché en n'importe quel point de son corps était paralysé par les effets du poison, ce qui représentait un atout majeur pour le chasseur. L'Europe avait entendu parler très tôt de cette substance remarquable. En 1516, une génération à peine après la découverte du Nouveau Monde par Christophe Colomb, Pietro Martyre d'Anghiera décrivait l'action du curare[26]. Mais il faudra attendre cent soixante-dix ans pour que G. Maggravius le baptise de ce nom.

Des années passèrent avant que l'on entrevoie la possible utilité du curare en chirurgie; on y songeait d'autant moins que jusqu'en 1935, il était introuvable. Mais à partir de 1942, l'usage s'en répandit[27] : il facilitait le travail des chirurgiens (notamment en chirurgie abdominale) en relaxant les muscles – surtout les grands muscles qui sans cela se contractaient ; il permettait aussi aux anesthésistes de contrôler la respiration des patients. En 1948, quelque huit mille patients s'étaient vu administrer du curare – et ils auraient été beaucoup plus nombreux si l'on en avait possédé de plus grandes quantités. Et c'est ainsi qu'afin de satisfaire la demande, du curare synthétique fut finalement produit en 1949.

Emil Fischer à Berlin, en 1903, fut le premier à développer un grand nombre de barbituriques injectables[28]. Le moins offensif, le Penthotal, fut mis au point en 1935 : il induisait rapidement une narcose profonde et très agréable, permettant l'administration ultérieure d'autres anesthésiques par inhalation[29]. Depuis, différents anesthésiques injectables et sans danger ont vu le jour et sont couramment utilisés en médecine clinique.

Les anesthésies générales ne s'imposent pas dans tous les cas. En raison de très légers risques de complications, on leur préfère l'anesthésie locale, dans la majorité des soins dentaires par exemple. Celle-ci est obtenue par l'administration d'un produit anesthésiant agissant de manière spécifique sur les nerfs d'une région circonscrite du corps.

L'histoire de l'anesthésie locale est fort ancienne. Pendant des siècles, les Indiens du Pérou, pour extraire du cerveau de l'homme des mauvais esprits ou des corps étrangers, pratiquaient de petites perforations dans le crâne à l'aide de minuscules scies circulaires. Or, pour endormir la douleur du patient, le sorcier-praticien mâchait longuement des feuilles de coca, puis crachait dans la plaie.

Scherzer fut le premier chercheur moderne à avoir l'idée de mâcher de la coca, et il constata qu'il en avait la langue tout engourdie[30]. Albert Nieman, un Allemand, fut le premier à synthétiser de la cocaïne pure et à lui donner ce nom. Carl Koller, un ophtalmologiste, fit œuvre de pionnier en anesthésiant avec de la cocaïne les yeux d'une grenouille. A la suite du compte rendu de son expérience au Congrès d'ophtalmologie réuni à Heidelberg, le 15 septembre 1884, l'usage de la cocaïne comme anesthésique local se répandit – d'abord pour les yeux, puis pour la bouche, la gorge et finalement l'urètre.

C'est en grande partie grâce au travail du plus célèbre chirurgien américain, William S. Halsted de l'hôpital John-Hopkins, que la cocaïne devint le produit de choix pour les anesthésies locales. Elle était administrée par injection dans les nerfs desservant la zone opératoire. Ce prestigieux chirurgien l'utilisa sur des milliers de patients pour des interventions chirurgicales mineures, mais il s'en injecta aussi – et souvent – à des fins expérimentales. (Halsted introduisit également l'utilisation de gants en caoutchouc en chirurgie, non pas pour protéger le patient mais pour protéger les mains de sa femme, infirmière, qui lui servait d'assistante.) Fort de son expérience, il publia un article – devenu un grand classique – révélant les merveilleux pouvoirs anesthésiants de cette drogue[31].

Ce qu'il ne dévoila à aucune revue médicale, c'est la dépendance totale qu'il développa vis-à-vis de la cocaïne et qui dura toute sa vie, dépendance qui mit par moments sa carrière en danger. Il ne s'en ouvrit – et seulement vers la fin – qu'à son ami, sir William Osler.

La cocaïne se révélait si efficace que l'on songea à la possibilité de l'utiliser pour endormir les grands nerfs émergeant de la moelle épinière et donc pour anesthésier une zone plus étendue. La moelle épinière baigne dans un fluide, appelé liquide céphalo-rachidien, qui est à son tour contenu dans une membrane, la dure-mère, séparée du canal rachidien formé par les vertèbres par un espace, appelé l'espace épidural. En 1888, Leonard Corning, de New York, tenta d'injecter de la cocaïne dans cet espace avec succès[32]. Ce procédé est aujourd'hui appelé anesthésie épidurale. En août 1899, August Bier, un Allemand, injecta de la cocaïne directement dans le liquide céphalo-rachidien, nommant son procédé anesthésie spinale[33].

Un pas supplémentaire fut franchi en 1897, en Allemagne, lorsque Heinrich Braun ajouta de l'épinéphrine à la solution de cocaïne. L'épinéphrine provoque la contraction des muscles des très petites artères, réduisant la circulation sanguine dans la zone concernée. Le mélange des deux substances permettait de réduire la dose d'anesthésique absorbée, et donc la toxicité générale, pour un effet plus durable.

La novocaïne a heureusement totalement supplanté aujourd'hui la cocaïne. Synthétisée en 1899 par le chimiste allemand Alfred Eihorn, elle fut utilisée pour la première fois comme anesthésique par Braun en 1905[34].

Telle est, en bref, l'histoire de la découverte de l'anesthésie. On a du mal à croire que cinq longs siècles se sont écoulés entre le moment où l'éther fut créé par un alchimiste et celui où Crawford Long, chirurgien d'un petit village des États-Unis, comprit que ce composé chimique pouvait maintenir les patients dans un état de sommeil suffisamment profond pour que le chirurgien puisse intervenir dans l'intimité de leurs chairs sans qu'ils ressentent la moindre douleur.

On peut aussi s'étonner que sept siècles après la découverte de ce composé simple à base d'alcool et d'acide sulfurique, les chercheurs, malgré les immenses efforts déployés – n'aient pas encore réussi à répondre à cette question fondamentale : comment l'administration de l'éther conduit-elle au sommeil et supprime-t-elle la conscience de n'importe quelle douleur ? La médecine trouvera probablement la réponse à cette question avant la fin du XXIe siècle.

Les rayons X

En 1862, Wilhelm Conrad Röntgen, un jeune Prussien de dix-sept ans plutôt naïf et flegmatique, sommé par le proviseur de son lycée de révéler l'identité de celui qui avait dessiné une caricature d'un des professeurs, refusa de le faire. Renvoyé, il ne pouvait plus être admis désormais dans aucun établissement flamand ou allemand. Il n'obtint donc jamais l'*abitur*, diplôme de fin d'études secondaires sans lequel il était impossible de s'inscrire à l'université[1].

C'est ce handicap qui, d'une certaine manière, serait plus tard à l'origine de la découverte des rayons X. Wilhelm Conrad Röntgen fut contraint, en 1865, d'aller étudier à l'École polytechnique de Zurich où l'*abitur* n'était pas exigé. Durant les trois années qu'il y passa, le jeune homme se consacra entièrement à l'ingénierie mécanique et ne suivit aucun cours de physique théorique ou générale. Il apprit à construire une vaste gamme d'engins complexes. En cet élève de sa classe d'ingénierie assez terne, le docteur August Kundt, un des théoriciens de la physique les plus brillants et les plus en vue d'Europe, reconnut, avec l'intuition et le jugement qui étaient les siens, un talent exceptionnel. Émerveillé par l'habileté de Röntgen à transformer verre, métal ou caoutchouc en d'exquis instruments – qui permettaient d'ailleurs de détecter et de mesurer des phénomènes physiques, confirmant ainsi certaines de ses théories, il voulut se l'attacher. Et alors que le jeune homme venait d'obtenir un diplôme d'ingénieur en mécanique, il réussit à le convaincre de renoncer à persévérer dans cette voie pour devenir son assistant à l'université de Zurich. Il s'engagea même à lui obtenir une dérogation afin qu'il puisse suivre des cours de doctorat en théorie de la physique, bien qu'il ne possédât pas le diplôme requis de fin d'études secondaires.

Röntgen fut donc l'assistant de Kundt successivement à l'université de Zurich, de Würzburg à partir de 1870, puis de Strasbourg en 1872. En 1874, à l'âge de vingt-neuf ans, il était nommé instructeur dans cette université, puis professeur assistant en 1876. Trois ans plus tard, il quittait Kundt pour une chaire à l'université de Giessen.

En 1872, alors qu'il n'était encore que l'assistant de Kundt à Würzburg, Röntgen épousa Bertha Ludwig, la fille d'un aubergiste prospère, de six ans son aînée. Mince, plutôt attirante, assez instruite, Bertha souffrait de troubles intermittents mais chroniques d'origine psychosomatique n'ayant pas eu d'incidence sur leur mariage, qui dura jusqu'à ce qu'elle meure, à l'âge de quatre-vingts ans. Il la soigna avec dévouement, lui administrant, dans les dernières années de sa vie, des injections journalières de morphine, sans se douter, semble-t-il, qu'elle en était certainement devenue dépendante.

Le couple vécut à Giessen neuf années heureuses quoique dépourvues d'événements marquants. Les troubles psychosomatiques de Bertha tinrent Röntgen à l'écart d'une vie sociale intense qu'il jugeait de toute façon stérile. Quant à Bertha, elle oscillait entre hauts et bas, se remettant toujours, curieusement, au moment de partir en Suisse avec son mari pour leurs vacances annuelles. Ils n'eurent pas d'enfants, mais au bout de quatre ans ils adoptèrent la nièce de sa femme, âgée de six ans, elle aussi prénommée Bertha. Ils menaient une vie confortable dans une maison fort bien tenue par son épouse et un personnel de maison composé d'une intendante, d'une cuisinière et d'une servante. En

1888, les Röntgen quittèrent Giessen à regrets. Wilhelm venait d'être nommé professeur de théorie de la physique à la prestigieuse université de Würzburg.

Piètre orateur, gauche et réservé, Röntgen n'eut pas l'art de se faire aimer de ses élèves. Mais s'il ne fut pas un professeur brillant, il fut en revanche un chercheur tout à fait honorable. Il mesura, en laboratoire, avec un soin méticuleux, les modifications physiques de différentes substances sous l'effet de variations de pression ou d'intensité électrique ou lumineuse. Il découvrit que lorsque l'on déplaçait une substance diélectrique – comme un morceau de verre – entre les deux plaques d'un condensateur chargé en électricité, celle-ci émettait un courant. Mais il est probable que sans l'extraordinaire découverte des rayons X, nul aujourd'hui ne se souviendrait ni de lui ni de ses travaux.

Sir William Crookes[2], le plus éminent physicien anglais de l'époque, est l'un des plus importants prédécesseurs de Röntgen. Après avoir découvert le thallium en 1861, il s'intéressa aux possibles effets du courant électrique sur les gaz rares. Pour mener à bien ses recherches, il lui fallait une atmosphère confinée ne contenant que le gaz particulier qu'il souhaitait étudier. C'est ainsi qu'il avait construit ce que nous appelons le tube de Crookes, un cylindre en verre d'où l'air était évacué à l'aide d'une pompe, pour faire le vide. A l'intérieur de ce tube, des électrodes couplées à un système de bobines à induction permettaient de produire des impulsions électriques. L'objectif était d'observer les transformations qui s'opéreraient éventuellement dans les divers gaz rares et autres substances sous l'effet d'un courant de haut voltage produit par les différences de potentiel entre la cathode et l'anode scellées à l'intérieur du cylindre. Ce courant intense était dû à l'émission de ce que l'on appela les rayons cathodiques.

Crookes en diverses occasions oublia les coffrets de bois contenant des plaques photographiques vierges près de son cylindre. Au moment de les utiliser, il constatait des ombres à leur surface, mais il ne lui vint jamais à l'esprit que ces plaques, apparemment bien protégées dans leur enceinte de bois, avaient pu être exposées à un autre type de rayons, générés par le courant cathodique : il écrivit même au fabricant pour se plaindre de ce qu'il croyait être un défaut de fabrication[3].

Philipp Lenard, lui aussi un éminent physicien, ne se demanda jamais pourquoi, lorsqu'il produisait des rayons cathodiques avec son tube de Crookes, les feuilles recouvertes de platinocyanure de baryum qui se trouvaient à proximité devenaient fluorescentes. En 1905, dix ans après que Röntgen eut découvert les rayons X, Lenard, dans le discours qu'il prononça en recevant le prix Nobel, déclara : « En réalité, j'avais procédé à une série d'observations inexplicables que j'ai soigneusement consignées et conservées en vue de futures investigations; malheureusement, je ne les ai pas entreprises à temps, mais il s'agissait probablement des traces dues à des ondes de radiation. »

Dans son discours, Lenard n'avait pu se résoudre à appeler les rayons X par leur nom, utilisant à la place le terme totalement ambigu d'« ondes de radiation ». Il ne fait aucun doute qu'il pensait mériter la gloire à laquelle Röntgen avait accédé, à son avis, par hasard. Après tout, se disait-il, c'était lui et non Röntgen qui avait découvert que les rayons cathodiques étaient capables de traverser la feuille d'aluminium qui bouchait la fenêtre percée dans la paroi en verre du tube de Crookes.

N'était-ce pas lui qui, dix ans plus tôt, en 1895, avait envoyé à Röntgen une version améliorée du tube de Crookes? Röntgen avait refait les expériences de Lenard : il avait appliqué un petit écran recouvert de cristaux de platinocyanure de baryum contre la fenêtre, elle-même recouverte d'une feuille d'aluminium. La légère fluorescence, qui apparaissait sur l'écran lorsqu'il envoyait une impulsion électrique dans le tube pour produire des rayons cathodiques, prouvait effectivement, comme l'avait découvert Lenard, qu'une certaine quantité de rayons avaient traversé la fenêtre.

Mais Röntgen ne se contenta pas de confirmer les résultats obtenus par Lenard. Il se demanda si sans cette fenêtre ouverte dans les parois en verre du tube, les rayons cathodiques ne passeraient pas quand même. Une partie d'entre eux du moins. Il s'employa à vérifier cette hypothèse.

L'écran recouvert de cristaux de platinocyanure de baryum lui permettrait de détecter la fuite des invisibles rayons cathodiques. En revanche, comme la quantité de rayons qui traverseraient la paroi en verre risquait d'être très faible et donc de passer inaperçue compte tenu de l'intense luminosité du tube produite lors de l'émission du courant, il songea qu'il fallait faire l'obscurité dans la pièce. Il pourrait ainsi déceler toute trace de fluorescence sur l'écran, si légère fût-elle. Il recouvrit le tube de Crookes avec du carton opaque afin d'oblitérer toute la lumière visible. Par précaution, il tira les rideaux de toutes les fenêtres de son laboratoire. Puis il vérifia, en faisant passer du courant dans le tube, qu'il n'émettait aucun rayon visible. Satisfait du résultat, il était sur le point de se livrer à l'expérience projetée lorsqu'il remarqua une vive lueur jaune verdâtre qui s'allumait par intermittence dans le noir absolu, à environ un mètre de là où il se tenait.

Décontenancé, Röntgen se crut tout d'abord victime d'une hallucination. Mais lorsqu'il fit à nouveau passer du courant dans le tube recouvert de carton, les éclairs jaune-vert recommencèrent à jaillir, ne disparaissant que lorsque le courant était coupé. Impressionné, il craqua une allumette et se dirigea vers l'endroit d'où était venue cette lumière surnaturelle. Il avait oublié sur une paillasse un autre écran couvert de cristaux de platinocyanure de baryum ! Tenait-il l'explication de l'étrange phénomène ? Excité, il remit le tube sous tension ; l'écran redevint fluorescent[4].

La cause de cette fluorescence était en revanche complètement mystérieuse. Quelque chose se dégageait du tube de Crookes sous l'effet de l'excitation électrique, c'était évident, mais de quelle nature était cette émission ? Röntgen savait qu'il ne pouvait en aucun cas s'agir de rayons cathodiques, car ces rayons ne peuvent parcourir plus de quelques centimètres dans l'air ordinaire. Or, l'écran fluorescent qu'il avait vu « clignoter » se trouvait à quelques mètres du tube. De plus, lorsqu'il avait déplacé l'écran pour l'éloigner encore plus du tube, celui-ci avait continué d'émettre une vive fluorescence dès que le courant passait. Röntgen eut le sentiment d'avoir produit une nouvelle sorte d'onde électromagnétique.

C'était le 8 novembre 1895. Le physicien interposa un jeu de cartes ainsi qu'un livre de cinq centimètres d'épaisseur entre l'écran et le tube. En dépit de ces obstacles, lorsqu'il faisait passer le courant dans le tube, l'écran devenait immédiatement fluorescent. Ce soir-là, Bertha dut l'appeler plusieurs fois pour dîner. Lorsque finalement il consentit à s'asseoir à table, il ne dit mot et mangea à peine, pressé de regagner son laboratoire.

« Quelle sorte de rayon ou d'onde est responsable de ce que je vois ? Suis-je en train de commettre une lourde erreur ou de perdre la raison ? » Telles étaient les questions qui torturaient cet homme à l'esprit ordinairement bien organisé. Une chose est sûre : à la suite de cette soirée, Röntgen renonça à son objectif initial. Au lieu de chercher à déterminer si les rayons cathodiques étaient capables de traverser les parois de verre du tube de Crookes, il n'eut de cesse désormais de trouver les matériaux à travers lesquels l'onde ou le rayonnement tout juste découvert ne pourrait PAS passer.

Il détermina très vite que cette onde, qu'il avait baptisée rayon X, était incapable de traverser le plomb et qu'elle était en grande partie absorbée par les autres métaux, en fonction de leur densité. En revanche, le rayon X n'était absorbé ni par le papier ni par le bois et très peu par la chair. Le fait qu'il puisse traverser le bois sans être véritablement modifié intrigua le chercheur. Pour en avoir le cœur net, il plaça un petit coffret en bois contenant des poids en métal sur une plaque photographique puis il envoya ses rayons X à travers le coffret. Le résultat fut spectaculaire : sur la plaque était impressionnée la silhouette des poids entourés de l'ombre de la boîte qui les contenait.

Ce fut au début du mois de décembre qu'il exposa aux rayons X un petit tuyau qu'il tint devant une plaque photographique. Röntgen, en voyant l'image obtenue, se sentit à la fois bouleversé et effrayé. La plaque montrait bien l'ombre noire qu'il escomptait, mais elle affichait aussi une chose qu'il ne s'attendait pas à voir : les os de ses deux doigts qui avaient tenu le tuyau.

Que les rayons X puissent traverser ses chairs et dévoiler les os relevait du surnaturel : ce n'était pas un phénomène scientifique mais mystique. C'était une vision d'apocalypse. « Qu'est-ce que mes collègues vont penser des rayons X, se demanda Röntgen, des rayons qui, contrairement à la lumière ou aux ultraviolets, ou même aux ondes hertziennes, peuvent révéler les parties les plus cachées du corps humain : les os ? » A l'instant même, il décida de parler à Bertha de sa découverte. Mais craignant qu'elle ne le croie pas ou qu'elle s'imagine qu'il était devenu fou, il mit au point un scénario fait pour la convaincre.

Un soir de décembre, après dîner, avec un large sourire, Röntgen invita sa femme à l'accompagner dans son laboratoire. Ravie de le voir enfin déridé et mangeant avec enthousiasme – ce qui n'était plus arrivé depuis plusieurs semaines – elle accepta. Ni elle ni leur fille adoptive n'avaient encore été admises dans son laboratoire.

Une fois arrivés en bas, il pria Bertha de poser sa main gauche sur une plaque photographique non exposée et encore protégée par sa boîte en bois. Elle obéit timidement.

« Que va-t-il se passer ? » demanda-t-elle anxieusement.

« Ne t'en fais pas, je vais faire passer le courant dans ce tube. Il va s'embraser ; il y aura quelques crépitements, mais n'aie pas peur. Garde ta main bien à plat et immobile sur ce coffret en bois », répondit Röntgen. Il mit le tube sous tension pendant environ six minutes. Il demanda à sa femme d'attendre pendant qu'il développait la plaque. Il la rapporta, encore humide, et la lui tendit en disant : « Voici la photo de ta main faite par mon nouveau rayon X ».

« Oh mon Dieu ! Mais ce sont mes os que je vois ! J'ai l'impression de contempler ma propre mort » s'écria-t-elle, plus terrifiée que réjouie du miracle accompli par son mari.

Röntgen, lui, exultait devant la réaction de Bertha. Les rayons X étaient bien réels. Ce n'étaient pas les fantasmes d'un cerveau dérangé ni une vue de l'esprit, mais quelque chose d'aussi tangible, d'aussi palpable que les parois de verre de son tube de Crookes ou que les rideaux des fenêtres de son laboratoire. Ce qu'ils montraient aussi était bien réel, comme en témoignait l'opaque densité des deux bagues que Bertha portait au doigt. Mais quelle pouvait bien être l'origine de ce rayon qui, contrairement à un rayon lumineux, ne pouvait être vu, contrairement aux ondes calorifiques, ne pouvait être ressenti, et, contrairement aux ondes sonores, ne pouvait être entendu – une onde nouvelle qui échappait en somme à tous les sens humains ?

Röntgen résolut de poursuivre ses travaux dans le secret

le plus absolu. Le cliché montrant les os de la main de sa femme prouvait de manière indiscutable qu'il avait fait une découverte capitale. Mais il savait aussi que des légions de physiciens à travers le monde possédaient, tout comme lui, dans leur laboratoire, un tube de Crookes identique au sien et que l'un d'eux pouvait faire par hasard, dans les mêmes circonstances que lui, cette miraculeuse expérience... Lui, d'ordinaire si stable et équilibré, céda à la crainte obsessionnelle que quelqu'un lui souffle la primauté de la découverte.

Aucun étudiant, ni collègue, ni ami ne fut plus admis dans son bureau dès l'instant où il se mit à rédiger son rapport, à l'exception de son assistant; et même à ce dernier il ne donna pas l'ombre d'une indication sur ce qui l'occupait. Il travaillait dans l'urgence comme un forcené, prenant à peine le temps de manger et de dormir. Il voulait pouvoir présenter le compte rendu de sa découverte à la réunion du mois de décembre de la Société de médecine de Würzburg, afin qu'il soit repris dans le numéro de décembre de la revue publiée par ladite société.

Mais malgré sa hâte désespérée, Röntgen n'acheva la rédaction de ce rapport préliminaire que le 28 décembre 1895, alors que la réunion avait déjà eu lieu. Il se rendit quand même auprès du secrétaire de l'association et le supplia de publier son article dans le numéro qui était sous presse, même s'il n'avait pas été présenté à la réunion. Quoique décidé à le refuser, le secrétaire consentit à lire l'article. Il s'arrêta complètement saisi au point 14 (l'article en comprenait 17), dans lequel il était dit que les rayons X avaient impressionné sur des plaques photographiques les ombres des os d'une main... Et lorsque Röntgen lui mit sous le nez le cliché représentant le squelette de la main de Bertha, la publication ne fit plus aucun doute dans son esprit....

Ainsi, «A propos d'une nouvelle sorte de rayons : communication préliminaire» parut quelques jours plus tard[5]. Jamais aucun rapport sur une découverte médicale (pas même les rapports préliminaires relatifs à la structure de l'ADN, qui parurent dans le journal *Nature* vingt-deux jours après avoir été soumis au comité de rédaction), ni avant ni après celui-ci, n'a été publié dans la semaine.

Röntgen se doutait bien que ce rapport, publié dans une revue relativement obscure, n'aurait pas le retentissement mondial qu'il méritait. L'année n'était pas encore achevée qu'il faisait imprimer à ses frais des tirés à part. A l'occasion du jour de l'an 1896, il les adressa à six des plus importants physiciens d'Europe, accompagnés de deux clichés : celui du squelette de la main de Bertha et celui des poids métalliques dans leur coffret en bois. Sans ces photos, preuve flagrante de son extraordinaire découverte, les physiciens destinataires de l'article l'auraient peut-être jeté à la corbeille sans même l'avoir lu. Après tout, qu'est-ce qu'un nouveau rayon pouvait avoir de tellement excitant? L'article le disait en quelques mots noyés au beau milieu d'une phrase interminable décrivant avec force détails les autres phénomènes liés aux rayons X.

Lorsque Franz Exner, professeur de physique à Vienne et grand ami de Röntgen, reçut le pli, il fut davantage fasciné par l'image des os de Bertha que par le texte lui-même. Il montra le cliché à ses convives subjugués, au cours du dîner qu'il organisa le lendemain soir.

L'un d'eux parla à son père de cette étonnante photographie. Or, le père en question était journaliste auprès de l'un des plus prestigieux quotidiens viennois. Il vit immédiatement que le récit de cette incroyable découverte ferait un papier sensationnel. Il se renseigna auprès d'Exner afin d'étoffer son article. Le dimanche suivant, 5 janvier, l'histoire complète de la découverte des rayons X paraissait dans *Die Presse*. Le correspondant à Vienne du *London Chronicle* câbla l'information à son journal qui, dès le lendemain 6 janvier, publiait sa version de la découverte de Röntgen. La nouvelle se répandit comme une traînée de poudre à travers le monde, bénéficiant grâce aux journaux d'une immédiate et retentissante publicité internationale.

Les médias eurent le mérite de comprendre l'immense valeur des rayons X comme outil de diagnostic médical, ce que Röntgen lui-même n'avait pas encore parfaitement mesuré. A l'époque, tout l'intérêt des rayons X lui paraissait se limiter à la détection des fractures et des maladies osseuses.

La rapidité et l'ampleur de la couverture médiatique dont jouit cette découverte s'expliquait par le curieux malaise qu'elle suscitait. Comme Röntgen et Bertha, le public fut saisi, frappé, troublé par la révélation de l'existence de cet étrange rayon capable de traverser les vêtements et les chairs pour explorer l'intimité des organes les plus secrets : les os. Cette découverte prenait des allures indécentes[6]. Lorsque furent tirés les premiers clichés aux rayons X d'un crâne, beaucoup se sentirent envahis par un sentiment de frayeur intense. Après tout, la mort n'avait-elle pas été, depuis longtemps, symboliquement représentée par un crâne apposé sur deux fémurs croisés? Parce que le tube de Crookes, producteur de rayons X, était un instrument courant dans tous les laboratoires en Angleterre et aux États-Unis, il ne fallut guère plus de deux semaines après l'annonce de la découverte de Röntgen en janvier 1896 pour que se répande la technique des clichés aux rayons X. Même si dans les six premiers mois de l'année 1896 les patients s'évanouissaient à la vue de leur squelette, les rayons X furent utilisés non seulement pour visualiser les fractures osseuses, mais aussi les balles et autres matériaux logés dans les tissus.

En décembre 1896, dans le cadre d'une affaire mettant en cause un médecin qu'un de ses patients accusait de négligence, un juge américain décréta que les clichés aux rayons X étaient recevables comme preuves par la cour. Le patient en question était un étudiant en droit qui s'était blessé à la jambe gauche en tombant d'une échelle; son médecin lui avait prescrit une série d'exercices précis qui déclenchaient de si atroces douleurs que le jeune homme avait fini par se faire radiographier le membre. Le cliché avait révélé qu'il y avait eu fracture et que les os ressoudés n'étaient pas correctement alignés. Ce défaut tenait probablement aux exercices prescrits par le médecin. Le cliché aux rayons X, qui prouvait de manière irréfutable l'incompétence du praticien, permit à l'étudiant de gagner son procès. Entrés à la cour en cette occasion et reconnus pour la première fois comme preuve juridiquement acceptable, les rayons X ont constitué depuis une preuve décisive dans le cadre d'innombrables procès pour négligence.

Le Kaiser Guillaume II et son épouse, fascinés par cette découverte et intrigués par l'énigmatique personnalité de ce terne professeur de Würzburg, invitèrent Röntgen à venir leur présenter ses rayons X à la cour impériale à Postdam. Immensément flatté, Röntgen s'inclinait devant le couple impérial le 13 janvier 1896, moins de deux semaines après l'impression des tirés à part de son article. Il tremblait à l'idée que son tube de Crookes n'explose durant la démonstration, mais heureusement, il n'en fut rien. Il dîna avec le Kaiser et les membres de la cour, et fut décoré de l'ordre de la Couronne prussienne, IIe classe. Pourquoi une décoration de l'ordre de la Couronne prussienne Ire classe ne lui fut-elle pas octroyée? C'est un mystère. Röntgen, quoi qu'il en soit, en fut tout à fait satisfait et n'oublia jamais cet émouvant moment.

Dix jours plus tard, le 23 janvier, il donnait à la Société médicale de Würzburg la conférence qu'il avait souhaité faire un mois plus tôt. Il fut stupéfait par les acclamations et les ovations qui l'accueillirent lorsqu'il pénétra dans l'enceinte de l'Institut de physique. Il parla de sa surprise lorsqu'il avait constaté que les rayons X étaient capables de traverser un jeu de cartes, un livre épais de cinq centimètres d'épaisseur ou encore un lourd morceau de bois. Il avoua également que ce n'est que lorsqu'il eut découvert que son rayon X produisait des ombres sur les plaques photographiques qu'il avait acquis la conviction que cette onde existait vraiment et n'était pas un simple fantasme.

A la fin de sa causerie, Röntgen invita Albert von Kölliker, un des plus fameux anatomistes allemands, à monter sur l'estrade pour se faire photographier la main aux rayons X. Le vieil homme s'exécuta et lorsque l'auditoire vit l'image des os de sa main, un tonnerre continu d'applaudissements explosa dans la salle. Von Kolliker prit la parole pour dire que durant ses quarante-cinq années de présence au sein de cette société médicale, il n'avait jamais entendu un exposé d'une pareille importance, ni dans le champ des sciences naturelles ni dans celui de la médecine.

A l'issue de la réunion, quelques chercheurs s'attardèrent pour discuter avec Röntgen des possibles bénéfices que la médecine pourrait retirer des rayons X. Ils conclurent ce soir-là qu'en raison de l'égale densité de tous les tissus mous du corps humain, l'utilisation des rayons X en médecine serait sans doute très limitée !

Ce fut l'unique conférence formelle de Röntgen sur les rayons X. Il déclina obstinément les très nombreuses invitations de la part de différents organismes, y compris du Reichstag. L'épreuve était au-dessus de ses forces : la présence d'un public le désorientait et lui faisait perdre tous ses moyens. Même ses cours de physique, dispensés à de petits groupes d'étudiants, étaient ternes, pour ne pas dire assommants.

Mais s'il refusa de prendre la parole en public, il accorda quelques interviews à des journalistes.

En mars 1896, il publia son deuxième rapport[7]. Il établissait dans ce document que les rayons X déchargeaient non seulement « les corps électrifiés », mais aussi qu'ils chargeaient d'électricité l'air à travers lequel ils se propageaient. Cet air pouvait à son tour se décharger dans les corps électrifiés. Le reste du rapport décrivait les substances qui étaient les plus aptes à produire des rayons X sous l'impulsion des rayons cathodiques. Il mentionnait en guise de conclusion que le platine irradié par les rayons cathodiques constituait le meilleur des émetteurs de rayons X. Ce deuxième rapport, en dépit de ses descriptions méticuleuses et de ses longueurs, ne disait mot des possibles applications médicales de ces ondes magiques. C'était un peu comme si un archéologue, ayant découvert une tombe contenant un pharaon momifié entouré de trésors inestimables, n'avait fait état dans son compte rendu initial de découverte que des instruments et outils utilisés pour exhumer la sépulture.

Un an plus tard, en mars 1897, Röntgen publiait son troisième et dernier rapport sur les rayons X. Tout au long de l'année qui s'était écoulée depuis la publication de sa découverte, des médecins du monde entier avaient pris et publié des clichés aux rayons X d'os fracturés, de balles et d'aiguilles logées dans les différents tissus du corps humain, dans le crâne ou le cœur. Pourtant, ce troisième rapport fut à nouveau tout entier consacré à d'ennuyeuses descriptions des propriétés physiques des rayons ainsi que des divers facteurs susceptibles de les affecter. Aucune mention n'y était faite des applications thérapeutiques possibles de ces miraculeux rayons. Extrêmement déçu, Röntgen avouait que malgré ses efforts, il n'était pas parvenu à démontrer la nature électromagnétique de l'onde – ou sa réfrangibilité – quand bien même il avait la presque certitude de son existence. Dix-sept années s'écouleraient avant que Max von Laue et ses collègues ne découvrent que les atomes des cristaux étaient capables de diffracter les rayons X de Röntgen. La magnifique démonstration de von Laue lui valut un prix Nobel deux ans plus tard.

Après ce deuxième papier, Röntgen en publia sept autres au cours des vingt-six années qui lui restaient à vivre. Le dernier, qui parut en 1921 – il avait alors soixante-dix-sept ans – traitait des effets de l'irradiation sur la conductivité de différents cristaux.

Bien qu'il continuât à refuser de donner des conférences, Röntgen accepta les centaines de prix, de médailles, de certificats, de sculptures, de diplômes honoraires, et les titres de membre honoraire qui, dès 1895, lui furent offerts par les sociétés médicales savantes du monde entier. En fait, quatre mois à peine après la parution de son premier article sur les rayons X, la couronne de Bavière lui décernait l'ordre royal du Mérite. Röntgen accepta la décoration mais refusa le droit d'accoler la particule « von » à son nom. Il était très rare pour un scientifique germanique de décliner l'honneur de cette marque de noblesse.

En 1901, Röntgen fut le tout premier scientifique à recevoir un prix Nobel de physique. A la différence de tous ceux qui, après lui, vinrent à Stockholm prendre possession du saint graal, Röntgen remercia le roi de Suède et s'esquiva sans avoir prononcé de discours. De plus, il donna tout l'argent du prix à l'université de Würzburg, et en cela encore il reste un cas unique dans les annales.

A Röntgen, devenu lauréat du Nobel, le roi de Bavière ordonna de quitter Würzburg pour devenir le directeur de l'Institut de physique de l'université de Munich. Cette fonction réduisait à néant les quelques chances qui lui restaient encore d'effectuer des recherches créatives. Mais il est probable qu'au fond – et malgré ses protestations – il fut soulagé (comme beaucoup de scientifiques âgés de plus de cinquante-cinq ans qui reçurent un prix Nobel) qu'on n'attende plus désormais de lui de mirobolantes découvertes.

La carrière de scientifique est loin d'être facile et n'est pas toujours agréable, tant s'en faut. Comment le serait-elle quand, en matière de recherche, la déception constitue la règle et non l'exception ? Une véritable percée scientifique, comme l'a fait remarquer sir Karl Popper, n'est pas la découverte que tout semble confirmer, mais celle qui fournit à foison les moyens grâce auxquels elle pourra par la suite être réfutée.

Directeur d'université avec un prix Nobel en poche, Röntgen se transforma de plus en plus en administrateur. Il se livrait bien à quelques recherches mais presque en amateur et, bien entendu, il continuait à donner des cours de physique que ses étudiants jugeaient d'ailleurs ennuyeux à périr.

Contrairement au Prussien Robert Koch, Röntgen n'eut jamais de disciples parmi les jeunes physiciens. C'était un chercheur solitaire qui d'ailleurs n'avait pas vraiment de vie sociale, sans doute à cause de la maladie de Bertha.

En 1903, Röntgen accepta à contrecœur de prononcer le discours d'inauguration du musée des Beaux-Arts de Munich. Dans l'auditoire se pressait la fine fleur de la noblesse bavaroise, des militaires et les membres du gouvernement. Il ne s'était pas exprimé en public depuis janvier 1896. Il paniqua, bafouilla, hésita et au lieu du discours projeté, il tint des propos complètement incohérents. Les journalistes eux-mêmes n'y comprirent goutte. Aux yeux de Röntgen, ce malheureux incident apparut comme un véritable désastre : ce fut sa dernière intervention publique.

Que son activité de chercheur se fût ralentie dès avant la Première Guerre mondiale ne signifie pas que Röntgen menait une vie oisive et sans intérêt. Il se vouait tout entier à la gestion de l'Institut de physique et participait à de nombreuses activités au sein de l'université de Munich, dont son institut faisait partie. Chaque week-end, il rejoignait son petit pavillon de chasse dans les proches environs de Munich, et il passait son mois de vacances annuelles en Suisse. La vie était douce pour Röntgen et sa femme, avec trois domestiques – un cuisinier, une servante et une gouvernante – à leurs petits soins.

Jusqu'en 1914, le monde était aux yeux de Röntgen le meilleur des mondes. Mais à cette date, les troupes de son Kaiser bien-aimé envahirent la Belgique et mirent à feu et à sang son univers et celui de la plupart des Allemands. Dès le début de la guerre et malgré les premières victoires de l'armée allemande en Russie et dans le Nord de la France, Röntgen n'en envisageait pas l'issue avec optimisme, surtout à cause du blocus de l'Angleterre.

Bertha, qui avait survécu à l'épreuve de la guerre, mourut en 1919. Röntgen, âgé de soixante-quatorze ans, fut pris en charge par son personnel de maison. La seule personne avec laquelle il pouvait désormais s'entretenir était la veuve de son grand ami, Leonard Boveri. Mais ses rapports avec cette dame ne furent qu'épistolaires. Sa solitude était grande et il tenta de prolonger les sentiments qui l'unissaient à Bertha en lisant à haute voix devant la photographie de l'épouse disparue les lettres qu'elle lui avait écrites des années auparavant. Il se berçait de l'idée qu'elle prenait plaisir à les réentendre.

A soixante-quinze ans, Röntgen prit sa retraite de l'université. Il continua d'aller à la chasse, de temps à autre, mais ses sorties se réduisaient en général à de longues promenades. Il manifestait un intérêt de plus en plus vif pour les activités domestiques, et cela bien qu'il fût servi par un personnel dévoué et compétent. Lorsque à partir de 1920 les vivres vinrent à manquer et que le mark s'effondra, il n'eut d'autre souci que de trouver le moyen d'assurer nourriture et chauffage aux membres de sa maisonnée. Il discuta pendant plusieurs semaines avec la cuisinière et la gouvernante de l'achat d'un cochon. Il ne partageait pas l'avis des deux femmes qui souhaitaient acquérir un porcelet pour l'engraisser, mais il finit par se laisser convaincre. Les discussions reprirent de plus belle lorsque le cochon fut prêt pour le sacrifice. Röntgen, qui s'était attaché à l'animal, voulait le vendre, mais ses employées refusaient de faire confiance à un boucher. Plutôt que de le négocier contre des marks vite dévalués, elles se proposaient de le tuer et de le préparer elles-mêmes pour n'en rien perdre – ni graisse, ni lard, ni viande. Une fois encore, elles eurent le dernier mot.

Bien qu'à la retraite, Röntgen continuait de recevoir des diplômes et des médailles (il possédait plus d'une cinquantaine de doctorats honoraires et des dizaines de médailles, dont beaucoup en or). Mais sa plus grande joie, outre ses promenades, était de relire de vieilles missives et de se remémorer les moments heureux – comme cette lettre du grand von Moltke qui évoquait le dîner du 9 janvier 1896, donné par le Kaiser Guillaume II en l'honneur du chercheur. Il relut cette lettre à plusieurs reprises devant la photographie de sa défunte épouse.

Dans les derniers mois de l'année 1922, Röntgen tomba malade. Malgré l'optimisme des médecins, il sentait que sa fin était proche. Il mourut le 10 février 1923. Ses cendres furent déposées dans le caveau familial à Giessen, à l'endroit où lui et Bertha avaient passé les années les plus heureuses de leur vie.

Röntgen fut un scientifique honnête et droit entre tous. Il était littéralement dépourvu de défauts ou de vices. Il était brillant, mais son intelligence était étroitement canalisée, et en cela il manquait sans doute de la largeur de vue d'un Isaac

Newton ou d'un Albert Einstein. Néanmoins, lorsque la chance se présenta à lui sous la forme d'éclairs intermittents sur un écran fluorescent, il ne la laissa pas passer. Il est difficile d'imaginer avancée plus importante pour les médecins et les patients que celle apportée par les rayons X de Röntgen.

On découvrit un peu plus tard que les sels de baryum étaient radio-opaques. Dissous dans de l'eau, puis administrés par voie orale, ils permettaient de visualiser l'œsophage, l'estomac et l'intestin grêle. La même préparation introduite par voie anale rendait possible la visualisation du gros intestin. L'injection d'une solution iodée aux vertus similaires dans l'urètre permettait l'exploration de la vessie et des reins[8].

Des substances chimiques relativement inoffensives furent par la suite mises au point pour des injections intraveineuses, et plus récemment encore, intra-artérielles. Ainsi, depuis quarante ans maintenant, l'intérieur des cavités cardiaques, des artères et des grosses veines peut être exploré. Mais bien d'autres applications étaient encore à venir.

En 1972, un ingénieur en informatique anglais, Geoffrey Hounsfield, et son collègue, un neuroradiologiste, permirent, grâce à un nouveau système qu'ils baptisèrent tomographie axiale numérisée[9], appelé aussi tomodensitométrie, de visualiser pour la première fois certaines parties du cerveau que l'on n'avait pu observer jusque-là.

Il s'agissait d'émettre un étroit faisceau tournant de rayons X qui pénétraient de minces coupes de tissus sous une infinité d'angles : en d'autres termes des tomogrammes multiples étaient produits que des récepteurs convertissaient ensuite en données numérisées, qui à leur tour étaient transformées, grâce à un algorithme (un ensemble particulier d'instructions mathématiques) et via un ordinateur à grande vitesse, en clichés à trois dimensions.

Les images, révélées tout d'abord à un congrès de radiologistes, firent sensation. Pour la première fois, le cerveau avec ses tissus mous imbriqués et ses espaces intra et extra-cérébraux remplis de liquide céphalo-rachidien se montrait tel qu'en lui-même. Les radiologistes comprirent instantanément que cette nouvelle technologie, ce scanner CT (pour *Computerised Tomography*, en français tomographie numérisée) ne permettrait pas seulement l'exploration du cerveau mais de tous les tissus mous du corps et de leurs lésions.

Hounsfield avait failli abandonner le projet en 1967, quand avec son collègue A. J. Ambrose ils avait essayé de scanner des têtes de vache que leur avait fourni le boucher du coin. Les résultats en effet avaient été décevants : aucune des structures complexes du cerveau, pas même les ventricules, n'apparaissait. Sur le point de renoncer, Ambrose songea que ces animaux avaient été tués d'un coup sur la tête et que les hémorragies multiples qui s'étaient ensuivies pouvaient avoir occulté les détails les plus fins du cerveau. Il réussit à convaincre Hounsfield de la nécessité de scanner des têtes de vache égorgées plutôt qu'assommées, qu'ils pourraient se procurer auprès d'un boucher casher.

Ambrose avait raison. Cette fois, lorsqu'ils examinèrent au rayons X les têtes de ces vaches, les images de toutes les parties du cerveau – dont les ventricules – étaient parfaitement nettes[10].

A la suite de cette expérience concluante, Hounsfield et ses collègues prirent rendez-vous avec les dirigeants de la firme pour laquelle ils travaillaient (EMI Ltd), et il fut décidé que celle-ci entreprendrait la fabrication de ce scanner.

La première tête humaine fut scannée, avec un succès total, en 1972 dans un petit hôpital situé près du siège d'EMI. Cinq ans plus tard, plus d'un millier de scanners CT étaient utilisés à travers le monde. Depuis, Hounsfield a été couvert d'honneurs : entre autres, il a été admis à la Royal Society, a été annobli, et a reçu en 1979 le prix Nobel de physiologie et de médecine. Comme Röntgen, ce chercheur, malgré son succès, a du mal à surmonter son angoisse quand il doit prendre la parole en public. Et pour se mettre en condition, il a coutume d'aller répéter son discours devant un public de singes dans les zoos des différentes villes où il est invité.

Albert Cormack a partagé le prix Nobel avec Hounsfield pour avoir publié en 1963 un article décrivant l'instrument qu'il avait inventé (employant les tomogrammes, un algorithme et un ordinateur) et qui, lui aussi, permettait d'obtenir des images aux rayons X de très grande qualité. Mais Cormack n'avait jamais scanné que des maquettes « fantômes », et non des humains. Hounsfield, apparemment, ignorait tout des études de Cormack, qui avaient été publiées dans une obscure revue de physique.

Les avantages de la tomographie numérisée en matière de diagnostic sont immenses, mais l'utilisation de ce scanner complexe a fait considérablement augmenter le coût des soins médicaux partout dans le monde. Cet appareil coûte plus d'un million de dollars, et un modèle devient obsolète à une vitesse effrayante. La crainte des médecins d'être traînés en justice pour négligence par leurs patients (aux États-Unis surtout où un médecin sur cinq court ce risque) fait que l'examen est prescrit même lorsqu'il ne s'impose pas. Les avocats de la partie civile demandent en effet infailliblement et avec une certaine délectation si un scanner CT a été effectué au cours de la maladie de leur client ou lors de l'accident, non parce que la réponse présente de l'intérêt, mais pour faire valoir auprès du jury leur compétence médicale ; si le praticien a omis de faire pratiquer un scanner, il risque d'être tenu pour rétrograde, lui qui a ignoré les avancées technologiques de la médecine moderne. Si Röntgen était encore là pour voir les fantastiques progrès de l'imagerie médicale et toute la gamme des techniques de diagnostic par ordinateur dont nous disposons aujourd'hui, il éprouverait sans doute quelque fierté à penser que sa découverte de 1894 est à l'origine de ces appareils incroyablement complexes : ce morceau de papier enduit de sels de baryum qui s'était mis à « lui faire de l'œil » au moment où il mettait son tube de Crookes sous tension.

La culture des tissus

Demandez à n'importe quel expert actuel de la culture des tissus son opinion sur Ross Granville Harrison, et il vous regardera certainement sans comprendre. « Qui ? » Même les présidents des universités Yale et John-Hopkins, où Harrison travailla, ont marqué un temps de réflexion avant de se remémorer quelques données officielles sur l'homme et son œuvre.

Harrison et ses découvertes occupent pourtant une place d'honneur dans le hall d'entrée de l'hôpital John-Hopkins et il incombe au président actuel de Yale de nommer le titulaire de la chaire d'enseignement Ross Granville Harrison, créée en 1947 en mémoire du chercheur. Cette chaire a été occupée par les biologistes les plus éminents de notre temps.

Presque oublié aujourd'hui, Harrison est pourtant le responsable d'une des plus grandes conquêtes de la médecine occidentale : la culture des tissus, soit la capacité de faire croître en laboratoire des cellules vivantes, en dehors de l'organisme végétal ou animal dont elles sont issues. La découverte de Harrison a permis l'étude du vivant au niveau cellulaire, et même moléculaire, ainsi que le développement de vaccins modernes, dont ceux de la poliomyélite, de la rougeole, des oreillons et de la rage ; elle a également joué un rôle majeur dans les recherches sur le cancer (et le sida), en fournissant des informations biochimiques complexes et détaillées. En fait, grâce à la culture des tissus, nous en avons appris plus dans les cinquante dernières années sur les mécanismes fondamentaux des maladies qu'au cours des cinq millénaires précédents.

Tout a commencé avec Ross Granville Harrison[1]. Harrison était le deuxième de cinq enfants, né à Germantown, en Pennsylvanie, le 13 janvier 1870. Sa mère mourut jeune d'un cancer. Son père, ingénieur, passait le plus clair de son temps en Russie ; aussi Ross fut-il élevé par sa tante. Il fréquenta une école où l'accent était mis sur les rapports avec la nature. L'intérêt de l'enfant pour les sciences naturelles fut éveillé par les périples organisés dans la campagne environnante – c'est au cours d'une de ces excursions qu'il sauva un homme de la noyade.

Ross acheva ses études secondaires à Baltimore et entra à l'âge de seize ans dans les classes préparatoires de l'université John-Hopkins. Il y étudia la biologie, les mathématiques, la chimie et les langues anciennes, et y fut un élève exceptionnel. Il passait des heures interminables à la bibliothèque à lire avec fascination des ouvrages grecs et latins et obtint son diplôme en trois ans seulement.

Au vu de ses résultats, son père le poussa à poursuivre ses études. En 1889, toujours à Hopkins, Ross s'inscrivit dans les classes de biologie et de mathématiques. Mais au cours de l'été 1890, ayant participé à un projet de recherche sur l'embryologie de l'huître, il se tourna vers cette spécialité qui devint la passion de sa vie.

A Hopkins encore, il travailla auprès de W. K. Brookes, un embryologiste renommé qui pensait que le principal intérêt de l'étude des fonctions chez l'embryon consistait à déterminer pourquoi un organe ou un groupe d'organes se développaient de la manière dont ils le faisaient. Harrison, à l'époque, partageait ce point de vue.

Auprès de Brookes, Harrison apprit quelque chose d'essentiel : une philosophie et une éthique du chercheur dont il ne se départirait plus jamais. Alors qu'il étudiait l'embryologie de petites espèces marines, Brookes fut informé par un professeur invité qu'un chercheur français, qui menait des recherches identiques, était sur le point de publier les résultats de ses travaux. Brookes ferait bien de se dépêcher, lui conseilla ce professeur… Mais à la réflexion, Brookes considéra qu'il n'y avait aucune raison de se hâter. Si le Français faisait du bon travail, tant mieux pour lui ; cela le dispenserait, lui, de publier les résultats de ses travaux. Si, au contraire, ce chercheur avait négligé certains points (ce qui arrivait souvent), alors Brookes ne publierait de ses recherches que la partie qui compléterait celles du Français, et ce serait bien assez.

Harrison partit faire ses études de médecine à Bonn. Il y resta de 1892 à 1899 – à l'exception de l'année 1894, où il retourna à Hopkins, rédigea sa thèse et obtint son doctorat. C'est à Bonn qu'il fit la connaissance de sa future femme, Ida Lange, en 1893. Elle venait d'achever ses études de jeune fille accomplie dans une institution suisse ; elle parlait couramment l'anglais, l'allemand, l'italien et le français. Harrison, pour sa part, parlait l'anglais, l'allemand et le latin, si bien que le couple pouvait converser facilement dans deux langues au moins…

Lorsque Harrison fit part à son père de son projet d'épouser Ida, celui-ci se pencha sur l'arbre généalogique de la jeune fille et approuva l'union. Le père d'Ida, un officier de marine, consentit aux fiançailles à condition qu'ils ne se marient pas avant trois ans. Les deux jeunes gens se conformèrent à cette exigence : leurs noces furent célébrées à Altona, en Allemagne, le 9 janvier 1896. Trois ans plus tard, Ross obtenait son diplôme de médecine à Bonn.

Reconnaissant sa valeur, l'université John-Hopkins avait engagé Harrison bien avant qu'il eût fini ses études. Il y prit rapidement du galon : assistant en 1895, il devint professeur associé l'année où il obtint son diplôme de médecine. Il menait de pair ses études en Allemagne et l'enseignement à Hopkins – ce qui était un tour de force à cette époque dépourvue d'avions – réussissant à concilier les allers-retours par bateau et son double emploi du temps.

A l'époque où Harrison travaillait à Hopkins, le directeur du département d'anatomie était Franklin P. Mall, sans doute le plus grand embryologiste au monde. Bien que la relation entre les deux hommes fût cordiale, Mall ne demanda pas à son jeune confrère de participer à la rédaction du manuel d'embryologie humaine en deux volumes qu'il cosigna avec l'Allemand Franz Keibel, un ouvrage qui devint célèbre à travers le monde. Cela explique peut-être pourquoi Harrison se spécialisa en embryologie expérimentale et prit essentiellement des animaux pour sujets de ses recherches.

Harrison n'était pas seulement brillant : travailleur infatigable, du début à la fin de sa carrière, il quittait la maison avant l'aurore pour ne rentrer que tard dans la nuit. Pendant ses dix premières années à la faculté de Hopkins, il publia vingt articles remarquables sur l'embryologie. Il fonda et fut le rédacteur en chef des 105 volumes du *Journal of Experimental Zoology* (*Revue de zoologie expérimentale*).

Ses collègues, d'abord à Hopkins, puis à Yale, l'admiraient et le respectaient; mais personne ne le trouvait chaleureux et affable, pas même ses enfants, car il était d'un abord glacial.

Lors de notre entretien avec Elizabeth Harrison, sa fille, alors âgée de quatre-vingt-quinze ans, ce n'est pas son père qu'elle a évoqué avec enthousiasme, mais sa mère. Ida avait toujours aidé son mari dans maintes tâches ingrates liées à ses recherches en laboratoire; de plus, elle avait assumé seule l'éducation de leurs cinq enfants. Non, Harrison n'était pas le genre de père à aider ses fils à construire leurs maquettes de bateaux ou à fabriquer des maisons de poupée pour ses filles.

La science était pour lui une maîtresse exclusive qui ne lui laissait aucun répit.

Ce fut probablement à la fin de l'été ou au début de l'automne de 1906 que Harrison, alors âgé de trente-six ans et professeur assistant, entreprit les recherches qui devaient graver son nom dans l'histoire de la médecine. A l'époque, les embryologistes, dont la plupart étaient plutôt taxonomistes dans leur approche de la croissance de l'embryon, s'interrogeaient sur le mystérieux processus responsable du développement des fibres nerveuses qui se ramifiaient dans tous les organes et tous les tissus. Ils savaient que dans un système nerveux mature, elles paraissaient toutes aboutir aux cellules nerveuses ou en être issues, mais quelle était leur origine? Les chercheurs, dans l'ensemble, pensaient que, d'une manière ou d'une autre, les tissus eux-mêmes donnaient naissance aux longues fibres nerveuses qui les parcouraient.

Harrison savait parfaitement que les études au microscope de coupes colorées de tissus innervés ne lui fourniraient pas la solution. Ce qu'il fallait, c'était obtenir du tissu ne contenant rien d'autre que des cellules nerveuses afin de suivre leur développement sur une période assez longue. Peut-être découvrirait-il alors qu'une fibre nerveuse prenait naissance dans la cellule nerveuse elle-même?

Dans ce but, il disséqua le tube médullaire d'un embryon de grenouille de 3,5 mm de long, et l'immergea dans de la lymphe fraîche de grenouille qui coagula rapidement. Il scella hermétiquement le couvercle de la coupelle de culture avec de la paraffine, pour éviter l'évaporation, et poursuivit ses observations au moyen de son puissant microscope. «Lorsque des précautions d'asepsie raisonnables sont prises, les tissus restent vivants pendant environ une semaine, et dans quelques cas, certains spécimens ont été maintenus en vie pendant presque quatre semaines[2]», écrivit-il dans son article de 1907, inaugurant avec cette phrase la science et l'art de la culture des tissus.

Harrison dut ressentir une profonde excitation lorsqu'il vit pointer hors des cellules nerveuses du tube médullaire des fibres nerveuses qui, sur une période de vingt-cinq minutes d'observation, grandirent de 25 microns. Il avait enfin la réponse : les fibres nerveuses étaient issues des cellules nerveuses elles-mêmes ! Il observa attentivement l'extrémité de la fibre qui s'allongeait et nota que le phénomène de croissance continue était dû à un mouvement amiboïde de la terminaison de la fibre nerveuse.

Il était tellement obnubilé par sa découverte – savoir comment se formait un nerf – qu'il ne mesura pas combien la méthode grâce à laquelle il avait mis en lumière ce phénomène serait infiniment précieuse à l'humanité. Des décennies passeraient, et de nombreux autres chercheurs s'intéresseraient à la culture des tissus avant qu'il ne comprenne l'importance de la technique inventée.

En mai 1907, Harrison exposa cette nouvelle méthode et ses observations sur le développement des fibres nerveuses devant une petite assemblée de la Société de biologie expérimentale et de médecine. Contrairement à de nombreuses découvertes décrites dans cet ouvrage, celle-ci n'eut pas d'écho dans la presse : seul l'*Anatomical Record* en fit état. Ce n'est donc sûrement pas ce rapport qui détermina l'université Yale à l'engager.

Le président de Yale, Arthur Twining Hadley, avait des arguments de poids pour le convaincre de venir : il lui offrait une chaire pour lui seul, ce qu'il n'avait pas à Hopkins – c'était la chaire Bronson d'anatomie comparée ; il lui proposait également la direction d'un nouveau département de zoologie ; enfin, il lui annonçait la mise en chantier d'un bâtiment destiné à accueillir la totalité du département de biologie de Yale, à savoir les biologistes, les embryologistes et les zoologistes. (Il faudrait cinq ans pour que l'aile Osborn soit achevée.)

Arrivé à Yale à l'automne de 1907, Harrison y resta jusqu'à la fin de sa longue carrière. Pendant les premières années, il supervisa le chantier de l'aile Osborn et recruta une nouvelle équipe de chercheurs en même temps qu'il enseignait.

Il s'acquitta de la première de ces tâches avec brio. L'aile Osborn, achevée en 1913, représentait le summum de la modernité et du confort, qu'il s'agisse des salles de classe ou des laboratoires mis à la disposition des chercheurs. Sa mission de recrutement fut également un succès, car tous ceux qu'il attira dans son équipe étaient la crème des scientifiques de leur temps. Aucun d'eux cependant, ni d'ailleurs aucun des élèves qu'il forma, ne reçut le prix Nobel ou ne fit de découverte comparable, de près ou de loin, à la sienne. En revanche, dans sa fonction d'enseignant, Harrison fut loin d'exceller. Selon son biographe officiel, J. S. Nicholas, qui fut aussi son assistant pendant des années, il paniquait devant les jeunes gens riches et gâtés auxquels il dispensait son enseignement. Sa froideur, peut-être sa timidité, et sans aucun doute son absence de talent oratoire faisaient de ses cours un pensum presque insupportable. Il était aussi peu doué pour les discours publics que Röntgen ou Hounsfield.

L'embryologie expérimentale était un domaine vaste et prenant qui détourna Harrison de ses recherches initiales. Même s'il continuait d'utiliser pour ses études embryologiques sa propre technique de culture des tissus et qu'il enseignait les méthodes aux scientifiques en visite, il ne s'intéressera plus pendant le reste de sa carrière qu'aux seules transplantations de membres, d'organes et de tissus embryonnaires. Et s'il publia plusieurs études dans lesquelles il appliquait sa méthode de culture des tissus, les études embryologiques en constituaient toujours le point focal. En vérité, Harrison fut bien plus passionné par le fait qu'il pouvait transplanter le bourgeon embryonnaire du membre gauche du côté droit, et le voir se développer comme un membre droit typique, qu'il ne le fut en constatant que des tissus vivants pouvaient survivre en dehors du corps. A ses yeux, les études embryologiques étaient d'une importance majeure alors que la culture des tissus n'était, tout au plus, qu'un instrument.

En avril 1917, les États-Unis déclaraient la guerre à l'Allemagne. Cet événement eut une incidence fâcheuse sur la vie du germanophile Ross G. Harrison qui avait fréquenté une école médicale allemande, avait épousé une Allemande, avait publié nombre de ses articles dans des revues médicales de ce pays. Il fut littéralement désespéré par l'hystérie anti-allemande qui se développait aux États-Unis et se traduisait, entre autres, par l'interdiction d'enseigner l'allemand dans les écoles, le changement du nom des rues, des parcs et même des villes lorsqu'il était à consonance germanique, et par l'opinion générale selon laquelle les Allemands étaient des monstres. Il craignit que les Allemands ne perdent eux aussi la tête et s'inquiéta pour la sécurité de sa fille, Elizabeth, qui étudiait la médecine à Bonn lorsque la guerre éclata (elle y serait toujours très bien traitée). Lui-même était un pacifiste convaincu : lorsque deux chercheurs allemands qui travaillaient dans son laboratoire furent arrêtés et jetés en prison, il fit tout ce qui était en son pouvoir pour les aider, suscitant ainsi la méfiance de nombre de ses collègues.

Ce n'est pas tout. En 1917, le comité du Nobel recommanda Harrison pour ses recherches sur le développement des fibres nerveuses et non pour sa découverte de la culture des tissus. Mais l'institut Nobel décida cette année-là de ne pas attribuer son prix de physiologie ou de médecine, à cause de la guerre – ce fut l'argument officiellement invoqué, un curieux argument puisque les prix de littérature, de physique et de la paix (qui récompensa la Croix-Rouge internationale), eux, furent décernés. Les membres du Nobel n'avaient apparemment pas été impressionnés par le candidat Harrison proposé par le comité de sélection. Quant au laissé-pour-compte, il fut déçu, non à cause du prestige associé au prix mais de l'importante somme d'argent dont il s'assortissait et qui lui aurait permis d'envoyer ses cinq enfants à l'université.

Après la guerre, Harrison continua ses expérimentations sur les embryons des amphibiens et publia plusieurs articles par an sur les transplantations embryonnaires de membres et d'autres tissus. En 1925 parut le seul article qu'il écrivit sur la culture tissulaire[3] et encore ne s'agissait-il que d'un compte rendu aride, où il semblait ne pas entrevoir la phénoménale importance de sa découverte.

En 1933, il fut à nouveau sélectionné pour le prix Nobel. Le comité hésitait, cette fois, entre deux candidats, le second étant Thomas Hunt Morgan. Généticien distingué, Morgan avait fait considérablement progresser les connaissances dans son domaine en prenant comme sujet d'expérimentation la mouche du fruit. Le comité finit par retenir Morgan plutôt que Harrison, concluant que la culture des tissus était une technique d'une « portée plutôt limitée[4] » ; il jugea également que trop d'années s'étaient écoulées depuis la découverte de Harrison (elle datait, rappelons-le, de 1907) – ce qui était une bien mauvaise raison. (Heureusement, en 1966, le comité décernera le prix Nobel de médecine et physiologie à Peyton Rous, qui avait découvert soixante-six ans plus tôt qu'une tumeur pouvait être causée par un virus.)

Lorsque Harrison prit sa retraite de Yale en 1938, il devint le président du National Research Council et joua un rôle clé dans l'histoire de cette institution. Avec l'entrée des États-Unis dans la Seconde Guerre mondiale, le National Research

Council devint, en effet, le fer de lance du gouvernement fédéral. Organe de liaison, jusque-là inefficace, entre l'Académie nationale des sciences et les divers bureaux fédéraux, ses prérogatives, sous la direction de Harrison, s'étendirent et se diversifièrent. Il était responsable du recrutement des scientifiques de toutes les disciplines chargés d'accomplir les innombrables tâches vitales pour un pays en guerre. C'est Harrison, par exemple, qui mit en contact les découvreurs britanniques de la pénicilline et les chimistes américains qui fabriquèrent l'antibiotique cent fois plus vite que n'auraient pu le faire Florey et ses collègues.

Peu après la fin de la Seconde Guerre mondiale, Harrison retourna à New Haven. Il fut choisi en 1946 pour donner une série de conférences scientifiques (dites conférences Silliman) parmi les plus prestigieuses de Yale et, jusqu'en 1949, il consacra le plus clair de son temps à leur préparation. Il publiait encore des articles sur ses études embryologiques lorsqu'un matin du printemps 1955, malgré son âge avancé (quatre-vingt-cinq ans), il s'entêta à vouloir grimper sur un escabeau et tomba. Une grave blessure à la tête limita dès lors sérieusement ses activités jusqu'à sa mort en 1959.

Si Harrison avait pu lire sa biographie écrite par son successeur à Yale, Nicholas, pour le compte de l'Académie nationale des sciences, il aurait considéré qu'il s'agissait là d'un récit succinct et juste de sa vie et de sa carrière. Il n'aurait probablement pas remarqué que ce mémoire dépeignait une existence entièrement dédiée au travail et qu'il se concluait par une citation appropriée du Psaume 1 : « Tout ce qu'il fait réussit. »

Avant que Harrison ne découvre en 1907 la technique de culture des tissus, la route avait été jalonnée de recherches, de découvertes et de quelques errements.

Alexis Carrel naquit à Lyon le 28 juin 1873. Il y fit ses études de médecine et fut si brillant qu'il devint le directeur du département de chirurgie de la faculté quelques années plus tard. C'est au cours de ses études qu'en 1902, il apporta sa plus grande contribution à la médecine en suturant avec succès une artère sectionnée, une opération qui jusque-là avait été impossible. Mais, arrogant et irascible, Carrel – une personnalité aussi intraitable que Pasteur – entra en conflit avec la hiérarchie médicale et quitta la France en 1904. Après une année passée à Montréal, il rejoignit le laboratoire Hull de physiologie à l'université de Chicago.

Carrel œuvra plus que tout autre pour la reconnaissance de la « miraculeuse » découverte de Harrison. Ayant entendu un des discours du maître, il dépêcha à Yale son assistant, le docteur Montrose Burrows, pour en apprendre plus sur les techniques de culture des tissus. Alors qu'il travaillait auprès de Harrison, Burrows découvrit que le plasma de poulet constituait un bien meilleur milieu de culture des tissus que la lymphe coagulée de grenouille.

Burrows ne demeura que deux ans auprès de Carrel : pendant cette période, ils cultivèrent des tissus provenant d'embryons, d'animaux adultes, d'êtres humains et de tumeurs malignes. Puis Burrows rejoignit l'université de Cornell où il avait accepté un poste et y resta jusqu'à son départ pour Pasadena, Californie, en 1915. C'est là qu'il commença à s'intéresser à la cancérologie et se mit à pratiquer d'importantes ablations tumorales, bien qu'il n'eût pas d'expérience en la matière.

Des années plus tard, en 1942, Burrows, dans une lettre à un ami, racontera que Franklin Mall lui avait dit que l'idée de la culture des tissus *in vitro* était de lui, et que Harrison n'avait été tout au plus qu'un assistant de laboratoire à ses ordres[5]. Il n'existe aucune preuve confirmant cette assertion.

Carrel publia son premier article sur la culture des tissus en 1911[6] et prit soin d'attirer sur ses travaux l'attention des médias du monde entier. La publicité avait été si savamment orchestrée que, l'année suivante, un prix Nobel lui était décerné, dont la plupart de ses confrères américains imaginèrent qu'il couronnait ses travaux dans le domaine de la culture des tissus. Ils l'accusèrent plus tard d'avoir trahi son mentor en acceptant un prix qui aurait dû revenir à Harrison. Harrison, lui, n'en voulut aucunement à Carrel, car il savait que le jury du Nobel avait récompensé la fantastique découverte de la technique de suture des deux bords d'une artère sectionnée, qui devait permettre de prévenir les complications comme la formation de caillots, la constriction des artères et l'hémorragie. En fait, Harrison défendit avec vigueur la légitimité de Carrel à recevoir ce prix.

Carrel ne vola donc pas le prix Nobel de Harrison. Mais son laboratoire d'histologie fut, néanmoins, le théâtre d'une fraude monumentale à laquelle il ne fut pas tout à fait étranger.

Carrel cultiva d'abord du tissu de cœur de poulet dans du plasma coagulé en 1912, et il réussit à maintenir vivante cette culture pendant cent vingt jours consécutifs. Le *New York Times* rapporta avec force détails toutes les modalités de cette expérience et cita des extraits de ses publications. Comme il adorait la publicité, savait s'y prendre et qu'il fut, cette année-là, couronné par le Nobel, il devint mondialement célèbre. D'autres journaux se montrèrent moins scrupuleux que le *New York Times*; le *Rural Weekly* de Saint Paul, dans le Minnesota, clamait à la une de son numéro du 24 octobre : « Il maintient vivants des cœurs dans des éprouvettes et remporte les 39 000 dollars du Nobel. »

Carrel commençait à peine ses travaux sur la culture des tissus qu'il déléguait toutes les recherches à Albert Eberling pour se consacrer à l'écriture et à des tournées de conférences. Eberling, dès lors, supervisa l'équipe des laborantins et fit tout le travail. Il modifia la technique initialement mise au point par Carrel. Il avait constaté en effet que s'il ajoutait dans le récipient contenant l'explant – un morceau de cœur de poulet de la taille d'une tête d'allumette – une goutte d'extrait aqueux d'un tissu embryonnaire de poulet à la goutte de plasma sanguin de poule utilisée seule jusque-là, les cellules se développaient à un rythme accéléré. Le mélange, certes, coagulait, mais comme il renfermait tous les éléments nutritifs nécessaires à la croissance des cellules, celles-ci proliféraient, atteignant en quelques jours les bords du caillot. Eberling le coupait alors en deux et plaçait chaque moitié dans un nouveau récipient en verre, en y ajoutant les fluides nutritifs (c'est ce qu'on appelle le repiquage). Il raconterait, bien des années plus tard, qu'il avait continué à diviser l'explant original trente-quatre ans durant et qu'il n'avait jeté les dernières cellules qu'en 1946, deux ans après la mort de Carrel. S'il avait gardé toutes les cellules mises en culture, préciserait-il, la masse qui en serait résultée aurait dépassé la taille du soleil. Car chaque culture coupée en deux et conservée aurait donné au bout de vingt semaines un million de cultures, un nombre qui aurait ensuite doublé chaque semaine.

Le mythe de l'immortalité du cœur de poulet est né de là. Ce fut en son temps une histoire extrêmement populaire dans la presse. Chaque année, le jour du nouvel an, le *New York World Telegram* appelait Carrel pour prendre des nouvelles du cœur et il fêtait son jour anniversaire en lui consacrant un éditorial. En 1940, la rédaction n'ayant pas réussi à joindre Carrel, qui se trouvait en France, annonça un peu précipitamment la mort du cœur de poulet. Les dessinateurs de bandes dessinées, les auteurs de science-fiction, et tous ceux qui collaborèrent à la préparation de ce supplément du dimanche lachèrent la bride à leur imagination.

Auparavant, le 24 octobre 1936, la revue *Collier* avait raconté que ce cœur devait être régulièrement « taillé » pour l'empêcher de déborder le cadre de son laboratoire. C'était peu dire, on vient de le voir...

Quoi qu'il en soit, le cœur de poulet contribua bien plus à la célébrité de Carrel à l'époque que ne l'avait fait le prix Nobel en son temps. La série de conférences publiques qu'il donna en 1935 remportèrent un tel succès que la police fut obligée d'intervenir pour contenir la foule. De nos jours encore, de nombreux médecins associent son nom à la culture des tissus alors que celui de Ross Harrison leur est totalement inconnu.

A la fin des années 20, une des laborantines de Carrel (dont nous tairons l'identité), qui examinait régulièrement ses cultures, nota que si les cellules prétendument immortelles étaient bien agglutinées au centre du caillot, quelques fractions de millimètres plus loin se trouvait un petit îlot de cellules vivantes. Intriguée, elle signala le fait au chef du laboratoire qui lui répondit que c'était sans importance[7]. Curieuse de savoir à quoi tenait ce phénomène, elle poursuivit ses observations et trouva l'explication qu'elle cherchait : la méthode de préparation des extraits d'embryons frais péchait et était responsable de l'introduction dans les cultures de nouvelles cellules vivantes. Elle s'en était assuré en en reproduisant toutes les étapes. La centrifugeuse notamment était archaïque et ne permettait pas une séparation efficace des débris cellulaires contenus dans l'extrait embryonnaire. Ainsi, les cellules de cœur de poulet n'étaient pas immortelles : elles étaient simplement régénérées chaque jour avec des cellules fraîches. Elle tenta à nouveau d'en parler avec le chef du laboratoire, mais il la mença : si elle tenait à sa place, elle devait se taire.

Comme on était en 1929, au moment du mémorable krach boursier, au début de la dépression, elle se tut. Et elle continua de se taire trente-trois ans durant! Dans l'intervalle, elle s'était mariée et était partie vivre à Porto Rico, où son mari avait été nommé doyen de l'école dentaire de l'université. A l'automne de 1963, lors d'une conférence donnée par le docteur Leonard Hayflick à l'École de médecine de Porto Rico, elle entendit le conférencier déclarer que contrairement aux affirmations de Carrel, les cellules normales avaient une durée de vie limitée et qu'elles étaient loin d'être immortelles. Il l'avait personnellement vérifié. A l'issue de la conférence, l'ex-laborantine s'approcha du docteur Hayflick et lui dit quelques mots. « Oh mon Dieu! » s'exclama-t-il, et il l'invita à prendre un verre. Elle lui révéla alors le secret si jalousement gardé toutes ces années : les travaux de Carrel étaient une supercherie[8].

A la suite d'un entretien avec le docteur Jan Witkowski[9], auteur d'un article sur les cœurs de poulet de Carrel, ainsi qu'avec le docteur Ralph Buchabaum[10], qui avait autrefois visité le laboratoire de Carrel et examiné les cultures de cœur de poulet, les signataires de cet ouvrage se sont rangés à l'avis de la laborantine et du docteur Hayflick. En revanche, ils ne sauraient dire si Carrel a été dupe ou non de la légende qui servit sa notoriété.

Quoi qu'il en soit, Carrel eut le mérite de sauver de l'oubli la découverte de Harrison grâce à tout le battage fait année après année autour de la culture de ce cœur de poulet. Arrivé à l'âge de la retraite, il quitta l'Institut Rockefeller et regagna la France. Là, il devint un proche du gouvernement de Vichy et eut la chance de mourir en 1944, avant d'avoir pu être impliqué dans de possibles crimes contre l'humanité.

Sur le plan médical, sa contribution capitale fut la mise au point de la technique de suture des bords d'une artère sectionnée. En revanche, ses travaux sur la culture des tissus peuvent au mieux être qualifiés de médiocres. La vérité est qu'ils furent pernicieux, entretenant une génération entière d'histologistes, de médecins et de scientifiques dans une illusion mensongère. Il faudra attendra 1959, pour que Leonard Hayflick, un jeune biologiste qui venait de passer sa thèse de doctorat, entreprenne la culture de cellules humaines normales et mette fin au mythe de leur immortalité.

Comme on croyait à l'époque que seuls les tissus embryonnaires et fœtaux étaient relativement indemnes de virus (il devait se révéler par la suite que c'était souvent le cas), Hayflick eut l'idée de se procurer ces cellules saines de tissus d'embryons en Suède[11], où l'avortement était légal et se pratiquait couramment. Dès qu'elles arrivaient – à intervalles irréguliers – il les mettait en culture et procédait aux repiquages successifs. Ce faisant, il s'aperçut qu'au bout d'une cinquantaine de repiquages, elles mouraient. La découverte capitale fut que les cellules reçues huit ou dix mois auparavant commençaient à dépérir alors que celles qui étaient là depuis un, deux, trois ou six mois continuaient à croître vigoureusement, et cela bien qu'elles fussent cultivées dans le même récipient et soignées par le même laborantin que les cellules plus âgées. Ainsi, le vieillissement apparaissait-il comme le seul facteur auquel la mort des cellules pouvait être imputée. Après une série de recherches complémentaires conduites par lui et d'autres[12], Hayflick arriva à la conclusion que les cellules normales ne se divisaient pas éternellement, qu'elles n'étaient pas immortelles.

Mais l'histoire de la recherche est tissée d'accidents aux conséquences parfois fâcheuses. Le docteur George Gey et sa femme, Margaret, de l'université John-Hopkins, sont ainsi indirectement responsables d'une des contaminations cellulaires les plus déroutantes et les plus tenaces de l'histoire, dont les histologistes et tous ceux qui tentent de produire des vaccins antiviraux purs subissent encore le contrecoup de nos jours.

Tout commença le 9 février 1951[13]. Ce jour-là, les Gey obtinrent un morceau de tumeur du col de l'utérus d'une femme noire de trente et un ans, Henrietta Lacks, auprès du gynécologue qui avait procédé à l'ablation. Celui-ci leur signala que la tumeur, à première vue, ne ressemblait pas à un cancer classique du col utérin. Le tissu était rouge, au lieu d'être pâle, irrigué par de gros vaisseaux sanguins. L'anatomo-pathologiste de Hopkins, mondialement réputé, l'étiqueta pourtant comme un cancer cervical typique des cellules superficielles du col. Mais les spécialistes les plus renommés eux-mêmes peuvent se tromper : un examen ultérieur devait prouver qu'il s'agissait d'un cancer des cellules des glandes primitives, et non des cellules épithéliales. Cette erreur de diagnostic coûta la vie à Henrietta Lacks car, au lieu de subir une chirurgie radicale, elle fut traitée au moyen de rayons, auxquels son type de cancer ne répondait pas. La maladie progressa et la tua en huit mois.

Contrairement aux autres explants, ces cellules (appelées par la suite HeLa) proliférèrent sauvagement. Jamais jusqu'alors les chercheurs et les biologistes n'avaient disposé de cellules aussi propres à l'expérimentation, capables de se multiplier si vite et si bien. Résistantes à l'extrême, elles supportaient les voyages, et c'est ainsi qu'elles furent expédiées par la poste vers les laboratoires des quatre coins de l'Amérique et du monde, et que les plis qui contenaient ces échantillons devinrent célèbres sous le nom de « HeLagrammes ».

En 1961, un histologiste du New Jersey s'aperçut que le simple fait de déboucher une éprouvette contenant des cellules HeLa, ou de prélever au compte-gouttes un peu de solution de culture, les mettait en suspension dans l'air... Lorsque ensuite elles atterrissaient dans des boîtes de Pétri ouvertes contenant d'autres cultures, elles proliféraient avec tant de vigueur qu'en trois semaines elles étouffaient tous les autres types de cellules.

En 1966, un généticien de Seattle, Stanley Gartler, découvrit une enzyme qui ne se trouvait que dans le sang de certaines personnes d'origine africaine, et cette enzyme était évidemment présente dans les cellules HeLa. La présence de cette même enzyme dans au moins dix-huit souches de cellules tenues pour « caucasiennes pures », c'est-à-dire de race blanche, conservées dans la banque de cellules qui venait d'être créée à Washington, indiquait que les cellules issues de ces dix-huit souches étaient en réalité des HeLa. Toutes provenaient du col utérin de Henrietta Lacks[14] ! Elles avaient été incorrectement considérées comme provenant de tumeurs du foie, du sang et d'autres organes.

Gartler fit aussitôt le rapport de sa découverte devant une assemblée de chercheurs des membres de l'Association d'histologie. Il reçut un accueil hostile car s'il avait eu raison, cela aurait signifié que les recherches de tous ceux d'entre eux qui avaient travaillé sur ces dix-huit souches, avaient été vaines. Mais si Gartler fut quasiment mis en quarantaine par ses collègues – qui qualifièrent ses propos de fous et d'insolents – l'Association d'histologie n'en ordonna pas moins une enquête. Deux équipes indépendantes de chercheurs furent chargées d'évaluer toutes les souches de la Banque nationale de cellules. Vingt-quatre d'entre elles, sur trente-quatre, se trouvèrent être des cellules HeLa. Gartler avait raison[15].

Ni la contamination par les cellules HeLa ni les controverses ne s'apaisèrent à la suite de ces investigations. L'affaire allait d'ailleurs rebondir avec W. A. Nelson-Rees, un médecin cubain qui, très jeune, avait immigré aux États-Unis. Après avoir participé à un programme de recherches génétiques à l'université de Berkeley, Californie, il avait obtenu son doctorat en 1960 et avait été engagé dans le nouveau laboratoire de l'Institut national du cancer à Oakland, en Californie. En 1970, il devenait le directeur de ce laboratoire avec la mission de constituer une nouvelle collection de cultures de tissus sous les auspices du Programme de cancérologie virale.

Nelson-Rees imposa dans son laboratoire des mesures d'hygiène draconiennes et en fit une unité plus stérile que les meilleures salles d'opération au monde. Il engagea un assistant expressément chargé d'identifier les cellules grâce à une technique performante d'empreinte chromosomique[16]. A la pointe du progrès, le laboratoire étudiait également de manière systématique le dimorphisme sexuel au niveau cellulaire par la recherche des chromosomes X ou Y.

En ces années-là, le président des États-Unis, Richard Nixon, non content de livrer la guerre au cancer, œuvra pour la détente Est-Ouest... Des scientifiques d'Union soviétique avaient été persuadés d'envoyer quelques-unes de leurs cultures aux États-Unis pour analyses. Ces cultures furent confiées au laboratoire de Nelson-Rees qui découvrit qu'il s'agissait en réalité de cultures de HeLa, provenant d'échantillons de cellules contaminées que les États-Unis avaient, à l'origine, envoyées en Union soviétique. Les bureaucrates du département d'État, soucieux de ne pas mettre la détente en péril, jugèrent que ces résultats devaient être tenus secrets. Mais lorsque des savants soviétiques vinrent visiter le laboratoire de Nelson-Rees, celui-ci, par souci d'intégrité, leur avoua la vérité. Loin d'être contrariés, les Russes furent ravis et l'invitèrent à leur rendre visite à son tour. Cependant, tous les journaux auxquels Nelson-Rees proposa un article sur le sujet le rejetèrent, par crainte des conséquences diplomatiques.

A quelque temps de là, Nelson-Rees, découvrant une fois de plus que cinq cultures de tissus qui lui avaient été envoyées par différents chercheurs étaient des HeLa, écrivit un nouvel article. *Science*, la revue scientifique la plus prestigieuse des États-Unis, le refusa sans motif apparent quoique l'un des rédacteurs en eût confirmé l'exactitude et qu'un autre l'eût jugé du plus haut intérêt.

Un des histologistes, dont les souches examinées par Nelson-Rees s'étaient révélées contaminées par HeLa, écrivit aux vingt plus éminents chercheurs de la planète auxquels il avait envoyé des échantillons, en reconnaissant sa méprise ; il joignait à son courrier une copie de la lettre qu'il adressait à Nelson-Rees. Ce dernier représenta son article à *Science*, preuve à l'appui. Cette fois, l'article parut mais il fut relégué dans les toutes dernières pages de la revue[17]. Des résultats aussi sensationnels ne pouvaient échapper indéfiniment à l'attention de la grande presse populaire ; elle s'en empara et l'histoire des cellules HeLa fit pendant quelque temps les gros titres des journaux aux États-Unis et dans le reste du monde.

Malgré l'évidence, maints chercheurs restaient convaincus que Nelson-Rees se trompait et ils poursuivirent leurs recherches avec des souches contaminées. Nelson-Rees jeta un pavé dans la mare en écrivant pour *Science* un deuxième article où il identifiait les souches en leur accolant le nom du chercheur[18]. Comme on l'imagine aisément, il se fit une foule d'ennemis.

La contamination par les cellules HeLa ne constituait pas qu'un débat d'ordre académique ; elle avait des implications sérieuses sur la vie d'être humains. Ainsi, la détermination du seuil maximal de radiations admissibles, pour le personnel en contact avec les rayons comme pour les patients traités par radiothérapie, reposait en partie sur l'étude des effets de la radiation sur des cultures de cellules saines. Mais si ces cellules étaient contaminées par les cellules HeLa, très résistantes aux radiations, cela entraînait la publication de normes erronées susceptibles de mettre en danger la vie de ces personnes.

Dans les années 70, en fait, tout ce que l'on savait sur le sujet découlait d'études de cultures cellulaires contaminées par HeLa. Lorsqu'en 1978 des chercheurs de l'université de Pennsylvanie soumirent un article au prestigieux *International Journal of Radiation, Oncology, Biology and Physics*[19] dans lequel ils déclaraient que toutes leurs cellules de référence étaient probablement des cellules HeLa, la rédaction jugea opportun de supprimer cette mention. Elle considéra le fait comme anecdotique, du pur «folklore». Une erreur de jugement dont on ne finirait pas de parler pendant de nombreuses années…

En octobre 1978, Jonas Salk, qui étudiait le virus de la poliomyélite, déclara publiquement que les cellules HeLa avaient pris le dessus sur celles qu'il avait utilisées pour ses recherches. Il raconta alors qu'à la fin des années 50, il avait testé son vaccin sur des cancéreux au stade terminal et que, curieusement, tous ces patients avaient développé au site de l'injection des tumeurs de la taille d'un pois à celle d'une amande. Ces tumeurs disparaissaient pour la plupart au bout de trois semaines, et les sujets succombaient généralement à leur cancer primitif avant l'apparition de nouvelles tumeurs (dues aux cellules HeLa). Salk et son équipe avaient compris dès ce moment-là que les cellules qu'ils avaient utilisées pour cultiver le virus de la poliomyélite avaient été contaminées par HeLa, mais la stupéfiante nouvelle fut tenue secrète vingt-huit ans durant[20].

Quant à Nelson-Rees, nerveusement épuisé, il prit une retraite anticipée en 1981. Un an plus tard, le gouvernement fédéral, sans doute pour des raisons politiques, fit fermer son laboratoire. On estime à des millions de dollars le coût des recherches effectuées en pure perte du fait de la contamination par HeLa. Et malheureusement, il est probable que le virus de Henrietta Lacks continue de nos jours encore à réduire à néant les efforts de nombreux chercheurs à travers les laboratoires du monde.

Mais revenons en arrière. En 1953, T. C. Hsu était un spécialiste de génétique cellulaire attaché à l'hôpital de Galveston, au Texas. Comme nombre de ses collègues, il avait eu l'occasion d'observer des chromosomes en train de se diviser dans des cellules mortes. Ces chromosomes, imbriqués comme des fétus de paille dans une meule, étaient individuellement indiscernables, d'où la grave erreur des généticiens qui avaient estimé à vingt-quatre paires le nombre de chromosomes d'une cellule humaine normale.

Un jour, alors qu'il examinait des cellules baignant dans une solution saline préparée par son assistant, Hsu constata avec stupéfaction que celles-ci avaient gonflé et que les chromosomes étaient lâches au lieu d'être réunis en faisceau dense (ce qui est normal mais rend l'observation difficile). Il colora les cellules et fut en mesure d'observer les chromosomes avec un degré de précision sans précédent[21].

Hsu expérimenta cette nouvelle solution saline un grand nombre de fois et obtint des résultats identiques : cette solution constituait bien un outil extraordinairement utile pour l'étude des chromosomes. Par la suite, le chercheur monta en grade et partit travailler dans le célèbre hôpital D. Anderson de Houston. Là, il voulut faire la démonstration des vertus – si souvent éprouvées – de la solution saline, mais en vain, à sa grande surprise. Intrigué, il s'enquit auprès des laborantins de Galveston et apprit que l'eau utilisée pour la préparation était celle du robinet et non de l'eau minérale.

Galveston était, à l'époque comme aujourd'hui, une île qui recevait son eau du continent à travers une conduite fort ancienne et toute rouillée. Comme l'eau du robinet, saumâtre, était impropre à la consommation, une importante industrie d'eau minérale s'y était développée. (Celle-ci se comportait comme un gang et achetait le conseil municipal pour qu'il ne fasse pas procéder au remplacement de la conduite défectueuse.) Or, le laborantin n'avait pas utilisé de l'eau en bouteille pour la préparation de la solution saline... L'extraordinaire eau de Galveston sert encore de nos jours aux spécialistes de génétique cellulaire du monde entier pour rendre visibles les chromosomes.

Avec sa solution magique, Hsu étudia les cellules d'une souris, d'un cobaye, d'un rat, d'un chien et d'une tumeur humaine anormale – mais, curieusement, pas des cellules humaines saines. Il laissa ainsi à d'autres chercheurs la primauté de la découverte du nombre exact de chromosomes... C'est J. H. Tijo et A. Levan qui, appliquant la technique de Hsu à l'étude de cellules humaines normales, réussirent à déterminer quelques années plus tard que chez l'homme, les chromosomes sont au nombre de quarante-six et non de quarante-huit[22].

La technique de Hsu permit également de faire la lumière sur un grand nombre d'aberrations chromosomiques : chromosomes en surnombre, ou en nombre réduit, ou de forme anormale. Cette connaissance nouvelle fut à l'origine de la création des centres de dépistage et de consultation génétiques.

En 1958, Richard Ham, de l'université du Colorado, s'intéressa au milieu de culture. A une époque où tout le monde utilisait une même souche cellulaire, Ham avait constaté – et il n'était pas le seul – que le milieu standard, approprié au développement de lignées cellulaires spécifiques, était peu favorable à celui de cellules normales[23]. Il s'attela à la recherche d'un nouveau milieu de culture. Spécialiste des fibroblastes, il mit au point plusieurs formules de milieux de culture qui sont en usage encore aujourd'hui et portent son nom. En 1976, Donna Peehl, une étudiante qui avait passé son doctorat à l'université de Stanford, rejoignit le laboratoire de Ham. Pendant le temps qu'elle y passa, elle s'évertua à vouloir mettre au point un milieu de culture favorable à la croissance des cellules épithéliales normales qui ne poussaient pas bien dans le milieu standard. Elle réussit à créer un milieu à base de kératinocytes – une variété de cellules cutanées superficielles qu'elle put obtenir à partir d'une égratignure – d'où elle parvint à éliminer tous les composants du milieu primitif, à l'exception d'une petite quantité de protéines contenues dans de l'extrait fœtal de bovin dialysé. Après le départ de Donna Peehl, Ham poursuivit ses travaux et parvint enfin à se débarrasser de ces protéines et à mettre au point le premier milieu de culture pour cellules épithéliales entièrement synthétique et chimiquement contrôlé. Il reconnut publiquement la part de la jeune femme dans cette découverte. Il s'agissait d'une découverte d'importance qui ouvrait de nouvelles perspectives à la recherche cancérologique notamment – car la plupart des cancers se développent à partir des cellules épithéliales dont l'étude est capitale et nécessite un milieu de croissance favorable.

Contrairement à Antoine Van Leeuwenhoek, dont les découvertes ne prirent tout leur sens que deux siècles plus tard avec Robert Koch, Ross Harrison eut donc la satisfaction, de son vivant, de voir que sa découverte de 1907 avait conduit à une des plus fabuleuses conquêtes de l'histoire de la médecine : la culture réussie du virus de la poliomyélite, l'un des plus nuisibles à l'espèce humaine.

Bien avant que Harrison n'invente le procédé de culture des tissus, de nombreux vaccins avaient été produits pour prévenir l'atteinte par des maladies virales comme la variole ou la rage. Mais la médecine restait impuissante face à la poliomyélite qui rendait infirmes des centaines de milliers d'enfants et de jeunes adultes pour une raison simple : aucun moyen sûr et reproductible n'avait pu être trouvé pour cultiver le virus responsable de cette maladie. Comme les autres virus, celui de la poliomyélite ne pouvait exister et proliférer que dans des tissus vivants.

Le virologue Albert Sabin et ses collègues prétendirent en 1936, dans un rapport préliminaire, avoir réussi à cultiver le virus de la poliomyélite[24]. Mais on est en droit de douter aujourd'hui de la vérité de cette assertion. Il est certain en tout cas que Sabin et son équipe étaient bien incapables d'induire la prolifération virale nécessaire à la production d'un vaccin. Sabin ne poursuivit pas plus loin ses recherches en ce domaine ; en revanche, il proclama publiquement avec une certaine emphase, comme il aimait le faire, que le virus de la polio ne pousserait jamais dans une culture de tissus.

John F. Enders ne se laissa pas pour autant décourager. Docteur de l'université de Harvard en 1930, il y travailla toute sa vie. Dès 1939, il entreprit l'étude des virus ; huit ans plus tard, il était invité à créer un laboratoire de maladies infectieuses à l'hôpital pédiatrique de Boston affilié à Harvard. En 1949, lui et deux de ses collègues, T. Weller et F. C. Robbins, sonnèrent le glas de la poliomyélite. Ils avaient trouvé un moyen de faire proliférer le virus mortel dans une culture de tissus[25].

Dans un modeste article de deux feuillets, Enders démontrait que ses collègues et lui avaient réussi à cultiver le virus de la poliomyélite non seulement dans du tissu neural, mais aussi dans du tissu musculaire et intestinal. C'était une découverte d'une formidable importance car il se révéla plus tard que le virus cultivé dans du tissu extra-neural perdait de sa virulence, assez pour conserver son pouvoir immunisant, mais pas assez pour provoquer la maladie.

Quoi qu'il en soit, ces deux pages signées d'Enders et de ses collègues furent une grande joie pour Ross Harrison, âgé de plus de quatre-vingts ans. Les vaccins étaient l'aboutissement de sa découverte de 1907. Il ne faisait plus de doute dans son esprit qu'en dehors de la poliomyélite, d'autres épidémies virales majeures comme la rougeole, les oreillons, la coqueluche et la varicelle, pourraient, dans l'avenir, être prévenues. En 1953, Salk et ses collègues annoncèrent la mise au point d'un vaccin composé de particules de virus inactivées de la poliomyélite qu'ils avaient obtenues par culture du virus selon la méthode décrite par Enders et ses collègues quatre ans plus tôt[26]. Le vaccin de Sabin, du virus vivant mais inactivé, obtint son visa d'exploitation en 1960. Grâce à ces deux vaccins, il est probable qu'en l'an 2000 la polio aura disparu de la surface du globe.

Harrison était encore en vie en 1954 quand Enders, Weller et Robbins reçurent le prix Nobel de physiologie et de médecine « pour avoir découvert que le virus de la polio pouvait être cultivé dans différents types de tissus ». Enders lui-même avait demandé à partager son prix avec ses deux jeunes collègues qui, à l'époque, n'avaient pas fini leur thèse. Il se comportait en digne et authentique gentleman. Harrison, à qui ce prix avait échappé par deux fois, y vit comme un juste retour des choses. Nul mieux que lui ne savait que c'était sa découverte de 1907 – à savoir qu'une fibre nerveuse pouvait vivre et grandir dans de la lymphe de grenouille – qui avait conduit à la magnifique conquête de ces trois savants !

Le cholestérol

Demandez à n'importe quel zoologiste ou épidémiologiste quel animal a tué et tue encore le plus d'hommes : il vous répondra à coup sûr le cobra. Bien que nous disposions aujourd'hui d'une thérapie antivenimeuse, ce redoutable serpent fait de cinq à dix mille victimes par an, rien qu'en Inde. Un herpétologiste incriminera non le cobra royal, qui mesure de 3 mètres à 4,50 mètres, mais le petit cobra indien *(Naja naja)* qui ne dépasse pas 1,50 mètre. Ce reptile meurtrier a la fâcheuse habitude de se glisser dans les maisons à la tombée de la nuit en quête de rats et de souris, et lorsqu'il se fait surprendre par l'habitant des lieux, il lui plante dans les chairs ses crocs qui distillent le poison mortel.

Les spécialistes cependant se trompent. Depuis des millénaires, l'animal qui fait le plus de ravages est la poule, en apparence si inoffensive. Ce ne sont pas des crocs ni des pinces qui constituent l'arme fatale, mais seulement le produit de ses ovaires. Le jaune de son œuf contient dix fois plus de cholestérol qu'une quantité équivalente de bœuf, de porc, de poisson ou même de poulet. Aucun organe ou tissu du corps humain (le cerveau excepté) n'est aussi chargé de cette substance létale.

Cependant, à la différence du cerveau, qui est consommé avec une relative modération par l'homme civilisé, le jaune d'œuf infiltre nos potages, nos sauces, nos pâtisseries, nos pains, nos pâtes, nos glaces et même nos boissons (les milkshakes, les cocktails). Un chef moderne qui perdrait le bras droit pourrait encore faire de la grande cuisine, mais s'il était privé d'œufs, il pourrait difficilement préparer des mets raffinés.

L'étude de ces derniers a permis de mettre en évidence la létalité du cholestérol et cette découverte, qui remonte à plus de quatre-vingts ans, n'est pas encore totalement acceptée par l'ensemble du monde scientifique. Tout au long de l'aventure humaine, des millions de personnes – dont les Égyptiens eux-mêmes, comme l'attestent leurs momies – sont morts d'athérosclérose, une maladie qui bouche les artères – coronaires, cérébrales et autres. Pourtant, pendant des siècles, cette maladie n'a retenu l'attention d'aucun scientifique. Même la publication par le grand médecin anglais Caleb Parry, en 1799, de sa découverte, selon laquelle l'angine de poitrine *(angina pectoris)* était due à l'obstruction des artères coronaires, passa inaperçue[1].

Au cours du XIXe siècle, la question de l'athérosclérose intéressa davantage, mais la recherche en était bloquée car trois thèses concurrentes s'affrontaient quant à l'origine du mal. Selon la première, l'athérosclérose était un simple processus de sénescence et non une maladie ; selon la deuxième, défendue par Rudolf Virchow, le grand pathologiste qui domina presque tout le siècle, c'était une maladie due à un désordre métabolique au niveau de l'artère elle-même[2] ; la troisième thèse, dont le tenant le plus farouche était le pathologiste Karl Rokitansky, soutenait que le processus athérosclérotique se développait à partir de caillots qui adhéraient aux artères et évoluaient progressivement en plaques athérosclérotiques typiques [3].

Les partisans de ces théories étaient si occupés à défendre leur point de vue qu'aucun d'eux ne songea à aborder le problème de manière expérimentale – à savoir provoquer la maladie chez un animal. Ils se contentaient d'observer les artères athérosclérotiques à l'œil nu ou au microscope.

La confusion régnait dans les esprits, non seulement sur les origines de la maladie, mais aussi sur le niveau de l'artère où prenait naissance le processus : tunique interne ou intima; couche médiane ou musculaire, ou encore tunique externe ou adventice.

Le premier authentique progrès fut le fait de F. Marchand, inventeur du terme d'athérosclérose pour décrire cette maladie qui, il en était certain, commençait au niveau de l'intima des artères[4].

Il établit une différenciation très nette entre cette lésion et celles qui trouvaient leur origine à d'autres niveaux de l'épaisseur de l'artère. Plus important encore, il mit en évidence le fait que l'athérosclérose était responsable de la plupart des phénomènes d'occlusion des artères. Mais le premier à soupçonner le rôle du cholestérol dans la pathogénèse de la maladie fut Adolf Windaus lorsque, en 1910, il remarqua que les lésions athéromateuses contenaient six fois plus de cholestérol libre qu'une paroi artérielle normale et vingt fois plus de cholestérol estérifié[5].

Ces deux dernières études, dont l'importance ne se révéla que rétrospectivement, n'aboutirent pas à la découverte de la cause première de l'athérosclérose. Celle-ci ferait suite à quatre études sur l'œuf de poule conduites par un petit groupe de jeunes savants russes travaillant au sein du même institut médical.

L'homme qui fut le moteur de cette obscure équipe de médecins s'appelait Nicolaï Anichkov. La famille de cet aristocrate, né à Saint-Pétersbourg le 3 novembre 1885, remontait, du côté paternel, à un Tatar mongol qui se fit baptiser en 1301. Son grand-père fut anobli en 1746, et tout au long du XIXe siècle, la plupart de ses ancêtres servirent comme officiers dans l'armée du tsar. Son père enfin fut ministre de l'Éducation, sénateur et plus tard membre du Conseil d'État à

Saint-Pétersbourg. Sa mère, née en France de parents russes, n'était probablement pas d'origine noble, mais elle était totalement dévouée à son mari et à son beau-frère; sa famille défendait la cause de l'Église orthodoxe.

En 1903, le jeune Nicolaï achève ses études secondaires avec une médaille d'or. Aussitôt après, il est reçu à l'Académie militaire impériale de médecine de Saint-Pétersbourg, la plus ancienne et la plus renommée des écoles de médecine russes. En 1909, ayant achevé son premier cycle d'études, Anichkov poursuit sa formation au département de Pathologie et, en 1912, obtient son doctorat.

Par chance pour lui, un clinicien de l'école, le docteur A.I. Ignatowski, avait tenté en 1908 ce qu'aucun autre chercheur n'avait osé jusque-là : induire l'athérosclérose chez un animal de laboratoire. Ayant nourri des lapins avec une mixture d'œufs et de lait, il avait constaté au bout de quelques semaines que sur les aortes de ses lapins s'étaient développées les mêmes plaques gris blanchâtre qu'on voyait sur les aortes des êtres humains. Sa joie dut être grande car il était le premier à produire le «fac-similé» d'une banale plaque athérosclérotique humaine.

Ignatowski crut à tort que l'athérosclérose qu'il avait provoquée était due aux protéines contenues à la fois dans le lait et dans les œufs.

Il publia ses découvertes[6], mais, pour une raison inconnue, ne poursuivit pas ses recherches.

Heureusement, le bénéfice de ses travaux ne fut pas perdu : Anichkov reprit le flambeau. Il suggéra à un jeune médecin du département, N.W. Stuckey, de répéter l'expérience d'Ignatowski, mais avec trois variantes du régime. Le premier groupe de lapins recevrait un complément musculaire liquide; le deuxième un complément à base de blancs d'œufs; le troisième serait exclusivement nourri avec du jaune d'œuf. Stuckey constata que seules les aortes des lapins du troisième groupe développaient des plaques athérosclérotiques, ce qui montrait à l'évidence que ce n'était pas les protéines – comme le croyait Ignatowski – qui provoquaient l'athérosclérose. Une substance indéterminée, présente dans le jaune d'œuf, était donc responsable d'une des maladies humaines les plus dévastatrices[7].

Lorsqu'il prit connaissance du résultat de l'étude de Stuckey, Anichkov décida aussitôt qu'il fallait recommencer l'expérience avec des lapins exclusivement nourris au jaune d'œuf. On analyserait ensuite les plaques athérosclérotiques qui se formeraient, et on déterminerait si elles ne contenaient pas une substance chimique particulière.

Mais Anichkov, très pris par la rédaction de sa thèse de doctorat sur les maladies cardiaques, chargea un autre étudiant de la recherche. Il s'appelait S. Chalatov, et c'est lui qui remarqua chez ces lapins nourris au jaune d'œuf un étrange phénomène. Les plaques athérosclérotiques de leurs artères contenaient des gouttelettes de ce qui lui sembla être des lipides (graisses), et celles-ci étaient doublement réfringentes et montraient à la lumière polarisée deux belles figures en forme de croix double. Les foies des animaux étaient également remplis de ces mêmes gouttelettes. Tant Chalatov qu'Anichkov, son mentor, savaient que le cholestérol avait les mêmes propriétés physiques que ces gouttelettes de graisse; et qu'une autre substance chimique, les phospholipides phosphatiques, eux aussi abondants dans le jaune d'œuf, possédaient des propriétés identiques. En outre, il n'était pas impossible que les gouttelettes lipidiques dérivent d'une détérioration de la paroi de l'aorte ou du foie[8].

Il est probable qu'Anichkov et Chalatov, au vu des résultats, aient eu la quasi-certitude que le cholestérol contenu dans le jaune d'œuf était responsable de la formation rapide des plaques d'athérosclérose chez les lapins. Pour lever leurs derniers doutes, ils servirent à leurs animaux des compléments à base de cholestérol pur pendant quelques semaines, puis il les sacrifièrent pour examiner leurs artères. Ce qu'ils virent constituait l'une des plus grandes découvertes de la médecine occidentale (nous sommes en 1913) : le cholestérol, loin d'être inoffensif, était le premier facteur déclenchant de l'athérosclérose[9].

La découverte de la capacité athérogène du cholestérol ingéré valut à Anichkov une bourse d'études à l'étranger. Il se rendit en Allemagne auprès de Ludwig Aschoff, considéré à l'époque comme le meilleur pathologiste allemand. Anichkov travaillait dans le laboratoire d'Aschoff depuis quatorze mois lorsque la Première Guerre mondiale éclata. Jeté en prison parce qu'il était Russe, il réussit, avec l'aide du maître, à s'évader et à regagner Saint-Pétersbourg via la Suisse. C'était en 1914. Il entra dans le corps médical de l'armée russe en 1916 et dirigea un convoi de blessés militaires. En 1917, il rejoignit le parti bolchevique auquel il resta fidèle jusqu'à la fin de sa vie.

En 1920, il fut nommé directeur du département de Pathologie générale à l'école de médecine de l'Académie militaire de Léningrad, qui venait d'être rebaptisée. Il occupa ce poste jusqu'à sa mort, des suites d'un infarctus du myocarde, en 1964. Il prit part à de nombreuses recherches médicales, y compris à une investigation de vingt années sur les maladies infectieuses, la cicatrisation des plaies et le système réticulo-endothélial. En 1939, il fut élu membre de l'Académie soviétique des sciences, l'organisation scientifique la plus prestigieuse de l'URSS. Il était considéré dans son pays comme un pathologiste émérite, et sa brillante réputation ne reposait pas seulement sur ses découvertes relatives au cholestérol. Ses contributions à la pathologie furent nombreuses : il s'intéressa notamment à un système de cellules particulières qu'on trouvait surtout dans les capillaires du foie et de la rate, des cellules dont le rôle exact n'a toujours pas été complètement élucidé.

Communiste convaincu, comme nous l'avons déjà mentionné, il fut un ami de Joseph Staline. En 1941, l'Académie militaire de médecine fut transférée de Léningrad à Samarcande avec tout son personnel. Anichkov, comme les autres, y demeura jusqu'à la fin de la guerre, et en 1945 il fut fait lieutenant général, le plus haut grade accordé aux membres du corps médical de l'armée.

De retour à Léningrad, en 1945, il reprit son poste de directeur de pathologie générale à l'Académie. Malgré ses nombreuses occupations – sa participation aux deux guerres mondiales et aux activités politiques du parti communiste –, et la direction de nombreux travaux au titre de chef du service de pathologie, il ne se désintéressa jamais de sa découverte de 1912 – à savoir que le cholestérol ingéré provoquait l'athérosclérose chez le lapin (et le cochon d'Inde). Pendant l'entre-deux-guerres, il trouva le temps d'approfondir ses recherches en ce domaine, et sa position sur la question évolua légèrement.

En 1924, il proposa une théorie mixte de l'étiologie de la maladie : l'absorption de cholestérol n'était pas la cause unique de l'athérosclérose chez l'homme. Il était arrivé à cette conclusion en constatant qu'au moins dix pour cent des lapins qui ingéraient de grosses quantités de graisse ne développaient pas d'athérosclérose, et leur taux de cholestérol sanguin ne montait jamais. Il reconnut également que chez l'homme, l'hypertension ainsi que les processus inflammatoires qui impliquaient directement la tunique interne de l'artère pouvaient aggraver le phénomène d'athérosclérose. Mais il insistait toujours sur le rôle clé de l'absorption des graisses dans la genèse de la maladie.

Bien qu'il publiât abondamment dans les années 50, Anichkov restait relativement inconnu des médecins américains et européens. S'il ne réussit pas à se faire connaître à l'étranger, c'est avant tout parce qu'il n'y tenait probablement pas.

On peut néanmoins se demander pourquoi une découverte de cette importance est demeurée ignorée par la majorité de la profession jusqu'à une époque récente. Dans les années 90 encore, certains chercheurs refusent d'admettre que l'ingestion d'œufs ou d'autres aliments riches en cholestérol présente des risques.

Il existe un certain nombre de raisons objectives qui expliquent qu'Anichkov n'ait pas vraiment tenté d'imposer sa découverte. Bien qu'il ait réussi à provoquer l'athérosclérose chez les lapins et les cobayes, il n'est jamais parvenu à l'induire chez les rats, et cela quelles que fussent les quantités de cholestérol qu'on leur faisait absorber.

De la même manière, les chiens ne développaient jamais la maladie. Anichkov expliquait ces exceptions par le fait que l'ingestion de graisses ne rendait pas ces animaux hypercholestérolémiques. Il notait également que, à la différence des lapins et des cochons d'Inde, les chiens et les chats étaient des espèces omnivores et non végétariennes.

Ces observations l'avaient conduit dès le début à se demander si ce qui était vrai pour les lapins l'était également pour l'homme, dont le régime, comme celui du chien ou des rats, était omnivore. S'il avait pu provoquer l'athérosclérose chez les rats et les chiens en 1912, ses doutes sur le rôle du cholestérol ingéré, en tant que facteur déclenchant de l'athérosclérose chez les humains, se seraient évanouis. Plus de trente ans s'écouleront avant que A. Steiner et F. E. Kendall ne démontrent que, sous certaines conditions, un régime riche en cholestérol peut induire une hypercholestérolémie chez le chien, et donc l'athérosclérose qui en résulte[10]. (A ce jour, il n'a pas encore été possible de rendre les rats hypercholestérolémiques ou athérosclérotiques, même en les gavant de graisses.) Mais à l'époque, aucun grand courant de chercheurs concernés par l'étiologie ou la pathogénèse de l'athérosclérose aortique ou coronarienne n'existait. L'électrocardiographie était peu répandue jusque dans le milieu des années 20 et le diagnostic d'infarctus pouvait rarement être établi. Ainsi, quand bien même des chercheurs isolés comme C. H. Bailey en 1916 et Timothy Leary en 1935[11] eurent confirmé la découverte d'Anichkov, celle-ci fut passée sous silence. La position de Soma Weiss, un des cliniciens américains les plus distingués, qui, avec le lauréat du Nobel, Georges Minot, écrivit un article minimisant l'importance de l'absorption des graisses dans la pathogénèse de l'athérosclérose[12], ne fit pas avancer les choses. Soit dit en passant, aucun des deux signataires n'avait jamais participé à des études importantes sur le sujet.

Non content d'être totalement inconnu des scientifiques européens, Anichkov travaillait dans une école de médecine ignorée des chercheurs occidentaux, même si elle jouissait d'une immense réputation en Union soviétique.

Anichkov et son équipe ne publièrent jamais qu'en russe, et le russe n'est pas une langue familière aux savants du monde. Or, la seule référence à leurs travaux dans la littérature médicale américaine est un chapitre écrit par Anichkov pour la première édition de l'ouvrage intitulé *Atherosclerosis: A Survey of the Problem* de E.V. Cowdry, publié en 1933, et dont une seconde édition, remise à jour, parut en 1967, trois ans donc après la mort d'Anichkov.

Que la découverte du Russe n'ait pas été exploitée par d'autres chercheurs ne signifie pas qu'on ne se posait pas de questions sur le cholestérol dans les années 30 et 40. Dès les années 30, la détermination du taux de cholestérol sanguin était devenue une analyse banale, et les sujets dont le taux était élevé se voyaient généralement conseiller de surveiller leur alimentation et d'éviter les substances riches en cholestérol. Puis, dans les années 50, deux découvertes concourantes mais indépendantes l'une de l'autre, ainsi que la publication d'un important article, relancèrent l'intérêt pour la question.

L'article était signé «John Gofman et collaborateurs». Il parut dans *Science*[13] en 1950 et constituait la première étude jamais publiée sur le sujet par la plus prestigieuse de toutes les revues médicales américaines. Le cholestérol y était présenté comme une substance endommageant les artères.

Gofman insistait, dans son introduction, sur le fait qu'Anichkov avait été le premier à démontrer que des lapins soumis à un régime riche en cholestérol développaient rapidement l'athérosclérose. En suivant la même technique, Gofman et ses collaborateurs avaient corroboré les conclusions d'Anichkov. De plus, ils avaient pu pousser plus loin l'expérience grâce à une ultracentrifugeuse capable de tourner à 90 000 tours/minute – dont le Russe n'aurait pas rêvé en 1912. Les performances exceptionnelles de cette machine étaient obtenues par réfrigération des éprouvettes en train de tourner et par évacuation de l'air hors du logement des tubes. Lorsque les échantillons de sérum des lapins hypercholestérolémiques furent introduits dans cette fantastique ultracentrifugeuse, le cholestérol qu'ils contenaient se divisa en deux fractions. La première, que nos chercheurs qualifièrent de cholestérol lipoprotéique de basse densité, flottait à la surface du sérum; la seconde, qu'ils appelèrent lipoprotéines de haute densité, se déposa dans le fond. Les deux types de cholestérol – de haute et de basse densité – étaient formés des mêmes molécules (cholestérol, protéines, phospholipides et triglycérides), mais la fraction de basse densité avait une teneur plus élevée que l'autre en triglycérides et plus faible en protéines (ce qui expliquait sa basse densité). L'équipe de Gofman observa également que là où le cholestérol sanguin des lapins normaux était presque exclusivement chargé de lipoprotéines de haute densité, celui des lapins athérosclérotiques, soumis à un régime riche en cholestérol, était au contraire plein de molécules complexes de lipoprotéines de basse densité.

Ayant détecté la présence de ces lipoprotéines de basse densité dans la molécule de cholestérol chez des lapins rendus hypercholestérolémiques et athérosclérotiques avec un régime riche en cholestérol, Gofman et ses collaborateurs soumirent à l'ultracentrifugation le sérum sanguin de 104 hommes qui relevaient d'un infarctus (dû bien sûr à une athérosclérose coronarienne sous-jacente) ainsi que celui de 94 sujets sains. Le sang des 104 patients souffrant d'athérosclérose coronarienne contenait en quantités importantes des molécules de lipoprotéines de basse densité, comme chez les lapins nourris au cholestérol et donc athérosclérotiques. En revanche, pratiquement aucune de ces molécules ne fut détectée dans le sérum du groupe témoin de sujets jeunes et sains. Les mêmes observations furent faites chez des femmes avec et sans coronaropathie.

Le groupe Gofman observa en outre que cette forte concentration de molécules de basse densité chez les hypercholestérolémiques pouvait se retrouver chez des sujets dont le taux de cholestérol total était normal. Ils y virent l'explication du fait qu'une forte proportion d'hommes qui avaient été victimes d'un infarctus avaient un cholestérol total normal ou même bas. Ils en conclurent que les sujets qui avaient déjà ces molécules de basse densité dans le sang devaient éviter les graisses sous peine d'en voir encore augmenter la concentration.

La publication de l'article de Gofman alerta les médecins et le public sur les risques d'un régime riche en cholestérol.

En outre, l'utilisation d'un instrument complexe de haute technologie – l'ultracentrifugeuse – retint l'attention des médias : il s'agissait en effet de la première contribution importante de la physique à la médecine depuis l'invention, en 1895, de la machine à radiographier de Röntgen.

Enfin, l'identification d'une fraction spécifique du cholestérol (lipoprotéines de basse densité) plutôt que le cholestérol pur et simple, en tant qu'agent athérogène, semblait expliquer pourquoi tant de gens étaient victimes d'un infarctus alors même que leur taux de cholestérol dans le sang était pratiquement en dessous de la normale.

Ces découvertes, largement reprises par la presse, irritèrent quelques cardiologues de la vieille école qui professaient que le cholestérol jouait un rôle significatif dans l'étiologie des maladies coronariennes, mais qui rejetaient l'idée qu'une fraction seulement de ce cholestérol – les lipoprotéines – était à incriminer. Le groupe Gofman, qui soutenait avec une certaine arrogance que les lipoprotéines de basse densité – et non le cholestérol total – expliquaient l'état cardio-vasculaire des Américains, lança l'idée d'une étude épidémiologique. Le sang de milliers de sujets ne présentant encore aucune maladie cardiaque serait analysé : il s'agirait de mesurer les taux respectifs de cholestérol total et de lipoprotéines de basse densité. Ce vaste groupe serait suivi pendant un certain nombre d'années, ce qui permettrait de déterminer qui, du cholestérol total ou de la fraction des lipoprotéines de basse densité, présentait la plus grande valeur prédictive d'une maladie cardiaque à venir.

Toutes sortes de comités nationaux furent formés pour contrôler cette étude très largement médiatisée. Des dizaines d'ultracentrifugeuses flambant neuves furent utilisées pour mesurer les fractions de lipoprotéines de basse densité du sang de tous les participants à l'expérience. Mais des récriminations ne tardèrent pas à se faire entendre, et l'unité Gofman se plaignit publiquement du fait que les tenants de la valeur prédictive du cholestérol total fourniraient certainement des mesures confirmant leur thèse. Un nouveau comité de contrôle fut constitué, présidé par le célèbre cardiologue Paul Dudley White, de Harvard.

Comme c'est fréquemment le cas dans les études épidémiologiques, les résultats furent équivoques. Les sujets à cholestérol total élevé se révélèrent autant candidats à l'infarctus que ceux possédant un taux élevé de lipoprotéines de basse densité. Malgré les conclusions mitigées de cette étude assez mal conduite, la plupart des chercheurs avaient la quasi-certitude que lorsque le taux de cholestérol total dans le sang était élevé, c'étaient surtout les lipoprotéines de basse densité qui en étaient responsables, et non les lipoprotéines de haute densité. En d'autres termes, un taux élevé de cholestérol lipoprotéique était potentiellement athérogène.

Pendant environ une décennie, on ne se préoccupa plus beaucoup de la manière dont le cholestérol était véhiculé dans le sang. Mais des méthodes simples d'analyse chimique des différentes fractions lipoprotéiques ayant remplacé les coûteuses ultracentrifugeuses, la plupart des laboratoires cliniques purent effectuer ces mesures. Toutes ces données ajoutées à celles des études épidémiologiques effectuées dans les années 60 et 70 permirent de redécouvrir le danger potentiel que représentaient les lipoprotéines de basse densité. De nos jours, alors que la plupart de chercheurs qui s'intéressent à l'athérosclérose parlent de la fraction de basse densité comme du « mauvais cholestérol », et inversement du « bon cholestérol » pour la fraction de haute densité, rares sont ceux qui se souviennent ou font référence aux travaux de ces pionniers que furent John Gofman et ses collaborateurs.

La seconde percée eut lieu dans les années 50 où une nouvelle étape fut franchie, qui devait conduire à des milliers de nouvelles études sur le cholestérol : ce fut, en 1952, la découverte par Lawrence Kinsell et son équipe qu'un régime à base de légumes et sans graisses d'origine animale faisait baisser de manière sensible le taux de cholestérol dans de nombreux cas. Ces résultats furent confirmés par les études de E. H. Ahrens et de ses collaborateurs; ceux-ci montrèrent également que le pouvoir des graisses végétales d'abaisser le taux de cholestérol tenait au fait qu'elles étaient relativement insaturées[14].

C'est à la suite de la publication de l'étude de Kinsell que des millions d'Américains ont commencé à remplacer les graisses animales par des graisses végétales dans leur alimentation. Cette tendance de plus en plus marquée a porté à des milliards de dollars le chiffre d'affaires des industries fabriquant des aliments riches en graisses insaturées.

Après cette remarquable et innovante étude, Kinsell fut malheureusement contraint de quitter l'hôpital du comté d'Alameda, en Californie, où il effectuait ses recherches. Les administrateurs de l'établissement et ses collègues n'étaient pas assez conscients de l'importance de ses découvertes (bien qu'elles eussent été confirmées) pour continuer à lui laisser la libre disposition d'une dizaine de lits pour ses patients-cobayes, soumis à un régime à base de fruits et de légumes. Comme par ailleurs cet hôpital n'était pas connu et que son département de recherche n'avait contribué jusque-là à aucune découverte majeure, Kinsell ne parvint à obtenir aucun soutien financier.

Très déprimé par la faillite de ses recherches, il téléphona un matin à sa secrétaire en lui demandant de venir immédiatement le rejoindre chez lui. Lorsque celle-ci arriva, elle trouva deux cadavres : Kinsell et son épouse s'étaient suicidés au cyanure.

Il serait bienvenu qu'une de ces immenses multinationales, qui font des millions de dollars de bénéfice en vendant des produits à base de graisses végétales crée une bourse au nom de Kinsell. Sa mémoire mériterait d'être honorée.

Un extraordinaire éditorial, paru en 1958 dans *Circulation*, la publication officielle de l'American Heart Association, l'association américaine de cardiologie[15], secoua les scientifiques et les cliniciens. L'éditorial était signé William Dock qui, à l'époque, était le président du département de Pathologie à l'université de médecine de Stanford.

Le texte en était flamboyant, redondant, comme le personnage lui-même. Dock épinglait crûment les chercheurs en cardiologie qui, pendant un demi-siècle, avaient ignoré Anichkov et ses collègues : « Ainsi les travaux pionniers d'Anichkov sont comparables à ceux de Harvey sur la circulation sanguine ou à ceux de Lavoisier sur les échanges respiratoires d'oxygène et de gaz carbonique. » L'hommage était peut-être excessif, car Dock ne répugnait ni à l'outrance ni au mépris. Il traduisait en tout cas son sentiment : les chercheurs occidentaux non seulement n'avaient pas mesuré l'importance des travaux d'Anichkov, mais ils avaient également fermé les yeux sur les quelque trente rapports parus à la suite des études des Russes. Or, ces rapports s'accordaient tous sur le même point : l'absorption de graisses alimentaires joue un rôle majeur dans l'athérosclérose des artères, qu'elles soient petites ou grosses.

Les découvertes des équipes de Gofman et de Kinsell, l'art rhétorique consommé de Dock déclenchèrent une véritable fièvre de recherche (en Amérique d'abord) sur la physiopathologie du cholestérol. Dans les années 60 et 70 ont été mis en lumière les mécanismes d'absorption du cholestérol au niveau de l'intestin, son passage de l'intestin dans le sang à travers les canaux lymphatiques et son absorption finale par le foie. La synthèse et la destruction du cholestérol par le foie ont été précisées.

On a également relevé que le taux du cholestérol sanguin n'est pas seulement déterminé par le régime alimentaire, et, en 1958, que le stress a une incidence marquée sur la quantité de cholestérol dans le sang[16]. En 1983, M. S. Brown et J. L. Goldstein ont découvert que le mécanisme clé de contrôle du taux de cholestérol total réside dans différents types de récepteurs lipoprotéiques, probablement situés au niveau de la tunique superficielle des cellules du foie. La fonction de ces récepteurs, bien qu'en grande partie déterminée par la génétique, peut cependant être influencée par certaines hormones et par certains médicaments[17].

En dehors de ces nombreuses études spécifiques sur le cholestérol, une incroyable quantité de recherches sont en cours, portant sur les artères coronaires. Anichkov lui-même, dans le dernier article qu'il écrivit, notait que des modifications locales au niveau de la tunique interne de l'artère étaient capables d'influer sur le phénomène athérosclérotique[18] de manière significative.

Malgré les conditions parfaitement contrôlées dans lesquelles ont été conduites toutes ces études de laboratoire, il est encore impossible d'affirmer à ce jour si l'absorption de graisses par un vaste groupe de sujets, ou même par la totalité de la population, a un rapport direct avec le taux de mortalité par coronaropathies observé au sein de ces groupes ou populations. Ces vastes études épidémiologiques aux gigantesques budgets (plusieurs millions de dollars) ont donné des résultats si troublants et contradictoires que de nouveaux groupes d'épidémiologistes ont cru bon de lancer ce que l'on appelle des méta-analyses. Celles-ci consistent dans la synthèse des résultats disparates et divergents des études antérieures et visent à déterminer si, au moins sur certains points, quelques grandes lignes communes peuvent être dégagées. Mais la plupart de ces méta-analyses se sont révélées vaines.

L'erreur de base de ces études de vastes groupes ou populations est de n'avoir pas réussi à intégrer dans l'interprétation des résultats les variables qu'il est impossible de mesurer et de fournir par ordinateur. Un nombre considérable de facteurs, en dehors du régime alimentaire, peuvent en effet accroître les risques de mortalité coronarienne chez divers groupes de sujets. Ainsi, par exemple, les facteurs psychologiques, récemment reconnus comme éléments de risque coronarien, étaient-ils complètement ignorés par les études épidémiologiques passées. Cette grave omission tient à deux causes : ces facteurs bien sûr ne pouvaient (et ne peuvent) être convertis en paramètres traduisibles par les ordinateurs, mais, surtout, les épidémiologistes eux-mêmes n'avaient pas mesuré l'importance des facteurs cliniques et sociologiques chez les patients coronariens. Après tout, à force de ne compter et de ne travailler qu'avec un ordinateur, on finit par penser comme lui.

Aujourd'hui, la majorité des cardiologues sont convaincus qu'Anichkov avait raison d'insister sur le rôle des graisses dans le processus de l'athérosclérose coronarienne. Mais ils croient également, comme Anichkov par la suite, que d'autres facteurs jouent un rôle dans l'occlusion d'une artère coronarienne ou cérébrale. Le stress émotif, l'hypertension, la cigarette, des aberrations congénitales ou génétiques au niveau des récepteurs lipoprotéiques, des maladies comme le diabète interfèrent tous dans l'apparition de l'athérosclérose. Ainsi Anichkov avait-il vu juste en pensant que l'ingestion de graisses était le facteur prépondérant dans l'étiologie de nombreuses maladies létales observées chez l'homme. Le drame est que, contrairement aux rayons X de Röntgen, la découverte d'Anichkov est restée dans l'ombre pendant plus d'un demi-siècle. De nos jours encore, et quoique prévenus du danger, peu d'entre nous renoncent volontiers à manger des œufs ou des aliments riches en cholestérol.

Les antibiotiques

En 1875, John Tyndall, un célèbre médecin anglais, cherchait à déterminer si les bactéries se répartissaient de manière homogène dans l'atmosphère ou si au contraire elles s'agrégeaient. Il imagina donc de disposer à faible distance les unes des autres une centaine d'éprouvettes ouvertes contenant un bouillon de culture : si dans la totalité d'entre elles le bouillon devenait trouble à cause des bactéries, cela indiquerait une dissémination homogène dans l'air. Si en revanche quelques éprouvettes seulement étaient contaminées, il pourrait en déduire que les bactéries formaient des agrégats.

Vingt-quatre heures plus tard, il constata que dans certaines éprouvettes le bouillon demeurait clair : aucune bactérie présente dans l'air n'y était donc tombée, et il en conclut donc que celles-ci n'étaient pas dispersées de manière uniforme dans l'atmosphère.

Tyndall observa également un phénomène autrement important : à la surface du bouillon, dans certaines éprouvettes, flottait du *Penicillium*, moisissure qu'il trouva d'une « beauté exquise ». Apparemment, les bactéries et la moisissure se livraient bataille, et « quand la moisissure était épaisse et cohérente, la bactérie mourait ou entrait en léthargie, sombrant au fond de l'éprouvette comme un sédiment[1] ». Pourquoi se contenta-t-il de noter la beauté plastique de cette moisissure (que l'on sait aujourd'hui être précisément le *Penicillium notatum*) et son pouvoir bactéricide sans songer à l'explorer ? Sans doute Tyndall ne pouvait-il évaluer la portée de sa découverte, puisque ce n'est que sept ans plus tard que

Robert Koch prouva que les bactéries étaient responsables des maladies infectieuses. Si Tyndall l'avait su, il se serait détourné de son objectif initial de recherche et aurait communiqué ses observations à ses collègues médecins. Mais il se borna à quelques rapides commentaires sur les vertus de cette moisissure, noyés dans un substantiel rapport de soixante-quatorze pages décrivant la distribution des bactéries et autres particules dans l'atmosphère.

Cinquante-quatre longues années s'écouleront entre les observations de Tyndall sur le *Penicillium notatum* et sa véritable redécouverte par Fleming. Dans l'intervalle, un étudiant en médecine français observera, en 1896, que les animaux auxquels on inoculait simultanément du *Penicillium glaucum* et des bactéries virulentes résistaient beaucoup mieux à la maladie que ceux n'ayant reçu que les organismes pathogènes[2]. Puis, en 1925, D. A. Gratia, de l'université de Liège, publiera un court rapport faisant état d'une substance produite par du *Penicillium* et ayant la capacité de dissoudre les bacilles du charbon.

Pendant ce long laps de temps, hormis l'introduction et l'utilisation d'anticorps sous forme de sérum et du Salvarsan pour le traitement de la syphilis, les médecins restent quasiment impuissants face aux infections graves. Tout au plus peuvent-ils proposer l'amputation d'un membre gangrené, l'ablation d'une vésicule biliaire ou une appendicectomie. En fait, la plupart du temps, ils en sont réduits à attendre que le système immunitaire du patient l'aide à surmonter l'infection, faute de quoi l'issue est fatale.

Revenons à Alexander Fleming. Il naquit à Lochfield, en Écosse, en 1881. Élevé dans une ferme, il fréquente les excellentes écoles qui à l'ère victorienne font la réputation des Lowlands (Basses Terres) et se passionne pour la natation et le tir au fusil[3].

Après l'obtention d'une bourse d'études à l'université de Londres, il fait son internat à l'hôpital Saint-Mary parce qu'il a eu l'occasion de rencontrer les équipes de cet hôpital dans les deux disciplines sportives qu'il pratique. Lorsqu'il obtient son diplôme en 1906, c'est son habileté au tir tout autant que son excellent dossier scolaire qui lui valent d'être engagé comme assistant du département d'inoculation de l'hôpital Saint-Mary, dont l'équipe de tir a besoin d'être renforcée. Entré dans ce service à l'âge de vingt-cinq ans, il y passera le restant de sa carrière. Il prendra sa retraite en 1955 et mourra trois mois plus tard.

Sir Almroth Wright, directeur du département d'Inoculation à l'arrivée de Fleming, est encore à ce poste quand son assistant le quitte. Les deux hommes sont totalement dissemblables. Dictatorial et arrogant, Wright est un orateur puissant et éloquent, là où Fleming, humble et timide, se montre un conférencier terne et ennuyeux. Wright déteste les procédures administratives de gestion, tandis que Fleming y trouve du plaisir. Wright arbore une allure patricienne alors que Fleming, petit, gringalet et dépourvu de charisme, n'en impose pas. A la différence du général George Marshall, qui ne peut pénétrer dans une salle bondée sans que tout le monde ne ressente immédiatement une « présence » et tourne son regard dans sa direction, Fleming passe totalement inaperçu.

Mais, curieusement, dès qu'il quitte le laboratoire, il se montre avide de contacts, fréquente assidûment le club des Arts de Chelsea où il rencontre les artistes les plus en vue de la capitale : la plupart, atteints de syphilis, sont ses patients. Fleming est en effet l'un des plus grands spécialistes de cette maladie.

Cette clientèle le rétribue souvent avec des œuvres d'art et lui permet de se constituer une importante collection de tableaux des plus grands peintres londoniens du moment et de faire vivre confortablement sa femme Amelia et ses enfants. Il possède un appartement cossu à Chelsea et, hors de la ville, un splendide manoir entouré d'un immense jardin dans lequel court une rivière. Il cultive lui-même les légumes servis à la table familiale ou pêche le poisson du dîner. Sociable, il accueille de nombreux hôtes à la campagne quand il ne régale pas ses amis dans de luxueux restaurants londoniens.

La redécouverte du *Penicillium notatum* par Fleming est un véritable coup de chance. Un jour, au moment précis où il ouvre une boîte de Pétri pour y introduire une souche de staphylocoques, la même espèce de *Penicillium notatum* découverte par Tyndall, cinquante-quatre ans auparavant, y pénètre.

Mais si Tyndall avait exposé ses bouillons à l'air ambiant pendant vingt-quatre heures, laps de temps suffisant pour que les quelques spores de *Penicillium* présentes dans l'air tombent dans ses éprouvettes et se reproduisent, Fleming, lui, ne garde ses boîtes de Pétri entrouvertes que quelques secondes, ce qui, normalement, ne suffit même pas à ce qu'une ou deux spores à la dérive y atterrissent. Seulement, ce jour-là, l'air est chargé de milliards de spores de *Penicillium* parce qu'à l'étage au-dessous, un spécialiste des moisissures est en train de cultiver ce *Penicillium notatum.* Comme il n'existe, à l'époque, aucun moyen d'empêcher la dissémination des spores légères, celles-ci se répandent par les cages d'escalier et d'ascenseur, jusqu'au laboratoire de Fleming qui laisse généralement sa porte ouverte[4].

Sur le point de partir en vacances pour deux semaines, Fleming laisse les boîtes de Pétri sur la paillasse de son laboratoire au lieu de les placer dans l'étuve, comme d'habitude. Il estime que pendant ces quinze jours, les staphylocoques se multiplieront à température ambiante sans qu'il soit nécessaire de hâter leur croissance. Réglée à la température du corps, l'étuve ou incubateur permet aux staphylocoques de se reproduire un milliard de fois en vingt-quatre heures seulement.

A son retour, au mois de septembre, il remarque, à l'instar de Tyndall, que, malgré la profusion de staphylocoques qui ont poussé à la surface de la coupelle d'agar-agar (le milieu de culture), un large anneau dépourvu de staphylocoques entoure la moisissure de *Penicillium.* Contrairement à Tyndall, il décide d'explorer ce phénomène singulier.

Fleming a bénéficié d'un incroyable concours de circonstances : une seule d'entre elles aurait-elle manqué que cette monumentale redécouverte ne voyait pas le jour. Par exemple, si Fleming avait introduit dans ses boîtes de Pétri non un staphylocoque mais une bactérie résistante au *Penicillium* (et elles sont légion), rien ne se serait produit.

Une chance aussi que les spores de *Penicillium* soient tombées dans les boîtes de Pétri au moment précis où Fleming y mettait les staphylocoques en culture. Si elles y avaient pénétré quelques heures après, alors que les staphylocoques étaient déjà en train de proliférer, et avaient envahi toute la surface de l'agar-agar, ceux-ci auraient empêché la multiplication des spores de *Penicillium,* car les colonies de bactéries ont la capacité d'inhiber la croissance du *Penicillium notatum,* comme on le découvrira plus tard.

Une chance encore que le chercheur fût à la veille de deux semaines de vacances car sinon, il aurait placé ses boîtes de Pétri dans l'incubateur ignorant que, contrairement aux staphylocoques, la moisissure de *Penicillium* prolifère à température ambiante (et qu'en revanche, elle ne se développe pas du tout à 38 °C). A un jour près donc, l'extraordinaire découverte qui allait permettre de sauver des millions de vies n'aurait pas eu lieu.

Enfin, le ciel lui-même se mit de la partie puisque le jour même où, à l'insu de Fleming, du *Penicillium* se glissa dans ses cultures, la vague de chaleur qui sévissait sur Londres (les 38 °C avaient été atteints) cessa. La température dans son laboratoire baissa et resta suffisamment fraîche pour favoriser en son absence la croissance des spores de la moisissure.

Fleming était un scientifique de trop grande valeur pour ne pas réagir devant la culture de staphylocoques contaminée par une moisissure. Au vu de cette large zone, entourée de *Penicillium* jaune-verdâtre, claire et totalement dépourvue de staphylocoques alors que le reste de la boîte de Pétri en regorgeait, il comprit qu'il venait de faire une découverte capitale. Il résolut d'élucider les circonstances de cet étrange phénomène, même s'il était déjà extrêmement occupé par d'autres recherches et par sa clientèle privée.

Son premier objectif fut de déterminer si cette moisissure était capable de stopper, comme pour le staphylocoque, la croissance de n'importe quelle autre bactérie. A cette fin, Fleming mit au point une méthode nommée *screening*. Il ne lui fallut pas longtemps pour s'assurer que la substance dotée de pouvoir antibactérien se trouvait dans le bouillon à la surface duquel flottait la moisissure. Il donna à cette substance encore inconnue le nom de «pénicilline». Il découvrit que celle-ci, sans préjuger de sa nature, était soluble et passait facilement au travers d'un filtre à bactéries. Il constata également que la concentration de la pénicilline dans ce bouillon augmentait progressivement, atteignant un maximum au terme d'environ huit jours.

La méthode de *screening* conçue par Fleming était à la fois simple et astucieuse. Il creusa un sillon étroit dans le diamètre de la gélose contenue dans une boîte de Pétri, puis il versa dans ce sillon quelques gouttes d'un bouillon de moisissure parvenu à maturité, et donc riche en pénicilline. Il étala ensuite à la surface du milieu de culture diverses espèces de bactéries, du sillon vers la périphérie de la coupelle. Il savait que l'extrait de pénicilline versé dans le sillon diffuserait dans le milieu de culture, et qu'en conséquence les espèces de bactéries sensibles à la pénicilline ne se développeraient pas à proximité.

Il découvrit ainsi que la majorité des variétés de staphylocoques, de streptocoques, de gonocoques et de méningocoques – tous responsables d'infections graves, souvent mortelles – étaient sensibles au pouvoir antibactérien de la pénicilline. En revanche, si efficace qu'elle fût dans ces cas, la pénicilline se révélait impuissante contre les bacilles responsables de la tuberculose et des maladies du type de la grippe et de la fièvre typhoïde.

Aussi incroyable que cela puisse paraître, Fleming, le meilleur thérapeute d'Angleterre en matière de syphilis, ne songea pas à tester l'effet de la pénicilline sur la croissance des spirochètes à l'origine de cette effroyable maladie. Quel dommage ! Il en aurait découvert la formidable efficacité : la pénicilline, ou un de ses dérivés, guérit en effet la syphilis en quelques semaines alors que, à l'époque de Fleming, il fallait dix-huit mois de traitement à raison de deux injections intraveineuses de Salvarsan par semaine.

Fleming testa d'autres espèces de *Penicillium* pour déterminer si elles possédaient ou non les mêmes vertus antibactériennes que le *Penicillium notatum*, mais sans succès. Il vérifia également, en injectant à une souris et à un lapin sains un peu d'extrait de *Penicillium* filtré, qu'il ne provoquait aucune maladie. Il s'assura aussi que le produit était dépourvu de toute toxicité : pour cela, il lava un œil humain infecté, un maxillaire enflammé et la surface tuméfiée d'une jambe amputée avec une solution de pénicilline. Non seulement ne décela-t-il aucun effet toxique lié à l'usage de la pénicilline, mais encore constata-t-il que, sauf pour la jambe amputée, l'infection disparaissait.

Comment est-il possible que Fleming, ayant observé l'étonnante efficacité antibactérienne du *Penicillium notatum* et ayant publié un article en 1929 et un rapport succinct en 1932[5], se soit complètement détourné de ses recherches sur cette prodigieuse moisissure ?

Les réponses à cette question sont multiples. La plus stupéfiante est que Fleming fut incapable d'imaginer qu'une infection bactérienne interne puisse être combattue grâce à l'injection ou à l'ingestion d'un médicament.

Lorsqu'il avait injecté de la pénicilline à une seule souris et à un unique lapin, il n'avait malheureusement pas eu l'idée d'en tester le pouvoir antibactérien en leur administrant simultanément une dose de staphylocoques ou de streptocoques mortels. L'eût-il fait qu'il aurait eu la surprise de voir ces animaux survivre : il aurait alors compris, et notre récit eût pris un autre tour.

Il faut dire que Fleming partageait le point de vue de son supérieur, sir Almroth Wright, et de ses confrères, à savoir que «le pouvoir de toutes les substances antibactériennes était illusoire[6] ». Mais il n'en est pas moins troublant que celui qui fut le premier médecin d'Angleterre à administrer le Salvarsan par voie intraveineuse à des syphilitiques, puis à observer leur lente guérison, n'ait pas imaginé que la pénicilline puisse être autre chose qu'un germicide à usage externe. Il ne vit jamais en elle le produit susceptible d'être administré par voie intraveineuse pour combattre des infections généralisées, quand bien même le Salvarsan était la preuve vérifiée par lui-même de l'efficacité d'une thérapie interne. Cela faisait pourtant de nombreuses années que le docteur Paul Ehrlich avait donné à Wright des échantillons du miraculeux médicament qu'il avait réussi à synthétiser et que lui, Fleming, en faisait usage.

Lorsqu'on lit l'article de Fleming de 1929 où il compare la pénicilline à l'acide phénique, il apparaît clairement qu'il l'avait classée dans la catégorie des onguents et des lotions à usage strictement externe. Ce n'était pas la première fois, et ce ne serait pas la dernière, que la reconnaissance d'une découverte médicale révolutionnaire était retardée de plusieurs années par un mode de raisonnement obsolète.

En 1940, après que l'efficacité de la pénicilline dans la lutte contre les infections bactériennes eut été universellement reconnue, il allégua qu'il n'avait pas poursuivi ses recherches parce qu'il avait remarqué que ses préparations perdaient rapidement leur efficacité. S'il avait pu bénéficier du concours d'un biochimiste, déclara-t-il, ils auraient certainement trouvé à eux deux le moyen d'extraire la pénicilline du bouillon et de la conserver indéfiniment sous forme de cristal d'un blanc pur. Mais Wright n'aurait pas toléré la présence d'un biochimiste expérimenté dans son département, considérant « qu'il n'y avait pas assez d'humanisme chez un chimiste ».

Il reste encore à signaler que six ans avant la miraculeuse contamination des boîtes de Pétri par le *Penicillium*, Fleming s'était entiché d'une enzyme qu'il avait isolée de son propre mucus nasal. Cette enzyme, qu'il avait baptisée lysozyme, possédait, croyait-il, des vertus antibactériennes. Elle le passionnait tant qu'il abandonna ses recherches sur la pénicilline pour se consacrer à son étude, et ce jusqu'à la fin de sa carrière[7].

Quoi qu'il en soit, l'article de Fleming de 1929 qui décrivait les propriétés de la pénicilline la sauva de l'oubli en attendant l'évolution des mentalités. Évolution qui devait conduire les médecins à concevoir que l'injection ou l'ingestion d'un médicament était capable de combattre une infection bactérienne généralisée.

Un jeune bactériologiste du nom de Paine, après avoir lu l'article de Fleming, obtint de ce dernier un échantillon de *Penicillium notatum*. Il en fit des cultures, puis appliqua le bouillon obtenu sur les yeux infectés de quatre bébés et sur l'œil gravement blessé et infecté d'un adulte. En quarante-six heures de traitement, une amélioration miraculeuse fut constatée chez les cinq patients. L'infection de deux des bébés avait été causée par des gonocoques, c'est-à-dire qu'ils seraient devenus aveugles si le docteur Paine ne leur avait pas lavé les yeux avec ce qu'il appelait du «jus de moisissure».

Paine était tellement enthousiasmé par l'action thérapeutique de la pénicilline qu'il s'en fut présenter ses résultats à Howard Florey en personne, professeur d'anatomopathologie à l'université de Sheffield[8]. On était au seuil des années 30, une bonne décennie avant que Florey ne se lance dans ses célèbres recherches sur la pénicilline à Oxford. Et à l'époque, comme Fleming, Florey fut incapable d'imaginer qu'une substance, de quelque nature qu'elle fût, puisse guérir une infection bactérienne généralisée.

Harold Rainstrick, directeur de la nouvelle École d'hygiène et de médecine tropicale de Londres, autre lecteur de l'article de Fleming, réunit aussitôt – en 1931 – une équipe de très haut niveau pour étudier les substances chimiques produites par différentes espèces de *Penicillium.* Un échantillon de sa moisissure fut demandé à Fleming qui le leur envoya avec joie. Rainstrick et son équipe en adressèrent à leur tour un échantillon à un mycologue américain pour identification : il s'agissait d'une forme particulière de *Penicillium notatum* qui seule possédait un pouvoir antibactérien – découverte importante dont on est redevable à Rainstrick et à son équipe[9].

Quel heureux hasard que cette variété de *Penicillium notatum* ait précisément flotté dans l'air ce jour de septembre 1928 où Fleming entrouvrit ses boîtes de Pétri ! Et quelle chance qu'il en eût conservé des cultures longtemps après avoir cessé ses recherches sur la pénicilline. Malheureusement, lorsque Rainstrick et son équipe tentèrent d'obtenir une souche plus concentrée en faisant évaporer une solution de pénicilline dissoute dans l'éther, le produit devint inactif. Après cet échec, relatif à une question de chimie, l'équipe de Londres renonça à son tour à poursuivre ses travaux.

Un jeune étudiant américain, diplômé en 1935, s'intéressa à son tour au *Penicillium notatum* et découvrit que la pénicilline ne détruisait pas les bactéries mais inhibait leur croissance. Il projetait de poursuivre ses recherches et de faire de la pénicilline le sujet de sa thèse de doctorat, mais son directeur d'études ne l'y autorisa pas, convaincu que la pénicilline n'avait aucun avenir. Le jeune R.D. Reid publiera néanmoins le résultat de ses recherches[10].

Les recherches de Paine et de Rainstrick auraient pu être les dernières sur la pénicilline si, en 1935, Gerhard Domagk n'avait découvert qu'un composé simple, le Prontosil, administré par voie intraveineuse, venait facilement à bout des infections générales à streptocoques. Domagk était un chimiste travaillant pour les I.G. Farbenindustrie en Allemagne. Il avait synthétisé la substance en 1932 dans le cadre de sa recherche de nouvelles teintures textiles. Il l'avait écartée comme des tas d'autres car le rouge Prontosil se révélait un colorant médiocre, mais comme il était aussi directeur du département d'anatomopathologie et de bactériologie de cette même entreprise et qu'il s'intéressait par-dessus tout aux médicaments susceptibles de tuer les bactéries, il procéda à divers tests et se dépêcha de publier ses résultats[11]. Cette publication fit un sort définitif au préjugé selon lequel l'injection de médicaments était sans effet sur les infections bactériennes. De fait, si cet article de 1935 était paru dix ans plus tôt, Fleming n'aurait certainement pas abandonné ses recherches sur la pénicilline en 1928. Cette fois pourtant les mentalités étaient changées et en l'espace de quelques courtes années, des dizaines et des dizaines d'autres substances furent testées et révélèrent leur efficacité à combattre différentes infections bactériennes.

C'est dans ce contexte que George Dreyer, professeur et directeur de l'école d'anatomopathologie Sir-William-Dunn d'Oxford, après avoir lu l'article de Fleming de 1929, décida de reprendre les recherches sur la pénicilline. Dreyer, l'une des sommités mondiales en matière de bactériophages (les virus qui infestent et tuent les bactéries) se demanda si la pénicilline n'était pas un virus, ce qui expliquerait ses propriétés antibactériennes. Pour vérifier son hypothèse, il se procura auprès de Fleming un échantillon de *Penicillium notatum.* Très déçu de constater que son intuition l'avait trompé, il se désintéressa du sujet. Mais au lieu de jeter son échantillon de moisissure, il le donna à son assistante, Miss Campbell-Renton qui, ayant trouvé à la pénicilline une foule d'autres intéressantes vertus, souhaitait en poursuivre la culture. Quelques années plus tard, lorsque Dreyer mourut, Miss Campbell-Renton cultivait encore sa moisissure.

Le successeur de Dreyer à Oxford était un talentueux Australien installé en Angleterre, physiologiste, anatomopathologiste et spécialiste en médecine interne. Il s'appelait Howard Walter Florey et était âgé de trente-sept ans. Il eut deux épouses qui, toutes les deux, jouèrent un rôle d'importance dans l'histoire de la pénicilline. Il avait connu la première, Mary Ethyl Florey (plus tard lady Florey), qui deviendra médecin, à l'université d'Adélaïde où ils étaient tous deux étudiants – et ils s'étaient mariés en 1926. Mary Ethyl fut une pionnière du traitement à la pénicilline des plaies infectées et, à la fin de l'année 1942, elle avait déjà à son actif 172 guérisons. Huit mois après sa mort, en 1966, Florey épousa Margaret Jennings, qui avait collaboré au célèbre article de l'équipe d'Oxford en 1940. Elle devint ainsi la seconde lady Florey.

Florey possédait d'authentiques qualités de chef, un grand sens de l'humour et un dévouement total à sa tâche. Toutes ces qualités le conduisirent, avec ses collègues, à accomplir les premières recherches systématiques relatives à la vraie nature de la pénicilline, et donc à faire les premières découvertes.

Lui et l'équipe qu'il avait mise sur pied à Oxford renouvelèrent les principes mêmes de l'étude des pathologies : au lieu d'étudier les manifestations des maladies ou des processus morbides, ils décidèrent d'en explorer les causes.

Cette équipe comptait nombre de personnalités aussi remarquables que celle de son chef. L'excellent biochimiste Ernst Boris Chain se doublait d'un musicien talentueux. Il avait fui l'Allemagne nazie et s'était réfugié en Angleterre, d'abord à l'université de Londres, puis à Cambridge. Il était sur le point d'accepter un poste en Australie lorsque Florey le persuada de rejoindre son équipe.

A Oxford, Chain, qui était tombé (par hasard) sur l'article de Fleming au cours d'une recherche de routine, rencontra un jour Miss Campbell-Renton dans un couloir. Il se trouva qu'elle était en train (pure coïncidence encore !) de transporter une fiole contenant la moisissure de Fleming. Chain en fut surpris et ravi parce que jusqu'à cet instant il n'avait pas imaginé qu'Oxford possédât du *Penicillium*, et encore moins du *Penicillium* issu de la souche originelle de Fleming.

Chain alla trouver Florey. On ignorait tout, lui dit-il, des propriétés biochimiques et biologiques des substances antibactériennes produites par des micro-organismes. Voici que s'offrait à eux une merveilleuse occasion de conduire des recherches fondamentales. D'esprit plus ouvert que sir Almroth Wright, Florey accueillit cette proposition avec enthousiasme.

En 1939, comme de nos jours, les recherches coûtaient cher. L'École de pathologie ne disposait pas des budgets nécessaires, le British Medical Research Council non plus. Obstiné, Florey se tourna vers la fondation Rockefeller, avec laquelle il avait déjà été en relation. Quels étaient les projets de recherche qu'elle pourrait soutenir? La fondation fit savoir qu'elle n'attendait pas des résultats immédiats, mais les projets devaient avoir trait à la biochimie et non à la médecine clinique. Chain et Florey étaient aux anges : ce qu'ils avaient en vue correspondait rigoureusement aux critères énoncés.

Les deux hommes se mirent au travail. Ils envisageaient non de générer un antibiotique cliniquement utile dans le contexte de la guerre en cours, mais plutôt de conduire un corpus de recherches fondamentales qui démontreraient comment certains micro-organismes sécrètent ou élaborent des enzymes antibactériennes. C'était un concept véritablement révolutionnaire : rechercher des substances produites par un micro-organisme capables de tuer d'autres micro-organismes.

La rencontre fortuite de Chain avec Miss Campbell-Renton entra dans la légende. « Nous nous sommes trouvés à faire des recherches sur la pénicilline », déclara-t-il plus tard, « parce que nous en avions une culture à l'école[13] ». Ni Chain ni Florey ne soupçonnaient alors que la pénicilline se révélerait un médicament aussi miraculeux.

Cette équipe d'Oxford comptait parmi ses membres un autre scientifique de haute volée : Margaret Jennings. Ce fut elle qui découvrit que la pénicilline restait sans effet sur les bactéries ayant atteint leur taille « adulte », et que son pouvoir résidait dans sa capacité à en inhiber la croissance.

Enfin, Norman Heatley, un pionnier des microtechniques, un homme à la timidité maladive, empêché par la guerre de poursuivre ses études à l'université de Copenhague, se joignit également au groupe. Il développa une méthode permettant de déterminer la quantité de pénicilline présente dans un échantillon donné, et définit l'unité d'activité du produit. En l'absence de ces paramètres, les médecins n'auraient pas été en mesure d'administrer à leurs patients la dose requise de pénicilline.

Peu après que l'équipe d'Oxford se fut mise au travail, Chain découvrit que la pénicilline n'était pas une enzyme mais une simple molécule. Surpris et déçu, il faillit lui aussi cesser ses recherches, mais l'inhabituelle instabilité de cette molécule piqua sa curiosité. Pour lutter contre cette instabilité, Chain réduisit la température d'une solution aqueuse de pénicilline en la séchant par congélation. Il produisit ainsi pour la première fois une poudre brune de pénicilline vingt fois plus puissante que le plus puissant des sulfamides – et stable de surcroît !

Cette nouvelle substance antibactérienne faisait-elle encourir quelque risque au patient? Chain constata avec surprise que même une énorme dose administrée à une souris n'avait aucun effet secondaire. Il en savait désormais assez pour comprendre qu'il était au seuil de l'une des découvertes majeures de la médecine occidentale. Il raconta à Florey son expérience. Comme son collègue, Florey fut abasourdi; tout cela semblait trop beau pour être vrai. Florey refit les expériences de Chain pour s'assurer qu'il n'y avait pas eu erreur et, ce faisant, il remarqua quelque chose qui avait échappé à son collègue : les urines de la souris étaient devenues marron. Les tests prouvèrent que cette coloration était due à la pénicilline qui avait traversé le corps de l'animal sans s'altérer, pour se retrouver, toujours aussi active, dans l'urine.

Cette découverte revêtait une importance capitale : elle révélait que la pénicilline s'infiltrait dans les fluides de l'organisme tout entier, qu'elle constituait la substance antibactérienne la plus puissante connue à ce moment-là, qu'elle pouvait être injectée sans risque à l'être humain afin de combattre les infections où qu'elles fussent localisées. Il incombait désormais à Florey, Chain et toute l'équipe de prouver l'exactitude de ces assertions. La tâche n'était pas aisée.

Dans le laboratoire régnait une excitation intense, si intense que Florey fit quelque chose d'absolument inouï en Angleterre : il lança une expérience un samedi ! Du point de vue britannique, ce n'était plus de l'excitation, c'était du délire !

Florey testa la pénicilline sur huit souris. Mais à la différence de Fleming, il leur injecta simultanément des doses mortelles de streptocoques. Quatre d'entre elles ne reçurent aucun traitement; les quatre autres furent traitées avec des doses diverses de pénicilline. Ces dernières survécurent, les quatre autres moururent. Cette mini-expérience inaugurait l'ère des antibiotiques.

Heatley était si excité qu'il resta debout toute la nuit pour assister au dénouement de cette expérience. En rentrant chez lui à bicyclette le dimanche au petit matin, il fut arrêté (c'était la guerre) par un garde royal, inquiet de le voir violer le couvre-feu.

Pendant les trois mois qui suivirent cette étude pilote jamais publiée, des tests de toxicité furent réalisés à grande échelle sur des animaux et confirmèrent que la pénicilline n'avait aucun effet secondaire dangereux. Cinq expériences distinctes furent menées sur des populations de 48 et 75 souris, selon les expériences, utilisant trois sortes de bactéries. Dans tous les cas, la totalité des souris traitées à la pénicilline survécurent, contre quatre seulement parmi les souris non traitées. Il était prouvé que, pour les souris du moins, la pénicilline représentait, et de loin, l'agent chimiothérapeutique le plus efficace produit jusque-là. Les conclusions du groupe d'Oxford furent consignées dans un article historique en date du 24 août 1940 [14] publié par la fameuse revue médicale britannique *The Lancet*, qui en avait reconnu la formidable importance.

Trois mois seulement s'étaient écoulés entre l'étude pilote initiale et cette publication, trois mois qui comptaient parmi les heures les plus noires de la Seconde Guerre mondiale. Florey, Chain, Heatley et Jennings avaient enduit l'intérieur de leurs vêtements avec de la moisissure de pénicilline. Au cas où l'Allemagne envahirait et occuperait l'Angleterre, ils espéraient que l'un d'eux au moins pourrait fuir aux États-Unis ou au Canada avec les spores de cette moisissure qui, ils le savaient, pourrait sauver bien plus de vies que la guerre n'en sacrifiait.

L'équipe de Florey répéta ses expériences sur les animaux et obtint à nouveau les mêmes résultats spectaculaires. Florey cessa dès lors de respecter ses engagements vis-à-vis de la fondation Rockefeller et passa des recherches biochimiques aux recherches cliniques à grande échelle. L'Angleterre était en guerre, et les blessures infectées étaient la principale cause de mortalité. Florey, qui savait détenir un agent chimiothérapeutique capable de sauver un nombre incalculable de vies, voulait le tester sur des êtres humains, non pour se convaincre lui-même, mais pour en prouver l'efficacité aux yeux du monde. Et si les tests ultérieurs démontraient que les effets de la pénicilline étaient aussi miraculeux que l'indiquaient les premiers résultats, il faudrait trouver un moyen d'en produire d'énormes quantités, très rapidement, afin de pouvoir épargner le plus de vies possible.

Pour ce premier test sur les humains, Florey choisit un patient atteint d'un cancer en phase terminale. Parce que les sucs gastriques détruisent la pénicilline, il lui injecta le produit par voie intraveineuse : le patient eut des frissons et une forte fièvre. Le chercheur devina immédiatement que la pénicilline qu'il avait utilisée contenait une substance toxique, et que c'était cette impureté qui était responsable des manifestations cliniques observées.

Abraham et Chain se mirent en devoir de purifier la pénicilline. Ils y réussirent, au grand soulagement de l'équipe, grâce à un procédé complexe d'extraction en plusieurs étapes dont, à deux reprises, la chromatographie. Le mélange devait être rendu un peu acide, et sa température devait être maintenue aux alentours de 0 °C afin d'éviter la destruction du principe actif. Par la suite, cette technique posa elle aussi des problèmes, mais en fin de compte le moyen de réduire la pénicilline à l'état de poudre jaune stable par congélation et séchage fut trouvé.

La décision de Florey de conduire des expériences cliniques imposait que la pénicilline fût produite à grande échelle. C'était une question pratique à régler d'urgence.

Qui veut la fin veut les moyens : Florey osa violer un tabou ancestral selon lequel les départements universitaires devaient se consacrer à la recherche pure et ne rien fabriquer. Il établit une unité de production au sein de son département.

Comme le temps pressait, guerre oblige, Heatley imagina d'accroître la production en perfectionnant le milieu de culture et en concevant un système plus efficace pour recueillir le jus de moisissure. Avec la méthode conventionnelle, chaque colonie de *Penicillium* se décomposait après avoir servi une seule fois. En insufflant de l'air sous la colonie parvenue à maturité, Heatley parvenait à la surélever. Cela lui permettait de la prélever et de la replacer intacte sur du milieu de culture frais. Grâce à cette méthode, il obtenait douze échantillons de jus de moisissure à partir d'une seule culture. Il développa plus tard un système d'extraction automatique qui augmenta encore le rendement de chaque colonie.

Il restait un processus que Heatley ne parvenait pas à automatiser. Le nouveau procédé de purification, qui incluait une réduction de la température de la pénicilline jusqu'au point de congélation, demandait que l'on fît rouler les bouteilles contenant le mélange. Il fallait des bras pour procéder à cette opération, or les hommes avaient tous été appelés sous les drapeaux. S'attaquant à un autre tabou, le groupe engagea, pour la première fois dans l'histoire d'Oxford, un petit nombre de femmes qui, huit heures par jour, faisaient rouler les bouteilles de pénicilline d'avant en arrière dans une chambre froide. On les surnomma les *penicillin girls.*

Puis c'est la place qui vint à manquer. Heatley songea à remplacer les bouteilles par des coupelles de culture plates et oblongues qui occuperaient moins d'espace. Mais les fabricants auxquels il s'adressa lui répondirent qu'ils ne pourraient lui fournir les coupelles avant six mois, et à un prix si outrageusement élevé que le département n'y pourrait faire face. Florey, qui avait décidément l'étoffe d'un véritable chef d'entreprise, contacta un ami médecin de Stoke-on-Trent, la capitale de la poterie. Celui-ci, ayant demandé à Florey de lui envoyer un croquis de ce qu'il voulait, trouva une usine locale qui accepta de produire les coupelles rapidement, et à un prix raisonnable. Heatley visita la poterie, sélectionna un modèle parmi trois prototypes, et quelques semaines après eut autant de coupelles qu'il souhaitait.

Un an plus tard, Florey trouva encore le moyen d'agrandir son unité de production. Le département d'anatomopathologie de l'université avait une morgue pour les animaux, ce qui n'était pas inhabituel. Ce qui l'était, en revanche, c'est qu'elle avait été spécialement conçue pour permettre l'autopsie des éléphants et des rhinocéros. De fait, cette morgue était suffisamment vaste pour devenir la première « usine » de pénicilline de Florey.

Entre-temps, l'étude de la pénicilline sur les patients progressait rapidement. Florey et ses collègues en avaient injecté par voie intraveineuse à tous les membres du département d'anatomopathologie, sans aucun effet secondaire. Avant que l'équipe eût accumulé assez de pénicilline pour lancer des tests à grande échelle sur les humains, Florey fut appelé pour traiter un policier qui était en train de mourir d'une septicémie. Au début, l'état de santé du patient s'améliora grandement, mais il lui fallait des doses de pénicilline si énormes que les stocks furent vite épuisés. Florey et ses collègues tentèrent désespérément de récupérer un peu de pénicilline dans les urines du malade, mais celle-ci ne suffit pas à sauver l'homme. Florey se jura de ne plus jamais traiter un patient s'il ne disposait de quantités de pénicilline suffisantes pour obtenir la guérison.

Jamais à court d'idées, il trouva la solution qui lui permettrait de tester la pénicilline sur les êtres humains malgré ses faibles réserves de produit : soigner de jeunes enfants. Quatre d'entre eux furent traités, ainsi qu'un cinquième sujet adulte. Les résultats étaient étonnants. Tous furent guéris, à l'exception d'un enfant qui avait un caillot de sang infecté dans une veine à la base du crâne, adjacente à l'artère carotide. Les parois de l'artère s'étaient infectées, la faisant gonfler, et un anévrisme s'était formé. Bien que l'infection eût été jugulée, comme devait le révéler l'autopsie, l'anévrisme s'était rompu et l'enfant mourut d'une hémorragie cérébrale. L'équipe d'Oxford n'en revenait pas. Florey, qui dans ses comptes rendus d'observations s'en était toujours tenu aux termes les plus prudents, nota cette fois que la guérison de ces patients relevait presque du « miracle ». Ces résultats furent publiés en août 1941 [15].

Peu après, Chain voulut faire breveter la pénicilline mais Florey s'y refusa, jugeant que la démarche était contraire à l'éthique médicale. Les deux hommes eurent maintes discussions à ce propos, mais Florey n'en démordit pas. Chain craignait que d'autres ne fassent breveter la pénicilline si le groupe d'Oxford ne le faisait pas, et l'avenir prouva qu'il avait raison.

Il s'agissait dorénavant de produire assez de pénicilline pour répondre aux besoins d'une Angleterre en guerre. Comme le département de Production d'Oxford n'y suffisait évidemment pas, Florey approcha les dirigeants de toutes les compagnies pharmaceutiques du pays. Seules les Imperial Chemical Industries accédèrent à sa requête, lancèrent les expériences requises et lui fournirent des stocks supplémentaires. Florey administra, dès janvier 1942, de la pénicilline à quinze patients par voie intraveineuse, et localement à cent-soixante-douze. En dosant le taux de pénicilline dans le sang et en étudiant ses effets cliniques, il détermina la quantité appropriée à chaque cas. Aucun gouvernement n'autoriserait de nos jours qu'un médicament, administré par intraveineuse, soit largement diffusé après avoir été testé sur vingt et un patients seulement, dont deux étaient morts. Il n'autoriserait pas non plus la mise sur le marché d'un médicament si, comme la pénicilline, il tuait les souris. Mais les comptes rendus de Florey étaient si méticuleux, surtout dans le contexte de la guerre, qu'ils surent convaincre les autorités. D'ailleurs Florey n'y avait pas mentionné ses échecs avec les souris.

On en était là lorsque sir Almroth Wright écrivit une célèbre lettre au *London Times* dans laquelle il reconnaissait Fleming comme le découvreur de la pénicilline. Le rédacteur en chef, Robert Robertson, y répondit en opposant le nom de Florey. Le résultat – et comment s'en étonner à l'ère de saturation médiatique dans laquelle nous vivons? – fut que des hordes de reporters s'abattirent sur Fleming et Florey. Phénomène incroyable, la personnalité des deux hommes s'inversa : Fleming recherchait maintenant la publicité tandis que Florey préférait rester dans l'ombre. Aucun des deux hommes n'a jamais pu expliquer son revirement.

La presse rapporta bien entendu ce que le public avait envie d'entendre. Puisque Florey se taisait alors que Fleming ne tarissait pas, les journaux remplirent leurs colonnes de nouvelles concernant Fleming, et ne dirent presque rien de Florey. La plupart des histoires étaient exagérées et inexactes, mais Fleming ne fit aucune tentative pour rétablir la vérité. Les revues médicales elles-mêmes et les livres qui commencèrent à être publiés sur l'histoire de la pénicilline donnaient dans la fiction pure. Fleming riait avec ses amis de ce que les médias disaient de lui ; il fit même classer par sa secrétaire tous ces articles mensongers qu'il jugeait amusants.

Tant de légèreté eut des conséquences. Des années plus tard, lord Beaverbrook, le propriétaire du journal dont les reporters, s'étant peut-être sentis méprisés par Florey, avaient donné un point de vue unique, partial et erroné de l'aventure de la pénicilline, pressa le comité Nobel de décerner son prix au seul Fleming.

En 1941, après avoir lu l'article du groupe d'Oxford dans *The Lancet*, Fleming avait décidé de se rendre compte par lui-même de ce que ces scientifiques tramaient. Chain eut l'honneur de recevoir le visiteur et de le guider à travers le département. Fleming était dans sa période introvertie, il ne souffla mot et Chain put croire qu'il n'avait rien saisi de ce qui lui avait été montré.

Pourtant, peu après, Fleming demanda à Florey un peu de pénicilline pour traiter un patient gravement atteint. Florey, dont le stock était presque épuisé, accepta à la condition de pouvoir inclure ce cas dans le compte rendu des essais cliniques en cours. Le rétablissement du patient de Fleming fut éclatant ; impressionné, le médecin intervint auprès de sir Andrew Duncan, le ministre anglais du Ravitaillement, qui était l'un de ses proches amis, pour demander que le gouvernement s'implique dans la fabrication de la pénicilline.

Au début de la guerre, l'Angleterre avait évacué avec succès ses troupes de la plage de Dunkerque à bord d'une multitude de petits bateaux (surtout des voiliers privés), naviguant en ordre dispersé afin que la Luftwaffe ne puisse les repérer. S'inspirant de cette tactique, le Comité anglais de la pénicilline décida de ne pas concentrer la production dans un bâtiment unique, important, facilement repérable, que les Allemands pourraient prendre pour cible. La pénicilline serait fabriquée partout où c'était possible, avec les moyens et le matériel disponibles sur place (ainsi les boîtes de lait et les bouteilles servirent-elles aux cultures de la moisissure). Bien que quelques compagnies commerciales se fussent mises à fabriquer de la pénicilline en assez grandes quantités, une importante industrie parallèle et familiale se développa, et l'on vit surgir une multiplicité de laboratoires clandestins. C'est ainsi que l'Angleterre en guerre réussit à produire suffisamment de pénicilline pour les besoins de ses forces armées et de sa population civile. Le produit miracle arrivait de toutes parts. Le ministère du Ravitaillement fournissait le gasoil indispensable aux véhicules qui livraient le médicament et d'autres denrées rares en ces temps de pénurie (comme les boîtes de conserve).

L'un des principaux fournisseurs de pénicilline – et le plus apprécié de Florey – était la compagnie Kendall, Bishop. La fabrique était située dans l'East End, une zone industrielle et portuaire de l'est de Londres, qui, évidemment, fut la première visée par les bombes allemandes. Tous les immeubles autour de celui de Kendall, Bishop furent détruits, mais par miracle la source la plus importante et la plus pure de pénicilline du pays se retrouva intacte au milieu d'un champ de ruines.

Peu de temps près la publication du premier article de l'équipe d'Oxford en 1940, les médecins et les chercheurs américains commencèrent eux aussi à apporter leur contribution aux recherches. En fait, le premier patient traité de manière systématique avec la pénicilline fut soigné à l'hôpital presbytérien de Columbia à New York. Son médecin, le docteur Martin Henry Dawson, rassembla une petite – mais remarquable – équipe, constituée de lui-même, du docteur Karl Meyer, un génie de la biochimie (beaucoup pensèrent qu'il méritait le prix Nobel), et du docteur Gladys Hobby, une extraordinaire microbiologiste qui signa un livre sur l'histoire de la pénicilline[16]. Cinq semaines après la parution du premier article d'Oxford dans *The Lancet* en 1940, cette équipe américaine commença à traiter des patients en utilisant de la moisissure fournie par le docteur Roger Reed (car l'échantillon de *Penicillium* envoyé par Chain ne donnait rien). Le groupe de Dawson présenta ses résultats à une assemblée de la Société américaine pour l'investigation clinique en mai 1941.

Cette même année, Howard Florey se rendit aux États-Unis et au Canada. Il entreprit ce voyage historique pour prévenir tous ceux qui possédaient des échantillons de pénicilline de ne les confier sous aucun prétexte à un étranger; il avait en effet entendu dire que les Allemands avaient essayé de se renseigner sur le sujet par l'intermédiaire des Suisses. De plus, Florey avait confiance dans les Américains et il pensait qu'ils soutiendraient l'Angleterre dans la guerre. Enfin, hormis Imperial Chemical Industries, toutes les sociétés pharmaceutiques anglaises avaient refusé de fabriquer de la pénicilline. Ce fut sir Edward Mellanby, secrétaire du British Medical Research Council, qui avait vigoureusement soutenu la nomination de Florey à Oxford, qui lui suggéra d'aller proposer aux Canadiens et aux Américains de mettre leur énorme potentiel économique et industriel au service de la production massive de pénicilline. La fondation Rockefeller finança le voyage. Le chercheur emportait évidemment avec lui un échantillon de la moisissure.

Florey, accompagné de Norman Heatley, arriva à New York le 3 juillet 1941, et ils passèrent la journée du lendemain, Independence Day, avec le professeur John Fulton et sa femme à New Haven. Fulton se chargea d'organiser pour Florey et Heatley une entrevue avec le docteur Robert Coghill, directeur de la division des fermentations du laboratoire de recherche régional du département d'Agriculture des régions du Nord des États-Unis, à Peoria, Illinois. Coghill accueillit chaleureusement les deux scientifiques et leur offrit tout son soutien. Pendant leur conversation, il suggéra que le procédé de la fermentation profonde – impliquant que la moisissure soit totalement immergée dans le milieu de culture – pourrait faciliter et accélérer la production de pénicilline et peut-être même constituer la méthode idéale. Il avait raison sur ce point. Ce procédé serait l'unique mais capitale contribution des États-Unis à la production massive de pénicilline.

Coghill prit des dispositions permettant à Heatley de travailler avec le docteur Andrew Moyer, un des biochimistes de l'équipe de Peoria. Moyer était un homme bourru, foncièrement hostile aux Anglais. Un accord fut signé par la fondation Rockefeller et le laboratoire de recherche des régions du Nord, chacune des deux institutions finançant les travaux de son chercheur en vue d'une publication commune des deux hommes. Cet accord stipulait entre autres que les *royalties* dérivées des brevets seraient partagées entre les deux institutions. Heatley dévoila donc à Moyer tout ce qu'il savait sur la pénicilline. En contrepartie, Moyer eut l'idée d'ajouter au liquide de culture du lactose et de l'alcool de maïs, substances hautement nutritives pour les moisissures qui multiplièrent par vingt le rendement et donc la production de pénicilline.

Les deux hommes cosignèrent un article sur leur travail. Avant que Heatley ne quitte les États-Unis, ils se rencontrèrent pour les corrections finales et Moyer approuva tous les changements que Heatley y apporta. Mais l'Anglais aussitôt parti, Moyer effaça de l'article le nom de son collègue et le publia sans rien y changer. En sa qualité d'auteur unique, il put breveter le milieu de culture à base de lactose et d'alcool de maïs. Alors que la fondation et le laboratoire devaient se partager les *royalties* de tous les brevets déposés aux États-Unis, Moyer découvrit un vide juridique et put déposer trois brevets à son seul bénéfice en Angleterre. Sa traîtrise ne porta pas ses fruits : sous la pression de Coghill, le département d'Agriculture l'obligea à restituer jusqu'au dernier cent les sommes soustraites aux deux institutions mécènes.

Les sociétés pharmaceutiques américaines et anglaises s'attribuèrent les autres brevets – aux États-Unis, celui de la fermentation profonde, et à l'Angleterre celui de la pénicilline semi-synthétique. Afin d'éviter la banqueroute de leurs alliés anglais, les compagnies américaines fixèrent les *royalties* à un taux extrêmement modeste qu'ils baissèrent d'ailleurs à plusieurs reprises. Cependant, les sommes que les Anglais devaient verser aux Américains à ce titre s'élevaient à des millions de dollars, une situation qui ne se redresserait que lorsque la pénicilline semi-synthétique serait commercialisée.

Pendant que ces manœuvres avaient lieu, le docteur Kenneth B. Raper, mycologue à Peoria, écumait le monde à la recherche d'autres spécimens de *Penicillium* capables de produire plus de pénicilline. C'est pourtant à sa porte qu'il trouva le meilleur spécimen. Ayant chargé une de ses assistantes de lui rapporter tous les fruits qu'elle trouverait au marché, il avait réussi à isoler dans un melon du *Penicillium chrysogenum.* Celui-ci produisait plus de pénicilline que n'importe quelle autre moisissure au monde, et il prospérait magnifiquement dans le liquide de culture sous fermentation profonde. Cette trouvaille valut à l'assistante l'affectueux sobriquet de *Moldy Mary*, « Marie la Moisie », pour le restant de ses jours.

Après le retour de Florey en Angleterre, plusieurs événements vinrent ternir les rapports cordiaux qu'il avait établis avec ses collègues américains. Les États-Unis entrèrent dans la guerre en décembre 1941, et, sous prétexte de *secret défense*, ils refusèrent dès lors de fournir quelque information que ce soit sur l'état de leurs recherches sur la pénicilline, quand bien même Heatley leur eut prodigué sans compter tous les détails des travaux accomplis à Oxford. Quant à la fermentation profonde, les Anglais ne furent pas autorisés à l'utiliser tout de suite. Il fallut que Florey s'emporte à la première réunion du Comité de la pénicilline en Angleterre, et dise sans ambages ce qu'il pensait du comportement des Américains, pour que soient entamées à un haut niveau des négociations en vue de résoudre le litige.

Lorsque éclata la nouvelle des brevets américains, Florey sortit à nouveau de ses gonds. Le débat avec Chain s'envenima : toute leur vie, les deux hommes resteraient divisés sur ce point douloureux. Après la guerre, Chain partit travailler quelque temps en Italie, puis revint en Angleterre pour prendre un poste d'enseignant et assumer la présidence du département de Biochimie du Collège impérial de sciences et de technologie de Londres.

D'autres dissensions se firent jour. L'Américaine Gladys Hobby clama que la gramicidine de René Dubos – et non la pénicilline – était le premier antibiotique jamais inventé pour traiter les infections chez les humains. L'assertion ne tenait pas puisque la gramicidine est un antibiotique à usage exclusivement local, contrairement à la pénicilline ; en outre, la gramicidine s'employait en association avec deux autres antibiotiques sous forme de gouttes oculaires pour traiter les infections des yeux. D'ailleurs, si l'on s'en souvient, des années auparavant, Fleming et Paine avaient traité des infections oculaires avec ce qu'ils appelaient du «jus de moisissure». Coghill, à Peoria, eut l'idée brillante de développer les mutations génétiques de la moisissure du melon de Raper pour produire plus de pénicilline. Il demanda aux plus brillants scientifiques des États-Unis de s'y essayer en soumettant des spécimens de *Penicillium chrysogenum* à la lumière, aux rayons X, à des agents chimiques. Les scientifiques de l'institut Carnegie de Cold Spring Harbor, à New York, réussirent, par irradiation de *Penicillium chrysogenum* aux rayons X, à produire un mutant qui donnait dix fois plus de pénicilline que la moisissure originale.

Les recherches sur la pénicilline aux États-Unis étaient supervisées par le Bureau de la recherche scientifique et du développement (Office of Scientific Research and Development). Ce bureau conduisit de remarquables essais cliniques prouvant l'efficacité de la pénicilline dans le traitement des pneumonies bactériennes, des infections osseuses chroniques, des plaies infectées, des infections des valves cardiaques, de la blennorragie et de la syphilis. Les résultats de ces études incitèrent trois compagnies pharmaceutiques américaines (Squibb, Merck et Pfizer) à s'intéresser à la production de pénicilline (Squibb et Merck s'associèrent pour ce programme). Par la suite, le Bureau chargea vingt-deux autres laboratoires pharmaceutiques de fabriquer de la pénicilline et leur consentit, pendant la première partie de la guerre, une aide sous forme de matériaux de construction et de vivres.

Fleming, Florey, Chain et Abraham furent couverts d'honneurs et de récompenses pour leur insigne contribution à la médecine. Fleming et Florey furent annoblis en 1944; Fleming, Florey et Chain reçurent le prix Nobel de physiologie et de médecine en 1945 ; Chain et Abraham furent annoblis à leur tour, respectivement en 1965 et en 1980. Fleming, enfin, reçut la distinction suprême en Angleterre : il fut enseveli, le 11 mars 1955, dans la crypte de la cathédrale Saint-Paul de Londres. Peu après, le département d'Inoculation de l'hôpital Saint-Mary de Londres fut rebaptisé Wright-Fleming Institute.

L'invention de la pénicilline a transformé pour toujours le traitement des infections. Des pénicillines semi-synthétiques et des pénicillines par voie orale furent rapidement développées, bientôt suivies d'antibiotiques encore plus puissants. Le premier d'entre eux fut la streptomycine, un antibiotique à large spectre développé en 1944 par Selman A. Waksman et ses collègues de l'université de Rutgers [18]. Waksman est l'inventeur du terme « antibiotique ». La streptomycine n'était pas n'importe quel antibiotique, puisque grâce à elle on parvint à traiter la tuberculose et quelques autres infections bactériennes contre lesquelles la pénicilline était impuissante.

Peu après, les laboratoires pharmaceutiques annoncèrent l'avènement de nouveaux antibiotiques à large spectre : l'auréomycine chez Lederle en 1948, la terramycine en 1950 chez Pfizer. Le premier antibiotique entièrement synthétique, le chloramphénicol, fut développé par Parke-Davis en 1949 et se révéla particulièrement efficace pour le traitement de la fièvre typhoïde.

En l'espace d'une génération, les observations de Fleming avaient donné l'essor à une gigantesque industrie pharmaceutique américaine fabriquant un vaste éventail d'antibiotiques. Cette industrie se montre désormais beaucoup plus prudente et réservée qu'elle ne le fut à ses débuts, car il faut de nos jours plus de 200 millions de dollars pour lancer sur le marché un nouveau produit, tant les critères d'approbation par la Food and Drug Administration sont exigeants.

Le lancement de nouveaux antibiotiques s'impose pourtant par suite de la résistance développée par les bactéries aux médicaments utilisés pour les combattre, y compris à la pénicilline. Le pourcentage de souches de pneumocoques résistants est passé par exemple de 0,02 % en 1987 à 6,7 % en 1994. A l'ère chimiothérapeutique qui est la nôtre, il peut sembler incroyable – mais c'est un fait – qu'aux États-Unis, en 1994, 13 300 personnes soient mortes dans les hôpitaux, victimes d'infections rebelles à tout traitement[19].

Il y a cinquante ans, les médecins croyaient qu'avec la streptomycine la tuberculose aurait disparu en l'an 2000, à l'instar de la variole. Mais les gènes de certaines souches de bacilles de tuberculose ont trouvé le moyen de résister à l'action antibactérienne de la streptomycine. En conséquence, huit millions d'êtres humains sont chaque année sérieusement frappés par la tuberculose, et deux millions d'entre eux meurent malgré les traitements.

Les médecins eux-mêmes ne sont pas étrangers à l'apparition de ces bactéries résistantes pour avoir cédé trop souvent à la tentation de traiter aux antibiotiques des infections virales qui, ils le savaient pertinemment, n'y seraient pas sensibles. Et cela, seulement pour donner satisfaction à leur patient.

La solution peut sembler simple : inventer de nouveaux antibiotiques efficaces contre ces souches de bactéries mutantes. Le docteur Barry R. Bloom, de l'école Albert-Einstein de médecine, un des plus éminents chercheurs américains dans le domaine de la tuberculose, et ses collègues, les docteurs William Jacobs et James Sachettni, ont développé, par exemple, six médicaments expérimentaux qui sont actifs, *in vitro,* contre les bacilles de tuberculose résistant aux antibiotiques usuels. Mais aucun groupe pharmaceutique n'a encore décidé de les développer[20]. L'obtention du visa du gouvernement pour la commercialisation d'un nouveau médicament peut coûter jusqu'à 200 millions de dollars. Ce paramètre économique intervient évidemment dans la décision des sociétés pharmaceutiques. De plus, même lorsque le médicament a reçu son visa, son utilisation peut être suspendue d'un jour à l'autre si de nouveaux effets secondaires indésirables sont brusquement signalés. Cela a été le cas de quantité de médicaments au cours de ces dix dernières années.

Pourtant, malgré le coût exorbitant lié à l'introduction d'un nouveau produit, les groupes pharmaceutiques continueront de rechercher de nouveaux antibiotiques prometteurs, et d'ailleurs toutes sortes d'autres médicaments susceptibles de combattre les virus et les parasites qui résistent encore à l'arsenal des spécialités dont nous disposons aujourd'hui.

L'ADN

Nous étions depuis quelques minutes à peine avec Erwin Chargaff, quatre-vingt-trois ans, professeur émérite de biochimie à l'université de Columbia, quand il pointa le doigt sur un volume de 1871, un exemplaire relié de revues médicales allemandes, qui se trouvait dans sa bibliothèque.

– Vous voulez savoir à qui revient vraiment le mérite de la découverte de l'ADN ? s'écria-t-il avec son rocailleux accent viennois.

Sans attendre de réponse, il poursuivit :

– C'est à Friedrich Miescher, et il a décrit sa découverte dans un article de 1871[1].

Chargaff continuait de pointer l'index sur le volume relié.

– Je crains que nous n'ayons jamais entendu parler de lui, dis-je piteusement.

– J'en étais sûr. Mais vous avez entendu parler de James Watson et de Francis Crick, les lauréats du Nobel, dont les médias font des saints.

– Nous avons également entendu parler de Maurice Wilkins, de Rosalind Franklin, d'Oswald Avery, de Fred Griffith et de Max von Laue, répliquâmes-nous sur la défensive et légèrement irrités.

– Miescher a découvert que l'ADN était une entité chimique. Ça ne compte pas à vos yeux ?

– Si, si, certes. Nous allons nous pencher sur ses travaux dès notre retour à San Francisco.

C'est ce que nous fîmes.

Chargaff avait raison et c'est pourquoi ce chapitre s'ouvre

avec Friedrich Miescher, même s'il n'a jamais eu droit dans la plupart des publications scientifiques et médicales qu'à quelques mots ou à une note en bas de page jusqu'au fameux article sur l'acide désoxyribonucléique (ADN) publié par *Nature* en 1953. Depuis, trois ouvrages décrivant brièvement ses travaux ont paru dans les années 70 [2].

Miescher, un Suisse allemand, commença ses recherches en 1868 à Tübingen dans le laboratoire de l'illustre biochimiste Ernst Hoppe-Seyler. C'était un homme timide et plutôt réservé, mais la question à laquelle il voulait répondre était claire dans son esprit : « De quelles substances chimiques le noyau d'une cellule est-il fait ? »

Avant les travaux de Miescher, on ignorait le rôle du noyau cellulaire et sa composition. Il était en effet difficile d'obtenir pour les étudier des suspensions pures de cellules et de séparer ou d'extraire les microscopiques noyaux du cytoplasme cellulaire dans lequel ils baignaient.

Miescher vint à bout de ces deux difficultés. Se souvenant que les globules blancs – les leucocytes – contenaient des noyaux relativement gros et peu de cytoplasme, il résolut de s'en procurer. Mais où les obtenir ? Il eut l'idée astucieuse de récupérer les pansements chirurgicaux usagés d'une clinique de Tübingen, grouillant de leucocytes sous la forme de pus – et donc de cellules nucléées.

Après nombre d'essais et d'erreurs, il réussit à séparer le noyau du cytoplasme de ces cellules de pus. Il appela « nucléine » la substance chimique qu'il parvint à obtenir et à purifier. Il savait que cette nucléine contenait des protéines, mais il constata qu'une substance chimique jusque-là inconnue adhérait au composant protéiné. Comme cette nouvelle substance était riche en phosphore, Miescher se dit que la nucléine avait peut-être pour fonction d'alimenter constamment en phosphore le cytoplasme de la cellule. Bien qu'il n'eût que vingt-quatre ou vingt-cinq ans, il sut qu'il avait fait une formidable découverte, mais son supérieur, le docteur Hoppe-Seyler refusa de la lui laisser publier en 1869. Il décida de se donner deux ans pour en vérifier lui-même l'exactitude. De nos jours, un jeune chercheur empêché de publier un article dont il estime l'importance capitale consulterait un avocat ou se plaindrait auprès d'une instance médicale supérieure. Miescher, lui, se contenta d'exiger, lorsque son article serait enfin publié en 1871, qu'une note indique qu'il avait été écrit en 1869 pour établir l'antériorité de sa magnifique découverte.

Miescher savait que cette nucléoprotéine nouvellement découverte était d'un poids moléculaire élevé. Dans un commentaire prémonitoire, il soulignait qu'un composé aussi important et complexe pourrait avoir une fonction génétique. Dans une lettre à son oncle, datée de 1892, il précisait que cette nucléine était une molécule très grosse et très complexe et que l'isomérie de ses atomes de carbone pouvait à elle seule rendre compte de la production de molécules aux rôles différents et en nombre suffisant pour porter les myriades de caractères génétiques. Il établissait une analogie extraordinairement pertinente entre cette transmission chimique et le fait que tous les mots et les concepts de n'importe quelle langue pouvaient être exprimés par la combinaison des vingt ou trente lettres de l'alphabet de ladite langue. Quoi de plus juste? Les quelque trente-cinq mille mots utilisés par Shakespeare, toute la richesse et la profusion de son théâtre et de sa poésie reposent effectivement sur les vingt-six lettres de l'alphabet.

Et pourtant, pendant cinquante et un ans, cette ébauche d'un code héréditaire passa complètement inaperçue jusqu'à ce que, en 1943, Erwin Schrödinger invente le concept de code génétique.

Si inspiré qu'il fût, Miescher ne soupçonna pas que l'acide

nucléique était le seul composant de la nucléine qui assurait la transmission héréditaire. Il crut, comme tous ceux qui pendant un demi-siècle suivraient la voie tracée par lui, que le composant protéique portait le matériel héréditaire.

Miescher quitta le laboratoire de Hoppe-Seyler en 1871, un peu avant ou tout de suite après la publication de sa découverte dans la revue de Hoppe-Seyler lui-même. Il partit pour l'université de Bâle où l'attendait la chaire de physiologie qu'il occupa jusqu'à sa mort, en 1895.

Pendant ces vingt-quatre années, il se dédia à l'enseignement et à la mise en place du premier institut suisse de recherches anatomiques et physiologiques. Ce bâtiment, le Vésalium, existe toujours. En haut de la volée de marches, presque caché, se trouve un petit buste de Miescher. Pour autant que nous le sachions, ce buste et l'article de 1871 sont les seuls témoignages tangibles de l'existence de cet homme remarquable. Quelques mois avant sa mort, il reçut pourtant une lettre de Carl Ludwig, un physiologiste européen renommé, qui l'assurait de la dette éternelle qu'avait envers lui l'humanité.

Quelques années auparavant, en 1889, Miescher avait appris que son collègue Richard Altmann avait réussi à dégager la nucléine de son composant protéique et qu'il avait appelé la fraction résiduelle « acide nucléique ». Il fut aussi informé, sans doute, du fait que Albrecht Kossel, le biochimiste allemand, avait découvert que la nucléine contenait des purines et des pyrimidines. Le nombre exact de ces bases, cependant, n'était pas connu. Kossel reçut un prix Nobel en 1910, Altmann en 1912, pour d'autres découvertes biochimiques remarquables.

Bien que l'on soupçonnât avant même le début du XXe siècle que les acides nucléiques contenaient des molécules de phosphate, de purine et de pyrimidine, ce n'est qu'en 1909 que le chimiste talentueux mais lunatique Phoebus A. Levene identifia un sucre dans l'acide nucléique de la levure, la D-ribose. Vingt ans plus tard, il découvrait un autre sucre, le 2-desoxy-D-ribose, dans l'acide nucléique du thymus.

Comme Miescher, Levene pensait que les acides nucléiques étaient de très gros complexes macromoléculaires formés de ce qu'il appelait des *nucléotides* (unités constituées de phosphate, de sucre, et de bases de purine/pyrimidine). Mais il continuait de croire que la substance du noyau porteuse des caractères héréditaires siégeait dans ses protéines. Et il n'imagina pas qu'une macromolécule aussi simple, composée seulement d'un sucre, d'un phosphate, de quelques purines et pyrimidines et de quelques molécules d'eau était capable de transmettre le milliard et plus de macro et de micro-instructions héréditaires qui, on le savait, étaient transmises par les chromosomes humains.

Miescher et Levene avaient bien conscience, depuis les découvertes de Louis Pasteur et d'autres, que les propriétés d'une *molécule* ne dépendaient pas seulement des atomes qui la constituaient mais aussi des interrelations chimiques de ces mêmes atomes. Mais ils ne se doutaient pas, comme aucun de leurs contemporains d'ailleurs, que les propriétés d'une *macromolécule* ne tenaient pas seulement à ses composants moléculaires mais aussi aux interrelations entre ces composants. De nouvelles découvertes, de nouveaux éclairs de génie seraient nécessaires avant que les chimistes et les biologistes du XXe siècle ne mesurent que, de même que les vingt-six lettres de l'alphabet permettaient de former d'immenses cohortes de mots, les molécules en nombre très restreint constituant la macromolécule de l'ADN, en vertu de la myriade de combinaisons possibles, dotaient cette macromolécule simple en apparence des moyens de véhiculer des milliards de messages héréditaires.

En 1912, le physicien allemand Max von Laue fit une découverte qu'Einstein jugea être l'une des plus importantes de la physique. Il remarqua qu'un simple cristal exposé aux rayons X imprimait sur une plaque photographique des ombres spécifiques. Très peu de temps après la publication de cette découverte par von Laue, William Bragg démontra que ces ombres étaient dues à la diffraction des rayons X originaux provoquée par la collision avec les atomes du cristal. Ultérieurement, Bragg et son fils William Lawrence observèrent que les ombres imprimées sur les films photographiques par les rayons X qui traversaient les cristaux étaient caractéristiques de chaque type de cristal et qu'en outre, elles permettaient de comprendre la structure spatiale des atomes constitutifs d'un cristal donné. La science et l'art de la cristallographie qu'ils venaient d'inventer rendaient désormais possible la détermination de l'architecture atomique de n'importe quel cristal.

Quelques décennies plus tard, le développement de la cristallographie allait permettre d'élucider les relations intermoléculaires de macromolécules comme celles de l'acide nucléique. Mais il faudrait que de nouveaux progrès soient accomplis pour que les scientifiques, suffisamment intrigués par l'acide nucléique, se mettent à en analyser les suspensions de purines, de pyrimidines, de sucres et de phosphates.

En 1927, Fred Griffith, un physicien anglais, observa un extraordinaire et troublant phénomène. Lorsqu'il injectait à des souris, par voie sous-cutanée, une culture de pneumocoques vivants mais inoffensifs plus une espèce de pneumocoques mortels mais morts, les souris mouraient le lendemain et il se trouve que leur mort était due à la prolifération des pneumocoques appartenant à la souche antérieurement inoffensive. Ces pneumocoques avaient revêtu les caractères de l'espèce mortelle qu'il avait tuée la veille en vue de l'injection. Fait encore plus mystérieux, ces bactéries jadis inoffensives mais désormais mortelles avaient la capacité de transmettre indéfiniment cette toxicité à leur descendance.

Comment, dans l'univers de bon sens qu'était la science, la mort pouvait-elle donner lieu à ce miracle de vie ? Pas une fraction de seconde Griffith, ou n'importe lequel de ses contemporains (qui confirmèrent sa découverte), ne soupçonna que la substance extraite du pus humain par Miescher quarante ans plus tôt était responsable de cette transformation redoutable d'une souche de pneumocoques inoffensifs en pneumocoques létaux.

Griffith n'avait probablement jamais entendu parler de Miescher, ni même de l'ADN. Aussi conclut-il que la culture de pneumocoques toxiques morts fournissait à la colonie avirulente prospère et qui se multipliait ce qu'il appela un « pabulum », dont l'ingestion quoi qu'il en soit permettait aux pneumocoques avirulents d'engendrer des pneumocoques virulents. Il était tellement convaincu du bien-fondé de sa théorie qu'il négligea le fait que la descendance virulente de l'espèce initialement avirulente parvenait à transmettre sa mortelle virulence, de génération en génération, en l'absence complète de ce pabulum[3].

En dépit de sa conclusion erronée concernant le mécanisme responsable de la transformation bactérienne observée, la découverte de Griffith était d'une formidable importance. Bien sûr, elle ne suscita pas le moindre intérêt de la part des généticiens qui à l'époque ne s'intéressaient qu'à la génétique de leur cobaye préféré, la mouche du fruit. Mais en 1931, un petit médecin chauve d'origine canadienne, célibataire, très timide et sceptique, Oswald Theodore Avery, qui travaillait à l'institut Rockefeller, se passionna pour les travaux de Griffith.

Ce jeune chercheur, qui faisait équipe avec le biochimiste Heidelberger, identifia la nature chimique des revêtements capsulaires des quatre types de pneumocoques responsables non seulement de leur toxicité mais aussi de leur spécificité sérologique. Les deux confrères découvrirent également que la capsule de chacun des quatre types de pneumocoques était composée d'un polysaccharide distinct.

Les quatre polysaccharides, bien que formés de molécules de sucre similaires, différaient radicalement les uns des autres par leurs propriétés biologiques. Cette découverte alerta probablement Avery, bien avant tout le monde, sur le fait que les propriétés biologiques de n'importe quelle macromolécule dépendaient des interrelations de ses propres molécules. Il faudrait attendre la seconde moitié du siècle pour que les biochimistes les plus éminents s'en convainquent. Il est évident que si Miescher ou ses successeurs immédiats l'avaient compris, la reconnaissance de la fonction héréditaire de l'ADN n'aurait pas demandé plus d'un demi-siècle. Avery lui-même, en 1930, ne l'avait pas compris lorsqu'il chargea ses assistants de faire le point sur la stupéfiante découverte de Griffith.

L'un d'eux, J. Lionel Alloway, confirma très rapidement les constatations de Griffith, à savoir qu'il était possible de transformer des pneumocoques non virulents en pneumocoques virulents simplement en ajoutant un extrait de pneumocoques virulents morts à une colonie de pneumocoques non virulents cultivés dans un tube à essais. Avec un enthousiasme passionné, Avery chercha à identifier la nature de la substance qui permettait le passage des pneumocoques d'un type à l'autre. Même l'hyperthyroïdie massive et galopante qui le handicapa gravement pendant quatre ans ne put le détourner de cet objectif. Et lorsque Griffith fut tué en 1941 par une bombe allemande, Avery mit une photographie de lui sur son bureau et elle y resta jusqu'à son départ de l'institut Rockefeller.

Avery ne travaillait pas seul. Colin MacLeod, un médecin lui aussi canadien, le rejoignit en 1935, puis Maclyn McCarty en 1941, un jeune médecin frais émoulu de l'université John Hopkins. Pendant treize ans, ils apportèrent une large contribution à la recherche de l'identité chimique de ce qu'ils appelèrent le « principe transformant ».

Dans leurs premières analyses d'extraits du principe transformant, ils détectèrent une faible quantité d'ADN, des traces d'autres substances chimiques ainsi que des quantités modérées de protéines. Le coup de génie d'un, de deux ou des trois membres de l'équipe d'Avery, fut de choisir de concentrer les recherches sur la fraction d'ADN. Nous ignorerons toujours son (ou leur) identité, mais on peut rendre hommage à Avery qui, en tant que chef de l'équipe, accepta que les recherches s'orientent en ce sens.

Dès lors, et pendant des années, les trois médecins utilisèrent tous les outils disponibles – immunologiques, chimiques, biologiques et physico-chimiques – pour tenter d'isoler l'ADN, et seulement l'ADN, à partir d'extraits spécifiques. Très tôt, l'analyse de l'ADN qu'ils avaient réussi à isoler révéla la présence du principe transformant. La difficulté principale consistait à débarrasser l'ADN de toute trace de protéine, cette protéine à laquelle il était intimement associé pour former le composant nucléoprotéique du pneumocoque. Nul plus qu'Avery n'était convaincu du fait, universellement admis d'ailleurs, que seule une protéine, avec le degré de complexité qui la caractérisait, pouvait jouer le rôle de principe transformant. Mais il ne se souvenait que trop bien des difficultés qu'il avait eues précédemment à faire admettre à ses collègues que la toxine de la capsule d'un pneumocoque était due à un sucre complexe et non à une protéine.

La démonstration la plus spectaculaire du pouvoir transformant de l'ADN était la perte de ce pouvoir lorsqu'une enzyme de sérum, connue pour détruire l'ADN, y était ajoutée. Des années plus tard, grâce en particulier à la persévérance de McCarty, l'équipe réussit à isoler et à purifier cette enzyme destructrice de l'ADN.

Le 10 décembre 1943, sur les instances pressantes de ses collègues, Avery, lors d'une conférence à l'institut Rockefeller, annonça que de l'ADN pur, obtenu à partir de pneumocoques morts encapsulés de type III, était capable de transformer une culture de pneumocoques sans capsule de type II en pneumocoques encapsulés de type III.

A la fin de son discours, à en croire McCarty [4], Avery fut applaudi par ses pairs, mais lorsque le président invita l'assistance à s'exprimer, à poser des questions ou à faire des commentaires, un embarrassant silence de mort tomba. Finalement, un des anciens collègues d'Avery se leva et parla des longues années de recherches dont le résultat venait de leur être présenté. Puis il se rassit. Le docteur Schneider, le président de séance, raconta plus tard à McCarty combien cette soirée avait été pénible pour lui :

– Il s'ensuivit un autre long silence. Finalement, lorsque je ne fus plus capable de le supporter, je me levai et dis : « Les participants étant tombés d'accord, la séance est maintenant levée. »

L'article essentiel démontrant que l'ADN était la substance chimique responsable du principe transformant, parut dans le numéro de février 1944 du *Journal of Experimental Medicine* [5].

Comme McCarty nous l'a dit au cours de la conversation que nous eûmes avec lui en 1990, les réactions immédiates à leur article ne furent en rien renversantes. Rares étaient les généticiens, si tant est qu'il y en eût, qui lurent la revue en question. N'oublions pas qu'on était en 1944 et que le *New York Times* et les magazines d'actualités relataient des aventures autrement plus palpitantes que ce compte rendu de la manière dont une substance ésotérique comme l'ADN pouvait transformer un pneumocoque de type II en pneumocoque de type III.

Mais ce qui fut encore plus dommageable au progrès de la recherche, ce fut l'obstination d'Alfred Mirsky, un biochimiste de premier plan membre de l'institut Rockefeller, à ne pas vouloir accepter que l'ADN fût porteur du principe transformant. Il trouvait apparemment inconcevable que l'acide désoxyribonucléique, composé comme il l'était d'un tout petit nombre de purines et de pyrimidines, de quelques phosphates et de sucres pût jouer ce rôle. De son point de vue, seule une protéine complexe pouvait véhiculer d'aussi nombreux messages.

Dans l'enceinte de l'institut comme à l'extérieur, il combattit le concept défendu par Avery et ses collègues. Qui plus est, en avril 1946, au cours d'une conférence donnée devant le même public que celui d'Avery, il démolit sans pitié leurs conclusions. Bien que les trois chercheurs eussent méticuleusement éliminé tout résidu possible de protéine, Mirsky soutint que leur extrait prétendument pur d'ADN contenait encore 1 % à 2 % de protéines, plus qu'il n'en fallait pour porter le principe transformant.

Avery se trouvait dans l'auditoire. Il ne tenta à aucun moment de contredire son attaquant et garda le silence. Il ne tenta pas non plus de réfuter l'article de Mirsky qui niait à l'ADN le rôle de porteur du principe transformant. Il sombra cette même année dans une profonde dépression – d'ailleurs, entre l'annonce de sa découverte en 1944 et son discret départ à la retraite en 1948, il ne fit plus grand-chose. A l'instar de William Harvey, trois siècles plus tôt, Oswald Avery, alors âgé de soixante et onze ans, quitta le monde de la science pour vivre dans l'obscurité, et dans la paix, les sept dernières années de sa vie, auprès de son frère Roy, à Nashville dans le Tennessee.

Il fut sans doute déçu que la découverte du rôle de l'ADN, substance héréditaire, n'ait été ni reconnue ni considérée comme l'une des grandes percées du siècle. Et il ignora probablement qu'à la fin des années 40 son nom fut proposé pour le prix Nobel, mais que l'entêtement de Mirsky à nier la validité de sa découverte avait incité le comité du Nobel à différer l'attribution de cette récompense en attendant une confirmation ultérieure.

Nous ne saurons jamais ce qu'il éprouva lorsqu'en 1953 il lut les comptes rendus du résultat des recherches de Wilkins, de Watson, de Crick, et de Rosalind Franklin. Il est certain en tout cas que son collègue Colin MacLeod ne fut nullement impressionné par leur découverte de la structure de l'ADN. Nous le savons par McCarty qui nous a remis la copie d'une note que lui envoya MacLeod après avoir lu *The Double Helix (L'Hélice double)* de Watson.

> Quelque jour prochain tu devras m'éclairer sur la portée renversante de l'hélice double, etc. Si elle n'avait pas été découverte un mardi, elle l'aurait été dans n'importe quel autre laboratoire le mercredi ou le jeudi.
>
> Ton frère en frustration
> Colin

MacLeod comme Maclyn McCarty avaient été, de toute évidence, profondément déçus que leur découverte du rôle de l'ADN dans la transmission héréditaire ait si peu retenu l'attention en son temps. Le lauréat du Nobel en 1970, Wendell Stanley, a déclaré que l'annonce de leur découverte en 1944 avait été une « découverte non découverte ». Un jugement inexcusable de la part de Stanley. Nul mieux que lui ne savait qu'Edwin Chargaff, le biochimiste plutôt bourru de l'université de Columbia avait, à la lecture du rapport d'Avery, stoppé immédiatement les études chimiques en cours pour se consacrer à celles de la structure chimique de l'ADN. Il avait publié en 1949 la première de ses démonstrations, à savoir que le rapport entre purines et pyrimidines dans la molécule d'ADN était égal à un. Watson, Crick et Wilkins admirent plus tard le rôle capital de cette étude dans leur approche de la structure de l'ADN.

Impossible de douter d'ailleurs de l'importance de cette découverte de 1944 si l'on songe, comme le relate James Watson dans *The Double Helix*, que c'est la démonstration du fait que la molécule d'ADN était porteuse de l'hérédité qui poussa Watson et Crick à entreprendre, en 1951, l'étude de sa structure moléculaire.

D'ailleurs, la structure de l'ADN et ses fonctions génétiques seront découvertes moins de dix ans après cette étude sémiologique. C'est peu lorsqu'il s'agit d'une percée majeure; c'est peu si l'on songe aux quarante-deux ans qui se sont écoulés entre les débuts de la culture tissulaire et l'administration effective du vaccin antipoliomyélitique.

Chaque fois que nous nous souvenons de nos visites à Maurice Wilkins, ces deux vers du poète anglais John Keats s'imposent à nous de manière presque obsessionnelle :

Ah ! dans le temple même du Ravissement
La Mélancolie voilée a son autel souverain.

Nous ne savons pas précisément pourquoi. Peut-être à cause de la tristesse poignante qui avait ravagé Wilkins depuis sa jeunesse, tandis que progressait la maladie chronique dont souffrait sa jeune sœur. Puis, en 1953, il avait vécu l'épreuve que sir Lawrence Bragg a qualifiée d'« effrayante malchance[6] », mais nous en reparlerons. Il est probable que nous nous sommes mis à associer les vers de Keats à Wilkins lorsqu'il nous eut dit qu'il avait du mal à être gai « et que la tristesse était davantage son naturel ».

Mais en voilà assez avec la mélancolie de Wilkins. Parlons plutôt de l'histoire qu'il a commencée et presque achevée, la découverte de l'énigme ultime de la vie – la structure moléculaire de l'ADN.

Napoléon n'aurait jamais choisi pour l'un de ses maréchaux l'Anglo-Irlandais Maurice Wilkins, né en Nouvelle-Zélande, même si celui-ci fut probablement un scientifique plus inspiré que Napoléon n'était un stratège. Wilkins possédait un certain nombre de qualités mais le panache n'en faisait pas partie. Très réservé, la voix lente moyennement timbrée, le visage beau et délicat, des yeux bleu-clair profondément enfoncés dans les orbites et le nez fin, il paraissait ce qu'il était en fait, un érudit, un penseur.

Notre histoire commence donc en 1944-1945 : Wilkins est à Berkeley, travaillant au projet Manhattan et réussissant à isoler différents isotopes d'uranium. Ses soirées sont probablement solitaires car il vient de divorcer de sa jeune épouse américaine. C'est au cours d'une de ces soirées qu'il parcourt le petit livre d'Erwin Schrödinger : *What Is Life ? (Qu'est-ce que la vie ?)*[7].

Wilkins pense que c'est cette lecture qui l'a conduit après la guerre à se consacrer à l'étude du gène. Il avait lu également le compte rendu de la découverte d'Avery et de ses collègues. Ainsi, pour Wilkins, et ce dès 1946, le texte de Schrödinger plus le rapport Avery constituaient un ensemble révolutionnaire : l'ADN était porteur de l'hérédité.

En 1947, il eut la chance d'être transféré avec son chef, le remarquable John Randall, au King's College de Londres. Randall n'y fut pas seulement le chef du département de physique de Wheatstone; il sut également soutirer à l'austère et conservateur Medical Research Council des subsides pour financer le premier laboratoire anglais de biophysique. Avant la création de cette institution, les biologistes, les médecins, et même les biochimistes considéraient que les physiciens ne jouaient aucun rôle dans la recherche médicale. En fait, il est possible que les membres du Conseil aient accepté de soutenir Randall dans cette aventure non parce qu'ils en attendaient des résultats éclatants, mais parce que c'était un moyen pour la médecine anglaise de prouver sa gratitude à Randall qui avait sauvé l'Angleterre de la destruction par les bombes de la Luftwaffe. Tout le système radar anglais dépendait, en effet, de la co-invention par Randall du composant de son noyau, le magnétron cavitaire.

C'est ainsi qu'à partir de 1947, Randall fut à la fois directeur du département de Physique classique du King's College et superviseur de l'unité de biophysique du Conseil de recherche médicale.

Par divers côtés, cet homme ressemblait beaucoup à Napoléon : il aimait que ses subordonnés fussent non seulement intelligents mais loyaux. Il demanda à Maurice Wilkins, âgé alors de trente et un ans, d'être le directeur adjoint de l'unité de biophysique. Il l'avait connu à Birmingham avant guerre, et avait travaillé avec lui à Saint Andrews (Édimbourg) après la guerre et il voyait en lui un assistant idéal. Randall eut le mérite de soutenir Wilkins qui considérait que la connaissance des mécanismes de l'hérédité passait obligatoirement par l'étude de la structure de l'ADN.

Quoiqu'il fût très occupé par la direction des deux institutions, Randall poursuivait ses recherches. Celles-ci portaient sur la structure physique de la tête bulbeuse du spermatozoïde, où il savait qu'était concentrée la nucléoprotéine. A la suite de ses observations au microscope électronique, il demanda en 1950 à Raymond Gosling, un étudiant qui préparait son doctorat, d'étudier la structure de ce même spermatozoïde à la cristallographie aux rayons X. Comme Gosling ne connaissait pas grand-chose à cette discipline, Randall pria Alex Stokes, l'un des physiciens les plus doués de son équipe de chercheurs, d'initier Gosling.

Gosling maîtrisa très vite les principes élémentaires de la cristallographie aux rayons X et comprit qu'avec le matériel dont il disposait, il ne pourrait obtenir des photodiagrammes satisfaisants des têtes de spermatozoïdes. En désespoir de cause, il demanda à Wilkins un peu de son ADN : il voulait en comparer le cliché de diffraction aux rayons X avec les quelques clichés de diffraction du sperme qu'il avait réussi à réaliser.

Wilkins disposait d'une petite quantité d'ADN de thymus de veau d'une exceptionnelle pureté. Il lui avait été offert par le Suisse Rudolph Signer, à l'occasion d'une réunion de physiciens à Londres en mai 1950. Celui-ci était si fier des qualités physiques de son ADN qu'il en avait apporté avec lui des échantillons, et Wilkins avait été l'un des heureux bénéficiaires de la précieuse substance.

Ce fut pour lui une chance formidable sans laquelle toute l'histoire de la découverte de la structure de l'ADN eût pris, sans doute, un tout autre cours. Dans la masse gélatineuse de l'ADN de Signer, il put prélever de longues fibres très fines, simplement en l'effleurant avec un bâtonnet de verre propre, ce qui était impossible avec tous les autres échantillons qu'il avait eus entre les mains.

Curieux de disposer du spectre de diffraction aux rayons X de l'ADN, Wilkins consentit à confier une de ces fines fibres à Gosling. Bien que l'image obtenue par le jeune physicien fût extrêmement confuse, Wilkins décida de l'associer dorénavant à son étude de l'ADN par la cristallographie aux rayons X. Il n'ignorait pas que W. T. Astbury, dès 1939, et S. Furberg, en 1947, avaient découvert, grâce à cet outil de recherche, quelques données majeures relatives à la distribution physique des molécules qui constituaient l'énorme macromolécule d'ADN. Astbury avait déterminé, en effet, la distance (3-4 angströms) séparant les nucléotides d'ADN, et Furberg avait même émis l'hypothèse que l'ADN pouvait avoir une structure hélicoïdale.

C'est Gosling qui, finalement, trouva le moyen d'obtenir un diagramme (de diffraction) décent en réunissant 35 des fibres d'ADN finement dessinées par Wilkins. Wilkins ne fut pas le seul à être impressionné, Stokes et probablement Randall le furent également. C'est sans doute cette première image du spectre de diffraction de l'ADN qui incita Randall à recruter, au printemps de 1950, Rosalind Franklin, avec une bourse de recherche de trois ans. C'était une professionnelle talentueuse en matière de cristallographie aux rayons X, là où Wilkins et Gosling étaient au mieux des amateurs intelligents. Malheureusement, vers la fin du premier semestre de cette même année, au moment même où Gosling obtenait des diagrammes de diffraction relativement satisfaisants, l'Amirauté britannique demandait la restitution de l'appareil à rayons X qu'elle avait prêté à Randall. Wilkins n'en fut pas outre mesure affecté : il était à peu près sûr que Gosling et lui pourraient utiliser l'appareil du groupe de physiciens du King's College. Ce qui le préoccupait davantage, c'était de n'avoir pas encore trouvé le moyen de dissocier du faisceau de fibres d'ADN une fibre unique. Seul le diagramme de diffraction d'une fibre unique permettrait en effet de cerner la structure de l'ADN, mais il fallait pour cela disposer d'un faisceau de rayons X très étroit et d'un appareil photographique miniaturisé.

La chance sourit à Wilkins et à Gosling : Werner Ehrenberg, un scientifique allemand réfugié qui travaillait au Birkbeck College avec son collègue Walter Spear, venait tout juste d'inventer un émetteur de rayons X qu'il avait appelé tube générateur microfocal. L'instrument était capable de concentrer des faisceaux diffus de rayons X en un pinceau très fin. C'était justement ce que Wilkins recherchait, et c'est Gosling lui-même qui se rendit à Birkbeck pour se faire confier par Ehrenberg son plus que précieux instrument.

– Était-ce vraiment si important ? demandâmes-nous à Gosling quarante ans plus tard.

– Je crois que c'était l'outil indispensable, répondit Gosling. Et devinez quoi ? Ce diable d'Ehrenberg refusa de nous vendre son tube microfocal ; il insista pour nous l'offrir.

Wilkins commanda une microcaméra à Philips. Ainsi, à la fin de l'automne de 1950, tous les éléments nécessaires à la recherche étaient réunis : le tube microfocal, la caméra miniature et l'appareil à rayons X emprunté à une autre unité de physique. Pour une raison indéterminée, ni Wilkins ni Gosling n'adaptèrent le générateur microfocal et la microcaméra à l'appareil à rayons X. Il est probable qu'ils attendaient l'arrivée imminente de Rosalind Franklin qui saurait gérer mieux qu'eux les problèmes d'installation et de raccordement. Mais Rosalind Franklin allait se faire attendre jusqu'au 1er janvier 1951.

Wilkins ne voulait en aucun cas renoncer à l'étude cristallographique de l'ADN et se borner à des études microscopiques à l'ultraviolet. Il tenait déjà pour acquis que Rosalind, titulaire d'un doctorat, obtiendrait avec l'aide de Gosling les diagrammes de diffraction d'une fibre unique d'ADN et qu'il pourrait l'analyser avec Stokes. En tant que pionnier de la recherche sur l'ADN au sein de son unité, et en sa qualité de directeur adjoint de l'unité Medical Research Council, il ne doutait pas que Rosalind Franklin saurait se montrer une collaboratrice modeste et dévouée. Il ignorait que Randall, en décembre 1950, avait écrit à son insu à la jeune femme pour la charger formellement de l'étude cristallographique aux rayons X de l'ADN. Elle serait assistée dans cette tâche par Gosling, précisait-il. Il était évident, à la lecture de cette lettre, que son poste était celui d'un chercheur indépendant.

Wilkins ignorait en outre qui était vraiment Rosalind Franklin. Enfin, l'idée que John Randall était un chercheur ambitieux et sans scrupules ne l'avait jamais effleuré. Quoi qu'il en soit, au printemps de 1950, en examinant les diagrammes aux rayons X faits par Gosling, Randall eut sans aucun doute l'intuition que la découverte de la structure de l'ADN pouvait être d'une importance très supérieure à sa co-invention du magnétron cavitaire. Conçut-il alors le projet de tenir Rosalind Franklin à distance de Wilkins, en sorte que chacun d'eux lui fasse séparément son compte rendu de recherche ? Il pourrait ainsi être encore une fois le coauteur (avec elle) de l'un des rapports scientifiques les plus importants du siècle.

L'hypothèse n'est pas aussi extraordinaire qu'elle paraît de prime abord, car, alors que Randall avait la réputation d'être un meneur d'hommes, il laissa cependant s'envenimer les relations entre Wilkins et Rosalind Franklin pendant deux ans, sans prendre la peine de préciser à celle-ci que Wilkins était son supérieur direct et que si elle ne pouvait ou ne voulait pas lui faire le rapport de ses découvertes, sa seule option était de démissionner.

Wilkins lui-même, plusieurs dizaines d'années après les faits, en songeant à nouveau au manque de clarté de Randall face à Rosalind Franklin et aux difficiles rapports avec elle qui s'étaient ensuivis pour lui, se demanda s'il n'avait pas eu en Randall un rival insoupçonné en matière de recherche.

Depuis son adolescence, Rosalind Franklin n'avait qu'une passion dans la vie, cette vie qui serait abrégée par un cancer : la science. Elle était relativement attachée à sa famille, mais, pour autant que nous sachions, elle n'eut jamais aucun lien sentimental ni avec un homme ni avec une femme. Petite, mince, les cheveux noirs, les yeux marron profondément enfoncés dans les orbites, aucun maquillage, Rosalind Franklin n'était pas jolie. Elle aurait pu surprendre si elle s'était mieux habillée et maquillée. Mais son but était de devenir une scientifique de haut niveau, non une coquette, une épouse ou une mère.

Somme toute, elle n'était pas très sympathique. Extrêmement intelligente, il lui manquait cette sagesse qui trouve sa source dans les cœurs tendres et compatissants. Tous ceux qui la connaissaient s'accordent à dire qu'elle ne souffrait pas les imbéciles. Malheureusement pour elle comme pour Maurice Wilkins, elle considéra qu'il n'était pas un homme particulièrement brillant.

Nous avons demandé à Wilkins, mais aussi à Francis Crick, à James Watson et à Raymond Gosling, pourquoi Rosalind Franklin avait pris Wilkins en grippe dès le printemps de 1951. Wilkins lui-même n'a jamais cessé de se poser la question. La réponse, il va sans doute la donner dans ses mémoires qu'il est en train de rédiger. Ni Crick ni Watson n'ont d'explication. Watson dans *The Double Helix* raconte avoir plus d'une fois fait les frais du mauvais caractère de Rosalind Franklin, de ses colères et de son mépris; il en parlait avec une telle inimitié qu'on lui avait conseillé à l'époque d'écrire un épilogue (ce qu'il a fait) pour s'excuser d'avoir malmené cette maudite femme si insupportable mais si talentueuse.

Gosling est celui qui nous a paru le plus au courant du conflit Franklin-Wilkins, peut-être parce qu'il avait travaillé avec Rosalind Franklin et qu'il avait su malgré tout, dans cette conjoncture délicate, rester l'ami de Wilkins. C'était une sorte d'exploit mais qui ne surprend pas ceux qui connaissent Gosling et la sincérité qui fait son charme. Pour notre part, nous n'avons pas été étonnés d'apprendre qu'il les aimait tous les deux.

Gosling en tout cas est formel : l'antagonisme entre les deux ne tenait pas au fait que Rosalind était une femme.

– Ils ne se sont pas entendus dès le début. Maurice, à cette époque, était un homme extrêmement susceptible ; or Rosalind avait souvent dans la voix une pointe de sarcasme lorsqu'elle s'adressait à lui. Et elle n'avait aucun scrupule à le critiquer ou à le contrer. Quant à Maurice, il estimait que les femmes devaient faire preuve de gentillesse et de déférence vis-à-vis de leurs pairs, et plus encore de leurs supérieurs. Mais Rosalind en était tout à fait incapable, surtout lorsque son interlocuteur était Maurice.

– Mais vous, vous n'avez pas eu de mal à la supporter ?

– Pas du tout. Je n'étais, voyez-vous, qu'un étudiant en train d'essayer de passer son doctorat.

– Vous a-t-elle jamais inspiré de la pitié ?

– Ah, non, jamais ! Et pourquoi donc m'en aurait-elle inspiré ?

Nos questions se sont arrêtées là parce que Gosling s'est tout à coup exclamé :

– Je viens de repenser à un détail qui m'avait échappé mais qui pourrait expliquer son cancer des ovaires.

– Qu'était-ce donc ?

– Elle m'a raconté que lorsqu'elle travaillait à Paris, on l'avait contrainte à plusieurs reprises à prendre un congé pendant quelques semaines, parce que son badge de contrôle des radiations indiquait qu'elle avait été surexposée. Elle riait en relatant ce fait parce qu'elle trouvait ridicule que ses aînés se préoccupent de ce genre de choses.

– Mais lorsqu'elle travaillait au King's College, se protégeait-elle convenablement des rayonnements de votre machine ?

– Non. Elle était claustrophobe, voyez-vous. Même pendant les raids aériens, elle refusait de se réfugier dans les abris.

Mais comme je ne suis pas médecin, c'est moi qui vous pose la question : son exposition aux rayons X a-t-elle pu être à l'origine de son cancer? Elle n'avait que trente-cinq ans quand il s'est déclaré.

– Oui, bien sûr, répondîmes-nous.

L'ouverture des hostilités entre Wilkins et Rosalind Franklin remonte au printemps de 1951. Tout de suite après que Wilkins eut fait une conférence à Cambridge relative aux recherches qu'il menait avec Gosling sur la diffraction des rayons X par l'ADN. Rosalind s'emporta en entendant parler de cette conférence. Elle le prit à partie en des termes rageurs et sans nuance : elle et son assistant Gosling, et non lui, Wilkins, avaient la charge de toutes les études aux rayons X de l'ADN. Et elle lui ordonna de retourner à ses études microscopiques à l'ultraviolet.

Wilkins fut médusé par le ton péremptoire de Rosalind qui, croyait-il, avait été embauchée pour l'assister ou au moins collaborer avec lui. Il était non seulement son aîné mais de plus il était le directeur adjoint de toute l'unité de biophysique. Et elle, elle venait tout juste de passer son doctorat.

Quoique choqué, il était déterminé à continuer, avec son collègue Alex Stokes, à prendre des photos des spectres de diffraction aux rayons X des fibres d'ADN de Signer. Car Stokes et lui avaient acquis la presque certitude que la molécule d'ADN possédait une structure hélicoïdale. Wilkins venait d'écrire à Francis Crick à ce propos, et il avait même dessiné une hélice dans la marge de sa lettre. A Cambridge, Crick, qui étudiait la molécule de protéine, était convaincu que Wilkins perdait son temps avec ses recherches sur l'ADN. Mais c'était avant sa rencontre avec Watson (qui interviendrait un peu plus tard au cours de 1951).

En mai de cette année-là, Randall fut invité à une conférence de physique à Naples, mais à la dernière minute il se fit remplacer par Wilkins. Celui-ci, pour illustrer son bref exposé sur l'ADN, montra une diapositive du diagramme de diffraction obtenu par Gosling au milieu de l'année 1950, lorsqu'il avait exposé le faisceau de fibres d'ADN de Signer à son pinceau de rayons X. Un post-thésard de trente-trois ans de l'université de l'Indiana, James Dewey Watson, se trouvait parmi l'auditoire. L'exposé de Wilkins n'intéressait pas particulièrement ce biologiste passionné d'oiseaux, mais lorsqu'il vit la diapositive, il sut immédiatement qu'il tenait peut-être la réponse à la question qui le hantait depuis le début de ses études de médecine : comment déterminer la nature de l'entité qui chez l'homme permet la transmission des messages héréditaires à la descendance ?

Watson, qui avait lu l'article d'Avery et de ses collègues, avait la conviction, avant même d'avoir vu la diapositive de Wilkins, que l'ADN était la macromolécule porteuse de ces messages héréditaires. Le défi était ailleurs : c'était de trouver *comment* cette macromolécule chimiquement simple pouvait exécuter un processus biologique aussi complexe.

Watson avait l'intuition – non la certitude – que si l'on parvenait à mettre à nu la structure de l'ADN, celle-ci pourrait révéler l'un des mystères fondamentaux de la vie : comment l'être humain transmet-il les instructions destinées à fabriquer un autre être humain ? A la seule vue de la diapositive de Wilkins, Watson sut qu'il tenait l'outil capable de fournir la réponse à cette question, une réponse digne du prix Nobel. Il ne s'embarrassa pas un instant du fait qu'il ne connaissait rien à la cristallographie aux rayons X : il lui suffirait de trouver quelqu'un qui puisse l'initier.

Watson rapporte dans son livre qu'il avait fait le projet de parler à Wilkins à Naples même. L'occasion s'était présentée dès le lendemain au moment où Wilkins était précisément en train de parler avec sa sœur (la sœur de Watson). Il se mit aussitôt à divaguer les yeux ouverts : Wilkins tombant amoureux de cette ravissante jeune femme et l'épousant. Et voici que lui, Watson, entrait par ce biais dans l'équipe de Wilkins.

Le rêve du jeune Américain ne se réalisa pas. La conversation de Wilkins avec le frère et la sœur fut brève. Mais Watson n'en démordait pas : il trouverait quelqu'un pour lui enseigner la cristallographie aux rayons X. N'étant féru ni de chimie ni de physique, il fut heureux d'apprendre que cette science ne réclamait que des connaissances mathématiques. Il n'en possédait pas, mais il ne doutait pas de pouvoir les acquérir.

Grâce à son ancien professeur de l'université de l'Indiana, il fut admis à travailler à l'automne 1951 dans le prestigieux laboratoire Cavendish à Cambridge avec l'intimidant biophysicien John Kendrew. Expert dans les techniques de diffraction aux rayons X, Kendrew les utilisait pour ses études de la structure de l'hémoglobine et de la myoglobine. Tombé d'accord avec Kendrew, apparemment, Watson cessa très vite de l'assister et fut laissé libre de faire ce qu'il voulait. Les biophysiciens et biochimistes britanniques du laboratoire Cavendish ne prenaient pas très au sérieux ce visiteur américain qui, comme Crick l'écrira plus tard, « était trop brillant pour être vraiment fiable[8] ». Watson lui-même se considérait comme un génie – mais ce n'est pas notre opinion ni celle d'aucun membre du laboratoire.

Quant à Francis Crick, il était considéré, en 1951 déjà et bien qu'il n'eût pas encore passé son doctorat de biophysique, comme trop brillant par la majeure partie du personnel du labo, y compris son directeur, sir Lawrence Bragg (qui, avec son père, avait développé la science de la cristallographie aux rayons X à partir des travaux de von Laue sur la diffraction). Mais comme il était terriblement critique, tant vis-à-vis de ses pairs que de ses supérieurs, il n'était pas très populaire auprès des scientifiques de Cavendish. Nous pensons cependant que

Watson dans *The Double Helix* a peint à traits un peu trop appuyés le franc-parler de Crick et son rire irritant. Nous avons rencontré ce dernier en différentes occasions, aussi bien sociales que professionnelles, et avons été frappés par sa qualité d'écoute. Et son rire ne nous a pas le moins du monde hérissés, ni nous ni nos invités.

Ni Watson ni Crick ne relatent dans leurs mémoires les détails de leur première rencontre. Il est probable que le doctorant extrêmement doué, qui connaissait bien les techniques de diffraction aux rayons X et qui aimait à partager son savoir avec d'autres savants, était la personne capable de répondre à l'ambition de Watson qui était d'apprendre la cristallographie. Watson avait également le pressentiment que ce Britannique inconnu, de treize ans son aîné, était la personne dont il avait besoin pour réaliser son rêve : démasquer la structure de l'ADN, gagner le prix Nobel et le cœur de la plus jolie femme du monde.

Lorsque Watson arriva à Cavendish, Crick, nous l'avons vu, ne s'intéressait pas particulièrement à l'ADN. Mais l'enthousiasme du jeune Américain était contagieux et en l'espace de quelques mois, il réussit à entraîner Crick à la découverte de l'une des plus grandes énigmes de la biologie : comment la vie se perpétue-t-elle ? Et il réussirait là où Wilkins échouerait malgré ses efforts. Les scientifiques anglais, ainsi que Watson le souligne dans *The Double Helix,* s'immisçaient rarement dans un territoire déjà occupé par un confrère. Crick aurait normalement dû s'en tenir à cette règle, d'autant plus que Wilkins était son ami.

Mais l'Américain Watson ne s'inclina pas devant la loyauté britannique : ce code d'honneur n'existait pas aux États-Unis. Non seulement il convainquit Crick d'entrer en concurrence avec Wilkins, mais il vint à bout de la réticence de sir Lawrence Bragg. Le directeur du laboratoire Cavendish redoutait ces rivalités entre chercheurs pour la bonne raison que tous tenaient leur financement du Medical Research Council d'Angleterre.

Mais comment Watson parvint-il à persuader Crick de faire équipe avec lui ? Et d'abord pourquoi Crick ? Comme tous les chercheurs de Cavendish, il était ébloui par l'intelligence de celui-ci et il avait littéralement décidé de s'en faire l'ami anglais dont il avait besoin. Quant à Crick, il n'était pas insensible au charme de ce curieux et sympathique Américain qui dans les premiers temps buvait ses propos comme s'il s'agissait de l'oracle de Delphes.

Mais ce qui détermina certainement Crick, ce fut l'annonce par Linus Pauling qu'il venait de découvrir la structure hélicoïdale de la protéine. Avec de petites billes en plastique multicolores (pour figurer les atomes et les molécules), Pauling avait construit des modèles possibles de la molécule protéique jusqu'au moment où il était tombé sur le bon. Cette découverte au moyen d'un modèle passionna Crick. En tant qu'ami proche de Wilkins, il l'avait souvent entendu dire que l'ADN avait une structure hélicoïdale. Lui-même avait découvert par la cristallographie aux rayons X l'hélice théorique de la protéine alpha.

Aussi, lorsque Crick rencontra Watson et découvrit que ce dernier pensait aussi que la molécule d'ADN était hélicoïdale et que la construction d'un modèle, en plus de l'étude du spectre de diffraction aux rayons X, était le moyen de déterminer la structure moléculaire de l'ADN, il ne put résister au plaisir d'en parler heure après heure, jour après jour, avec l'auditeur avide qu'était Watson.

Watson arriva à ses fins : il sut se faire de Crick un ami et un partenaire en matière de recherche. L'association entre le jeune et brillant Américain et le doctorant âgé fut encouragée par Bragg et tous leurs confrères de Cavendish. Ils partageaient le même bureau et pouvaient passer des heures à discuter et à dessiner des figures sur le tableau noir, chaque jour, sans déranger les sérieux scientifiques qui travaillaient dans le plus prestigieux laboratoire de physique au monde. Jamais auparavant, semble-t-il, une découverte scientifique de cette importance n'a été le fruit de discussions théoriques aussi longues et d'expérimentations aussi réduites.

Watson et Crick comprirent que la construction d'un modèle ne suffirait pas à elle seule à percer le secret de la molécule d'ADN. Ils devaient poursuivre l'étude des schémas de diffraction de l'ADN, ainsi que Watson l'avait pressenti au vu de la diapositive de Wilkins à Naples. Il leur faudrait aussi s'assurer le concours de biochimistes (mais ce dernier point n'était peut-être pas tout à fait clair dans leur esprit en cet automne 1951).

L'amitié qui liait Crick à Wilkins leur fut d'un grand profit. C'est par le canal de cette amitié qu'ils furent périodiquement informés du résultat des études de diffraction aux rayons X conduites par Rosalind Franklin. Il n'existe aucun autre exemple à notre connaissance où l'amitié a tant profité à l'une des parties et si peu à l'autre.

Les liens qui unissaient les trois hommes (Wilkins, Crick et Watson) à l'automne de 1951, au moment où Crick décide de s'associer à Watson pour construire le modèle de la molécule d'ADN, ne sont pas tout à faits clairs. Bien plus tard, en octobre 1993, nous avons interrogé Wilkins sur ce sujet. Il nous a répondu que Crick était son meilleur ami et qu'il était naturel qu'il parlât avec lui de ses études cristallographiques de l'ADN, puis de celles de Rosalind Franklin. Mais ce qu'il n'avait pas compris, c'est que Crick et Watson faisaient équipe. En outre, il pensait probablement que ni le jeune Américain ni Crick n'iraient très loin avec leurs billes de plastique rouges, blanches et bleues qu'ils assemblaient et réassemblaient sans trêve. En dépit de l'incroyable découverte par Pauling de la structure de la molécule de protéine à l'aide de cette technique enfantine, il en niait l'utilité pour sa recherche de la structure de l'ADN.

Watson, au contraire, était convaincu de l'utilité des billes de plastique, des fils électriques et des plaques métalliques, mais il savait également qu'il leur faudrait à tous deux des conseils et des confirmations pour réussir dans leur entreprise. Aussi, lorsqu'il apprit par Wilkins que Rosalind Franklin devait faire un rapport public sur ses travaux en novembre 1951, il demanda à y être invité. Il serait le bienvenu, lui répondit Wilkins.

Watson assista à la conférence de Rosalind Franklin, mais il ne prit aucune note et ne se souvenait plus de la quantité d'eau que contenait la molécule d'ADN d'après les calculs de Rosalind. Se fiant à ce que Watson avait retenu, et n'ayant pas lu l'article critique publié par Chargaff[9] sur le rapport purine/pyrimidine, Crick et Watson élaborèrent hâtivement un modèle supposé de la molécule d'ADN. Ils le montrèrent fièrement à Wilkins, à Gosling et à Rosalind Franklin, venus exprès de Londres pour examiner le chef-d'œuvre que leurs auteurs présumaient digne d'un prix Nobel. Rosalind Franklin vit immédiatement que leur modèle ne valait rien, mais qu'il aurait pu en être autrement si Watson s'était souvenu de la teneur en eau de la molécule. Elle fut, sans aucun doute, aussi sarcastique qu'elle savait l'être pour dénigrer leur travail.

A la suite de cette visite de l'équipe du King's College, Crick et Watson étaient anéantis. Mais ils reconnurent immédiatement que Rosalind Franklin avait raison. Pire encore, Bragg, informé quelques jours plus tard de cette humiliante erreur, leur demanda d'interrompre immédiatement la construction du modèle d'ADN. Depuis le début, il avait eu le sentiment qu'ils ne devaient pas empiéter sur le terrain de Wilkins, et le moment lui paraissait bien choisi pour exiger d'eux qu'ils mettent un terme à une aventure dans laquelle ils s'étaient lancés parce qu'ils n'avaient rien trouvé de mieux pour occuper leurs esprits insatiables et curieux.

Officiellement donc, Watson et Crick suspendirent leurs travaux sur l'ADN. Crick proposa à Wilkins de lui envoyer les moules des pièces métalliques qu'ils avaient conçues pour le montage de leur modèle. Mais Wilkins préféra s'en tenir à son approche cristallographique.

Maintenant que Crick et Watson semblaient s'être retirés de la partie, Wilkins n'hésita pas, tout au long de 1952, à tenir Crick informé de ses travaux sur l'ADN. Crick après tout était un ami de longue date. Quant à Rosalind Franklin, elle était de moins en moins encline à tenir Wilkins au courant du résultat de ses expériences de diffraction, en sorte que ce dernier se trouva complètement isolé au sein du King's College, sans aucun collègue éminent avec qui parler de l'ADN.

Il est probable qu'en 1952, Wilkins ne se doutait pas vraiment que Watson et Crick n'avaient pas complètement renoncé à leur objectif. Même s'ils n'étaient pas en train de construire leur modèle, ils continuaient de discuter des différents aspects de l'ADN avec ardeur. Celle-ci fut encore davantage stimulée lorsqu'ils apprirent qu'un scientifique aussi éminent que Pauling s'intéressait désormais à la molécule d'ADN. Ils recherchèrent assidûment l'amitié de Peter, le fils de Pauling, qui faisait ses études à Cambridge. Ils savaient que celui-ci pouvait être un excellent indicateur de l'état des recherches de son père.

Lorsque Rosalind Franklin avait rejoint le King's College en 1951 pour y travailler, elle croyait, selon ses notes (comme Wilkins lui-même pendant toute l'année qui avait précédé son arrivée), que l'ADN avait une structure hélicoïdale. Mais elle avait, depuis, révisé son point de vue, sur la foi de diverses observations.

Elle avait constaté que, selon sa teneur en eau, la molécule d'ADN pouvait se présenter soit sous une forme relativement sèche – l'état cristallin (la forme A) – soit sous une forme relativement humide (la forme B). Parce que la forme A ressemblait beaucoup plus à un véritable cristal que la forme B, plutôt amorphe, elle en avait conclu de manière erronée que la forme A était celle qu'il fallait étudier. Physicienne dans l'âme, spécialiste de l'inanimé et non du vivant, elle n'avait pas vraiment conscience du fait que la grande majorité des molécules vivantes ne fonctionnaient pas comme des cristaux secs et poussiéreux, mais comme des entités colloïdales plutôt humides.

Ainsi, malgré la qualité de ses notes manuscrites, les résultats de ses études cristallographiques, tout au long de 1952, sont-ils d'une importance négligeable puisqu'elle omit d'étudier aux rayons X les détails structurels de cette forme A de l'ADN. Pire encore, elle ne parvint pas à discerner la moindre structure hélicoïdale dans le spectre de diffraction aux rayons X qu'elle avait pris de la forme A de l'ADN.

Si elle rejetait avec mépris l'hypothèse d'une molécule d'ADN en forme d'hélice, c'est aussi parce que Wilkins et Stokes se déclaraient de plus en plus convaincus que telle était bien sa structure. On peut nous reprocher la sévérité de notre jugement à son égard, mais nous sommes persuadés d'avoir raison, car l'entêtement de Rosalind Franklin et son aversion croissante pour Wilkins étaient tels qu'elle ne pouvait prendre que le contre-pied de tout ce qu'il pensait. Et d'ailleurs, en voici une autre preuve criante : lorsque, au cours du printemps 1952, à l'aide du tube microfocal et de la microcaméra que Wilkins avait obtenus en 1950, et en utilisant ces fibres de l'ADN de Signer que Wilkins s'était procurées bien avant son arrivée au King's College, elle réussit à obtenir une photographie éloquente de la forme B (humide) de l'ADN, elle ne la montra ni à Wilkins ni à personne dans le département... Cette photographie, aujourd'hui connue sous l'appellation « numéro 51 », révélait sans doute possible, même pour un regard profane, la nature hélicoïdale de la molécule d'ADN.

Non seulement dissimula-t-elle cette preuve, mais encore, quelques mois plus tard, fit-elle circuler parmi les membres de l'unité de biophysique un faire-part bordé de noir qui disait :

> Nous avons le regret de vous annoncer la mort, le vendredi 18 juillet, de Helix ADN (cristalline)... Nous espérons que le Dr M. H. F. Wilkins prononcera une oraison à la mémoire de feu Helix.

En rédigeant cette carte cruelle, Rosalind Franklin avait pris soin néanmoins de souligner que c'était la forme cristalline de l'ADN qui n'avait pas de structure hélicoïdale, car elle savait déjà que la forme B, elle, en avait incontestablement une.

Wilkins bien sûr ne goûta pas cette macabre plaisanterie. Mais quelques mois plus tard, un rapport verbal que lui fit Rosalind Franklin du résultat de ses travaux le convainquit que la forme A n'était pas hélicoïdale. S'il avait eu sous les yeux la photographie 51 et donc la preuve irréfutable de la structure hélicoïdale de cette forme, nul doute que, voyant sa thèse confirmée, il eût poursuivi ses recherches sur l'ADN.

A la fin de 1952, Randall fit enfin ce qu'il fallait pour rétablir la paix dans son laboratoire. Il demanda à Rosalind Franklin de remettre à Wilkins toutes les notes et les données accumulées depuis près de deux ans. Ce qu'elle fit. Wilkins découvrit alors la photographie 51 et son message sans équivoque. Il fut abasourdi. S'il avait vu cette image six mois plus tôt, au moment où elle avait été prise, si Rosalind Franklin avait été amicale et avait fait preuve d'un esprit de coopération, ils auraient pu proclamer avoir résolu à eux deux le mystère de la structure moléculaire de l'ADN.

En janvier 1953, Wilkins commit une erreur lourde de conséquences : il montra la photographie 51 à Watson. A sa décharge, il faut dire qu'il ignorait trois choses. En dépit de l'ordre de Bragg, à la fin de 1951, Crick et Watson avaient continué tout au long de l'année 1952 à étudier l'ADN. Ensuite, comme il n'était pas un adepte convaincu de la modélisation, il ne mesura pas à quel point le modèle construit par Watson et Crick était près d'apporter une solution au problème. Il ignorait enfin qu'ils avaient entre les mains le rapport de Randall au Medical Research Council, datant de 1952, où était consignées certaines des observations sur l'ADN dues à Rosalind Franklin et à Wilkins. Ces données, ajoutées au fait qu'en voyant la photographie 51 Watson avait immédiatement reconnu une forme hélicoïdale, allaient permettre à Crick et à Watson de réussir la construction de leur modèle.

La stupéfiante et splendide structure moléculaire qu'ils élaborèrent était en forme d'hélice, constituée de deux chaînes liées l'une à l'autre par les purines et les pyrimidines constitutives des chaînes. Forts de cette solution moléculaire presque parfaite et des conclusions erronées de Linus Pauling sur la structure moléculaire de l'ADN qui venaient d'être publiées, Watson alla trouver Bragg en février 1953 pour lui demander l'autorisation de retravailler sur l'ADN.

Il était bien près, dit-il, de résoudre le mystère de la structure moléculaire de l'ADN et, comme Pauling poursuivait lui aussi ce même objectif, c'était désormais d'une compétition internationale entre l'Angleterre et l'Amérique qu'il s'agissait, et non plus d'une affaire de famille entre le clan Wilkins de King's College et l'équipe de Cambridge. En bref, Watson demandait que soient oubliées les querelles à propos de l'intrusion dans le territoire de Wilkins. Bragg, qui ne voulait pas encore une fois se faire coiffer au poteau par Pauling, accepta que Watson reprenne la construction de son modèle. Au cours de cette conversation, le nom de Crick ne fut pas mentionné.

Certain désormais que la molécule d'ADN avait une double structure hélicoïdale, il ne restait à Watson qu'à trouver comment s'établissait le lien entre les purines et les pyrimidines d'une chaîne et celles de l'autre chaîne. Pendant tout le mois de février 1953, il s'acharna à résoudre ce problème. Il tenta de construire des modèles où les deux purines (guanine et adénine) et les deux pyrimidines (cytosine et thymine) d'une chaîne se combinaient avec les purines et pyrimidines analogues de la seconde chaîne. Ce type d'association des bases ne satisfaisait pas Crick qui, ayant lu les notes de Rosalind Franklin, était convaincu que les deux chaînes couraient dans des directions opposées. Le chimiste Jerry Donohue n'était pas lui non plus de l'avis de Watson et il lui fit remarquer, le 27 février 1953, qu'il utilisait les formes tautomériques erronées de bases qui auraient dû être plutôt dans la forme keto qu'enol.

Le lendemain matin, avec des répliques en carton des quatre bases, Watson tomba par hasard sur la manière exacte dont les deux chaînes s'unissaient. Lorsqu'il relia la guanine (une purine), non pas à une autre purine mais à la cytosine (une pyrimidine), et qu'il réunit une adénine (une purine) à la thymine (une pyrimidine), les deux chaînes s'imbriquèrent l'une dans l'autre merveilleusement. Ainsi, le 28 février, Watson et Crick surent-ils qu'ils avaient découvert la structure de l'ADN. Tout ce qu'il restait à faire, c'était d'insérer les plaques métalliques représentant les bases dans le modèle et peut-être de souder quelques fils de plus, représentant les liaisons d'hydrogène. Cela, ils le firent dans la deuxième semaine de mars. C'est à ce moment précis que Crick reçut de Wilkins la lettre suivante :

> Mon cher Francis,
>
> Merci pour ta lettre sur les polypeptides. Je pense que tu seras intéressé d'apprendre que notre dame brune [c'est-à-dire Rosalind Franklin] nous quitte la semaine prochaine et qu'une grande partie des données tridimensionnelles sont déjà entre nos mains. Je suis maintenant à peu près libre de tout autre engagement et j'ai décidé de lancer une offensive générale pour percer le mieux gardé des secrets de la nature, une offensive sur tous les fronts : modèles, chimie théorique et interprétation des données, cristalline et comparative. Du moins, les passerelles sont-elles claires et pouvons-nous concentrer tous nos efforts sur l'essentiel.
> Les résultats ne sauraient plus tarder.
>
> Meilleurs sentiments à tous.
> A toi pour toujours,
> M.

Crick, après avoir lu cette lettre, tourna les yeux du côté où se trouvait leur modèle achevé. Wilkins s'était libéré de tout engagement pour s'attaquer à un problème qui avait déjà été résolu. Crick ne répondit jamais à ce petit mot. Il demanda, à John Kendrew, apparemment son supérieur au laboratoire, de faire savoir à Wilkins, par téléphone, qu'ils avaient réussi la construction de leur modèle.

Un peu avant le 18 mars, Wilkins reçut une copie de l'article que Watson et Crick se proposaient d'envoyer à *Nature* en vue d'une publication immédiate. Wilkins, à la lecture du manuscrit, écrivit à Crick une lettre dont la première phrase disait : « Je pense que vous êtes une paire de sacrés filous, mais vous tenez quelque chose. » Il suggérait dans sa lettre que son groupe ainsi que Rosalind Franklin et Gosling écrivent chacun leur article et que tous les trois soient publiés en même temps. Il concluait ainsi sa missive : « D'un rat à un autre, que le meilleur gagne ! »

Personne ne sait comment cela se fit, mais la rédaction de *Nature* annonça dans une note qu'elle avait reçu l'article de Watson et Crick le 3 avril 1953, le jour même où lui étaient arrivés les rapports de Wilkins, de Stokes et de Wilson, et celui de de Rosalind Franklin et de Gosling. Tous ces articles furent publiés dans le numéro du 25 avril sous le titre général de : « Structure moléculaire et acides nucléiques », chacun des trois rapports ayant un surtitre[10]. Nous pensons que cette publication simultanée avait fait l'objet d'un accord entre Bragg et Randall, puis entre eux et le directeur de la publication.

Non seulement ces rapports des équipes de Cambridge et de King's College furent-ils publiés simultanément dans *Nature*, mais encore furent-ils réunis dans un seul tiré à part, du jamais vu. Watson, en 1993, déclara que l'article signé de lui et de Crick avait également fait l'objet d'un tiré à part, mais postérieurement au tiré à part commun.

Lorsqu'on se penche sur ces trois articles, on se demande pourquoi celui de Watson et de Crick qui tient en une page – huit cents mots – fut unanimement considéré comme le rapport de découverte de la structure moléculaire de l'ADN, alors que les deux autres furent pratiquement ignorés[11].

Dans le numéro de *Nature* du 25 avril, le rapport de Watson et de Crick précédait (même si ce n'était que d'une page) ceux de Wilkins et de Rosalind Franklin, ce qui autorisait Watson et Crick à se référer aux deux autres rapports comme aux « communications suivantes ». Inversement, Wilkins et Rosalind Franklin étaient forcés de citer le rapport de Watson et de Crick comme « la communication précédente ». Or, être cité après l'autre, c'est laisser échapper le « saint graal » de la science : la priorité. De plus, tant Wilkins que Franklin reconnaissaient, fût-ce avec des circonvolutions, que leurs résultats confirmaient l'exactitude du modèle de Crick et de Watson. Rosalind Franklin et Gosling concluaient leur article sur ces mots :

« Nos vues ne sont pas incompatibles avec le modèle proposé par Watson et Crick dans la communication précédente. » L'antériorité de la découverte de Watson et de Crick était par conséquent reconnue et se trouvait confirmée, fût-ce à contre cœur.

En dehors de sa place dans la revue et de la confirmation (tiède) que lui apportèrent les deux autres équipes, l'article de Watson et de Crick décrivait leur découverte – à savoir que les liaisons entre les deux chaînes hélicoïdales étaient assurées grâce aux purines liées aux pyrimidines – dans une prose élégante, parfaitement polie et évitant tout pléonasme. A l'inverse, les papiers de Wilkins et de Rosalind Franklin étaient écrits dans un jargon ésotérique; on aurait dit qu'ils prenaient un malin plaisir à égarer le lecteur avec des données physico-chimiques incompréhensibles.

Mais le *coup de grâce** vraiment magnifique de Watson et de Crick était le dessin, dû à la femme de Crick, Odile, de la structure proposée : deux lignes (représentant les deux chaînes de molécules) enroulées le long de l'axe vertical d'une fibre, et séparées par des lignes transversales représentant les paires de bases purines-pyrimidines unissant les deux chaînes hélicoïdales. Un simple coup d'œil permettait de concevoir clairement que leur séparation constituait probablement le mécanisme en vertu duquel toutes les cellules du corps se reproduisaient.

Après avoir détaillé les constituants chimiques de ces chaînes et des barres transversales qui les séparaient tout en les unissant, l'article disait : « Il ne nous a pas échappé que les appariements spécifiques dont nous avons immédiatement postulé l'existence suggèrent un mécanisme possible de réplication du matériel génétique. » Cette phrase percutante, dont Crick seul était l'auteur, était claire pour tous les scientifiques, tous domaines de recherche confondus. A l'inverse, ni la médiocre description des clichés de diffraction aux rayons X due à Wilkins, ni l'extraordinaire photographie (51) contenue dans le rapport de Rosalind Franklin n'étaient de nature à impressionner un scientifique, hormis une poignée de cristallographes. Heureusement pour Wilkins, l'un d'eux au moins réussit en 1962 à faire comprendre au comité du Nobel que ces clichés de diffraction aux rayons X avaient joué un rôle majeur dans la connaissance de la molécule qui détermine chacun des aspects du corps humain, de l'esprit et peut-être de l'âme.

Si frappante et provocatrice que fût la communication de Crick et de Watson du 25 avril, c'est leur second article, paru dans cette même revue quelques semaines plus tard, qui constitue un pur chef-d'œuvre d'intelligence[12]. Le premier paragraphe déclarait que « ces nombreuses preuves convergentes » indiquaient que l'ADN était « porteur d'une partie (sinon de la totalité) de la spécificité génétique du chromosome et donc du gène lui-même ». Seuls les travaux d'Avery et de ses collègues n'étaient pas mentionnés dans ce rapport.

L'article poursuivait en disant que leur modèle de la structure de l'ADN avait été confirmé « quantitativement » par la preuve aux rayons X fournie par les chercheurs du King's College (à savoir Wilkins et Rosalind Franklin). Puis, considérant que leur modèle était confirmé par les découvertes *expérimentales* de Wilkins et Rosalind Franklin, les auteurs osaient affirmer que leurs deux chaînes étaient reliées l'une à l'autre par les liaisons adénine-thymine et guanine-cytosine. Ils étayaient leur hypothèse en citant Chargaff qui avait apporté la preuve *expérimentale* que, dans tous les acides nucléiques qu'il avait analysés, les quantités de purines-bases égalaient celles des pyrimidines-bases.

Ayant formulé leur hypothèse d'appariement des bases, les auteurs soulignaient que la molécule d'ADN était longue et que n'importe quelle paire de bases pouvait s'intégrer dans la structure. Enfin, ils avançaient l'extraordinaire hypothèse selon laquelle dans une molécule d'une telle longueur, avec ses innombrables séquences possibles de paires de bases, « toutes sortes de permutations étaient possibles et qu'il semblait donc probable que la séquence exacte des bases constituait le *code* porteur de l'information génétique ».

Watson et Crick disaient encore : « Si l'ordre des bases constaté sur l'une des paires de chaînes était donné (fixe), on pourrait en déduire sans difficulté l'ordre exact des bases dans l'autre puisque les appariements sont spécifiques. Ainsi une chaîne est-elle le complément de l'autre, et c'est cette caractéristique qui suggère de quelle manière la molécule d'acide désoxyribonucléique assure sa propre réplication. » Ils précisaient encore : « Chaque chaîne fait office pour elle-même de matrice pour la nouvelle chaîne à laquelle s'apparier, en sorte que finalement nous aurons deux paires de chaînes là où n'en avions qu'une auparavant. »

Les auteurs, ayant modestement admis que presque chacune des conclusions énoncées dans leur article était purement spéculative et que de nombreuses questions restaient en suspens, déclaraient pour finir : « L'hypothèse que nous retenons est que l'association des bases formée par une chaîne de l'acide désoxyribonucléique constitue la matrice et que le gène contient une paire complémentaire de ces matrices. »

Sir Peter Medawar lui-même, un des plus éminents scientifiques anglais, considère que ce rapport de Watson et de Crick publié dans *Nature* en mai n'était pas seulement plus important que la découverte qui lui avait valu le prix Nobel, mais que c'était l'une des découvertes capitales du XXe siècle. Elle était en ceci extraordinaire qu'elle formait un tout, qu'elle paraissait finie. Il s'imaginait que si Watson et Crick s'étaient acharnés à courir après une solution, et que s'ils étaient parvenus à la vérité par tâtonnements et non en un éclair de génie, leur article n'aurait pas eu cette « dimension romantique » qui en faisait « la grandeur ».

Il convient de signaler que ces commentaires de Medawar datent de 1968, quinze ans après la parution de l'article de Watson et de Crick. Nous doutons sérieusement qu'il se serait exprimé en ces termes en mai 1953, au moment de la publication du second article. A cette époque, il aurait été, selon nous, plutôt enclin à penser que leur théorie tout entière n'était qu'une série de brillantes conjectures reposant uniquement sur les découvertes expérimentales d'Avery, de Chargaff, de Wilkins, de Rosalind Franklin, avec l'aide – ce qui était encore plus important – du chimiste Donohue, lequel avait dit à Watson qu'en dépit de tout ce qu'il avait lu dans les manuels, les purines bases de l'ADN étaient de la forme keto et non enol. C'est grâce à cette information que Watson avait découvert les liaisons purines-pyrimidines de l'ADN.

Mais Wilkins savait déjà en 1950 que l'ADN avait probablement une double structure hélicoïdale, et c'est Rosalind Franklin qui avait découvert la première que les bases formaient le noyau de la molécule d'ADN ; mais ni Wilkins ni Rosalind Franklin n'avaient imaginé que l'adénine avait un lien exclusif avec la thymine et que la guanine ne s'associait qu'à la cytosine. C'était là l'hypothèse vraiment fascinante de Watson et de Crick.

Jamais auparavant une découverte n'avait été faite de cette façon, par simple combinaison d'hypothèses tracées à la craie sur un tableau noir, par absorption des travaux expérimentaux d'autres chercheurs, par la lecture des publications d'autres scientifiques, et par le jeu de billes en plastique, de fils et de plaques métalliques. Pas une fois, au cours des nombreuses années où ils travaillèrent ensemble, Watson et Crick ne touchèrent ou n'observèrent directement la moindre fibre d'ADN. Il n'en avaient pas besoin : Avery, Chargaff, Astbury, Wilkins et Rosalind Franklin avaient fait cette partie du travail pour eux.

Pour séduisante et osée qu'elle fût, l'hypothèse de Crick et de Watson, publiée le 30 mai ne fut pas immédiatement acceptée, comme Crick le reconnaîtrait plus tard. Cependant, en 1958, Matthew Meselson et Franklin Stahl réalisèrent une élégante expérience pour laquelle ils utilisèrent la centrifugation gradient /densité de bactéries qu'ils avaient cultivée dans un milieu contenant de l'azote lourd. Ils confirmèrent ainsi que l'ADN possédait effectivement une double chaîne qui se divisait lors de la génération des bactéries – les sous-unités de chaque chaîne se retransmettant aux molécules filles – et que ces sous-unités originales étaient conservées intactes lors de nombreuses duplications bactériennes[13].

Puis Brenner et ses collègues découvrirent l'identité du messager ARN, la molécule qui véhicule les messages de la molécule d'ADN vers les ribosomes du cytoplasme cellulaire et leur indique comment synthétiser un ou plusieurs des vingt acides aminés. A cette découverte succéda, à la fin de 1961, la découverte due à Crick et à Brenner de la nature du code génétique, laquelle faisait le point et ouvrait le vaste champ des études génétiques[14]. Après ces deux dernières découvertes, il fut impossible au comité des Nobel de retarder davantage l'attribution du prix à Watson et à Crick. Et le comité n'oublia pas Wilkins, le véritable pionnier de l'entreprise. Les trois hommes se partagèrent le prix Nobel de médecine en 1962.

Les tractations entre les membres du jury pour l'attribution de ce prix auraient été passionnantes si Rosalind Franklin avait été encore en vie (elle était morte en 1958), car les règlements du Nobel interdisent l'attribution à titre posthume ainsi que le partage entre plus de trois personnes. Comme nous l'avons déjà mentionné, sir Aron Klug pensait qu'elle aurait dû partager le prix avec les trois autres si elle avait été encore là en 1962. Crick lui-même, dans une émission à la radio, a spontanément admis que sans ses travaux, Watson et lui ne seraient jamais parvenus à leur hypothèse de 1953. Et lorsque nous avons demandé à Watson entre qui et qui le prix aurait dû être partagé si Rosalind avait vécu, il répondit sans l'ombre d'une hésitation : « Entre Crick, moi et Rosalind Franklin ».

Nous ne partageons pas cet avis : Wilkins, de notre point de vue, méritait cette part de prix Nobel autant – sinon plus – que Watson et Crick. S'il n'avait pas isolé une fibre d'ADN, couplé le tube microfocal et la caméra miniature à son appareil à rayons X, s'il n'avait pas informé Crick (c'est Watson lui-même qui le révèle dans *The Double Helix*) que la molécule d'ADN était trop épaisse pour former une chaîne unique de polynucléotides et que donc la molécule était une hélice complexe de chaînes de polynucléotides enroulées l'une à l'autre ; si enfin il n'avait pas tenu Crick au courant, tout au long de 1952, des résultats des recherches expérimentales qu'il menait avec Rosalind Franklin, il n'y aurait pas eu d'article signé Crick et Watson dans le numéro de *Nature* du 25 avril, ni dans celui du 30 mai.

Avec quarante-cinq ans de recul, on constate que cette découverte a valu à Watson trois nominations (professeur à Harvard, directeur de Cold-Spring Harbor et pendant un temps directeur du Centre national de recherches génétiques américain) ; il a écrit et publié des monographies scientifiques et, en dehors du prix Nobel partagé, il s'est vu décerner la Copley Award de la Royal Society ainsi que plus de quinze doctorats *honoris causa*. Il projette d'écrire sa biographie et il sera intéressant de voir s'il a réussi à oublier les accusations portées contre lui par Willy Seeds en 1955 par exemple[15].

Crick, même s'il s'est vu offrir de nombreux doctorats honorifiques à la suite de son prix Nobel, les a tous refusés. Après avoir découvert le code génétique avec Brenner, il a complètement abandonné la génétique pour la neurophysiologie. Il a occupé une chaire à l'institut Salk pendant un certain nombre d'années. Depuis son bureau, il contemple le Pacifique inondé de soleil et réfléchit inlassablement à la véritable fonction des rêves dans les processus de la pensée. Pas une seconde il n'est d'accord avec l'interprétation freudienne, de même que Freud n'aurait jamais partagé son point de vue, exposé dans un livre[16] : la vie sur la terre aurait commencé avec un projectile lancé depuis une autre planète, lequel en s'écrasant aurait libéré les spores d'où allaient naître ensuite les bactéries, les amibes, les poissons, les dinosaures et les hommes.

Wilkins a pris sa retraite après avoir été professeur de biophysique moléculaire; pendant les premières décennies qui ont suivi la publication de son article dans *Nature*, il a poursuivi ses études sur les schémas de diffraction de l'ADN et des molécules apparentées. En dehors du prix Nobel partagé, il a également reçu le Lasker Award. Il est demeuré au King's College où, comme professeur émérite, il donne encore des cours. Lui aussi rédige actuellement sa biographie qui sera aussi honnête et aussi précise que le lui permettra sa mémoire de quatre-vingt-un ans. L'entreprise n'est pas sans difficultés notamment à cause de Rosalind Franklin qu'il voudrait dépeindre avec toute la loyauté qu'elle mérite.

Répétons-le, Maurice Wilkins a une certaine intimité avec la tristesse et chaque fois que nous l'avons rencontré, une remarque du poète Yeats nous a traversé l'esprit : « Comme Irlandais, il avait un sens constant de la tragédie qui le soutenait dans les périodes éphémères de joie. »

Tout cela nous est revenu en mémoire un après-midi lumineux de l'automne 1991, devant la tombe de Rosalind Franklin. Les plaques de marbre blanc de son sarcophage brillaient au soleil, mais les lettres de bronze appliquées sur la stèle avaient déjà beaucoup souffert des outrages du temps. Ce n'est qu'après un examen attentif que nous réussîmes à déchiffrer leur bref message :

A LA MÉMOIRE DE ROSALIND ELSIE FRANKLIN
FILLE AINÉE TENDREMENT CHÉRIE
DE ELLIS ET MURIEL FRANKLIN
25 JUILLET 1920 – 18 AVRIL 1958
SCIENTIFIQUE
SES RECHERCHES ET DÉCOUVERTES SUR LES VIRUS
CONSTITUENT SA CONTRIBUTION ÉTERNELLE À L'HUMANITÉ.

Ainsi, pas même dans la mort, Rosalind Franklin ne fut créditée de sa participation à la plus grande découverte scientifique de notre siècle, car ce qu'elle avait voulu avant toute chose, c'était être une scientifique.

En guise de conclusion

Dès le début et tout au long du processus de sélection de ces conquêtes de la médecine, nous nous sommes heurtés à maintes questions lancinantes. Et nous savions bien qu'à la fin nous devrions y répondre coûte que coûte…

« Laquelle de ces prodigieuses découvertes est la plus importante ? » C'était évidemment la première question. Nous avons consulté nos collègues médecins, les collectionneurs de livres, les libraires d'ancien. Nous en avons discuté ensemble tous les deux et avons décidé de répondre chacun de notre côté, en notre âme et conscience. Et le choix que nous avons fait, indépendamment l'un de l'autre, s'est trouvé être le même : la plus grande découverte de l'histoire de la médecine occidentale est celle de Harvey. Il a élucidé la fonction du cœur et la circulation sanguine en inaugurant le principe de l'expérimentation médicale. Il a également déterminé que le corps et ses différents organes sont mouvement, que la vie elle-même est une série de mouvements.

Nous avions placé en tête de liste André Vésale et sa description des tissus et des organes du corps humain. Mais il nous apparut à la réflexion que la découverte de Harvey, qui a ouvert le champ de la physiologie telle que nous la connaissons, n'était pas seulement la plus grande découverte de la médecine occidentale, mais aussi la plus grande découverte médicale de tous les temps.

« Quel rôle la chance ou le hasard ont-ils tenu dans ces découvertes ? » C'était une autre des questions qui nous hantaient. Le hasard ou la chance était certainement responsable de quatre d'entre elles. Si l'eau de pluie d'Antoine Van Leeuwenhoek n'avait pas séjourné pendant plusieurs jours dans un récipient ouvert, il n'aurait pu y déceler la moindre prolifération bactérienne avec son microscope. De même, Crawford Long n'aurait jamais trouvé un anesthésique parfait si un matin il ne s'était pas souvenu des circonstances dans lesquelles la veille au soir, au cours d'une éther-party, il s'était grièvement blessé aux bras et aux jambes sans ressentir la moindre douleur.

Personne ne peut dire aujourd'hui à quel moment les rayons X auraient été découverts si Röntgen n'avait pas, par le plus pur des hasards, jeté un coup d'œil à un petit morceau de papier qui, par chance, se trouvait près de son tube de Crookes, et s'il n'avait remarqué sa fluorescence.

Alexandre Fleming enfin n'aurait jamais pu observer l'action antibactérienne de la pénicilline si une petite spore de *Penicillium* n'était tombée dans une boîte de Pétri inoculée, par hasard ou par chance, avec une bactérie qui était sensible à l'action de la pénicilline. La découverte de Fleming resterait peut-être encore à faire s'il n'avait pas pris ses vacances au moment précis où il les a prises et si une vague de chaleur n'avait pas sévi sur Londres alors que la spore tombait dans la boîte de Pétri.

Pour que ces quatre découvertes aboutissent, il fallait plus que de la chance. Elles ont toutes demandé de la patience, de la persévérance et de l'ordre. Ni Van Leeuwenhoek, ni Long, ni Röntgen ou Fleming ne manquaient de ces qualités.

« Est-ce que ces dix découvertes procédaient l'une de l'autre ? » Si Vésale n'avait pas découvert et décrit de manière relativement précise les différentes parties du corps humain, Harvey, soixante-quinze ans plus tard, n'aurait pas pu envisager le cœur comme un organe faisant partie d'un ensemble, et le réseau des artères et des veines lui serait demeuré un impénétrable dédale de vaisseaux disparates. Et encore une fois, si Van Leeuwenhoek et ses émules n'avaient pas révélé l'existence des bactéries, Fleming ne se serait évidemment pas acharné à combattre leur prolifération. Les découvertes sont étroitement solidaires les unes des autres. Mais, comme nous l'avons déjà mentionné, les huit découvertes qui chronologiquement ont suivi celle de Harvey n'auraient pas eu lieu s'il n'avait inauguré le principe de l'expérimentation dans l'investigation médicale. Lorsqu'on se penche sur les découvertes de Jenner, de Röntgen, d'Anichkov ou de Wilkins, on constate que l'expérimentation joue un rôle majeur.

A la question de savoir si ces dix découvertes sont intervenues dans un contexte social et politique favorable, les réponses sont équivoques. Quatre des dix découvertes ont eu lieu en Grande-Bretagne, deux aux États-Unis et deux aux Pays-Bas, une en Allemagne et une en Russie. Cinq sont intervenues dans des pays gouvernés à l'époque par des rois ou des empereurs jouissant d'un pouvoir plus ou moins absolu. Aucun de ces gouvernants n'a subventionné peu ou prou les recherches qui ont abouti à ces découvertes majeures, mais tous ont par la suite couvert d'honneurs ou de dons leurs auteurs. Les cinq autres découvertes ont eu pour théâtre des pays démocratiques – la Grande-Bretagne et les États-Unis. Ainsi il semblerait que ni l'absolutisme ni la démocratie ne favorisent spécialement la découverte scientifique, bien que, soit dit entre parenthèses, l'une des plus grandes découvertes de la science – la fission nucléaire – ait été faite dans l'Allemagne hitlérienne en 1939. Sept des dix découvertes ont eu pour cadre des écoles de médecine ou des universités; seuls Van Leeuwenhoek, Jenner et Long travaillèrent dans des environnements non académiques.

Si l'on s'intéresse maintenant à la personnalité de nos dix découvreurs, on constate qu'aucun d'eux n'était un génie au sens où on l'entend depuis la fin du XVIIe siècle et jusqu'à nos jours. Cela signifie qu'aucun ne possédait cette puissance intellectuelle d'un genre particulier qui relève de l'inspiration et qui arrive à ses fins d'une manière inexplicable, miraculeuse. Lorsqu'on étudie les découvertes de Harvey ou de Jenner, on est bien moins stupéfait qu'on ne l'est en écoutant la *Cinquième* de Beethoven ou en regardant la *Joconde* de Léonard de Vinci ou la *Pietà* de Michel-Ange, ou même en lisant la première relation de la théorie quantique par Max Planck.

Nous admirons les facultés intellectuelles de nos dix découvreurs mais sans nous en émerveiller : nous parvenons facilement à suivre le cheminement de leur pensée parce qu'il est complètement « normal ». Mieux, si nous avions été à leur place, nous aurions pu parvenir aux mêmes résultats, alors que nous ne nous faisons pas la moindre illusion sur la possibilité de rivaliser avec le génie de Mozart, de Shakespeare ou même de Newton.

Si nos dix héros et leurs émules étaient dépourvus de génie, tous étaient dotés d'une curiosité intense, assortie d'un esprit méthodique et passionné par l'investigation. Vésale avait une curiosité presque obsessionnelle pour les os du corps humain, et il fut le premier scientifique à comprendre que sans squelette osseux nous ne serions que bouillie informe d'organes et de tissus dotés en gros de la mobilité et des fonctions d'une huître privée de coquille. Et sans la protection externe des os du crâne, la pensée serait impossible. Vésale sut répondre à sa curiosité au point de se battre avec des chiens affamés, la nuit, dans des cimetières, pour se procurer des cadavres et des ossements…

La curiosité de Harvey était vive et profonde, insatiable, et elle ne se limitait pas au cœur, aux artères et aux veines. Elle s'enflamma aussi pour les mégalithes de Stonehenge où il s'adonna à des fouilles méthodiques à la recherche d'indices sur leurs origines et leurs fonctions – dont on ignorait tout à l'époque. Harvey se passionna également pour le développement embryonnaire de différents animaux, et c'est cette curiosité-là qui le poussa à procéder à des dissections méticuleuses d'animaux de différentes espèces.

Van Leeuwenhoek était encore plus curieux que Harvey. Il ne se contenta pas d'inspecter de l'eau de pluie avec son microscope. Il examina et décrivit la langue d'un porc, le crottin d'un cheval, le cristallin d'une baleine, l'œil d'une mouche. Plus important encore, il voulut savoir de quoi étaient faits son sang, son sperme, le tartre de ses dents.

Comme nous l'avons déjà raconté, Edward Jenner était aussi curieux de l'origine de l'angine de poitrine que des mœurs du coucou. Il faut se souvenir qu'il ne fut pas admis à la Royal Society pour avoir découvert la vaccination, mais pour ses observations et ses descriptions de l'anatomie et du comportement de cet oiseau.

Et qu'est-ce qui motiva Crawford Long, sinon la curiosité, à étudier l'éther dont l'inhalation l'avait plongé dans un tel état qu'il s'était infligé de profondes blessures sans ressentir la moindre douleur ?

Si Ross Harrison n'avait pas été obsédé par l'envie de savoir comment un nerf grandit et s'allonge, il n'aurait pas immergé un nerf vivant dans de la lymphe, inventant la culture tissulaire.

On savait déjà que l'ingestion de jaunes d'œuf provoquait l'athérosclérose des artères chez les lapins et les cobayes, mais c'est Anichkov qui détermina quel était précisément le constituant du jaune d'œuf responsable de cette maladie.

Si Fleming n'avait pas été un homme très curieux, à son retour de vacances il aurait tout simplement mis à la poubelles les boîtes contenant des cultures et des moisissures jaunâtres. Mais il fut intrigué de voir qu'à la périphérie de la moisissure, la croissance des bactéries était interrompue. Il entreprit alors une investigation méthodique qui aboutit à la découverte de la pénicilline.

Maurice Wilkins est le seul de nos dix savants que nous connaissions personnellement. Nous avons parlé avec lui pendant plusieurs heures et il a eu la gentillesse de nous adresser un brouillon des premiers chapitres de son manuscrit. Bien qu'il ne soit pas aussi profondément curieux que Jenner ou Harvey, il s'est intéressé à nous, à nos curiosités personnelles, à nos intérêts scientifiques mais également à nos familles.

Il est étonnant de constater à propos de nos dix découvreurs, et c'est vraiment une particularité commune à tous, qu'après leur découverte, ils sont tous passés à autre chose : Vésale après la publication de *Fabrica,* Röntgen après la découverte des rayons X et Fleming après avoir découvert les propriétés antibactériennes de la pénicilline.

Si la totalité de nos dix savants se sont mariés et ont eu pour la plupart des enfants, tous ont aimé passionnément une maîtresse : la soif de savoir. A cause d'elle, femmes et enfants souffrirent très souvent d'avoir été négligés. Aucun des enfants de ces découvreurs, ni fils ni filles, ne se sont jamais distingués dans quelque domaine que ce soit (même si Nicolaï Anichkov occupe aujourd'hui la même fonction à l'Académie médicale de Saint-Pétersbourg que son grand-père jadis).

Nos dix chercheurs, pour prix de leurs efforts, aspiraient à la gloire, à la seule exception de Harrison. Vésale, dans les cinq ou six ans précédant la publication de *Fabrica* en 1543, était mû par le désir de devenir le médecin attitré de l'empereur Charles Quint; des siècles plus tard, Fleming et Wilkins ambitionnaient un prix Nobel. Mais s'ils voulaient être reconnus ou même devenir célèbres, aucun n'était vraiment attiré par l'argent. Ce n'est malheureusement plus le cas aujourd'hui. A cause des laboratoires pharmaceutiques qui ne visent que le profit, les savants actuels sont nombreux à briguer autre chose que la renommée. Ils veulent faire reconnaître leurs découvertes pour en tirer des bénéfices. Si Röntgen vivait encore, il serait probablement choqué par le rôle de l'argent, tant dans les multinationales pharmaceutiques qu'au sein de l'université. Mais il faut admettre qu'au temps de Röntgen, il ne fallait pas deux cents millions de dollars pour financer la recherche et l'homologation d'un produit.

La plupart de nos dix chercheurs étaient jeunes (âge moyen trente-deux ans et quelques mois) au moment de leur découverte. Trois d'entre eux – Vésale, Long et Anichkov – n'avaient pas trente ans; seul Röntgen avait dépassé cinquante ans.

Nous nous sommes également penchés sur leurs qualités humaines. Lequel de nos chercheurs eût-il été agréable de côtoyer, qui fût à la fois drôle et intéressant? Celui qui vous charme et vous fascine, celui avec lequel vous auriez envie de faire un court ou même un long voyage? La question ayant été posée en ces termes, rien de plus simple que d'en éliminer huit. Vésale parce qu'il était trop arrogant et égoïste; Harvey parce qu'il n'aimait que lui-même; Van Leeuwenhoek parce qu'il n'avait pas idée qu'on puisse faire autre chose dans la vie que de regarder à travers un microscope ou de vendre des étoffes; Röntgen parce que c'était un incorrigible bavard qui n'avait pas le sens des convenances; Harrison parce qu'il était ennuyeux à périr, même pour ses étudiants de Yale, et terne en société; Anichkov parce qu'il révèle un visage sinistre sur toutes les photographies, sans la moindre étincelle dans le regard; Fleming parce qu'il était assommant, Wilkins parce que c'est un pessimiste sans rémission.

Tous les deux, nous avons su immédiatement que c'est avec Edward Jenner que nous aurions passé les meilleurs moments.

Si l'entendre raconter en long et en large ses formidables expériences sur la vaccine nous avait ennuyés, il serait passé à sa découverte de l'athérosclérose des artères, nous aurait amusés avec les adorables et moins adorables excentricités de son bien-aimé maître, John Hunter. Et s'il nous avait vus lassés par tous ces sujets, il aurait encore pu nous étonner avec les migrations saisonnières des oiseaux ou les mœurs de ses chers coucous. Mais il aurait pu tout aussi bien, et dans un tout autre registre, nous réciter quelques-uns des poèmes dont il était l'auteur ou nous bercer de la jolie musique qu'il savait tirer de son violon et de sa flûte. Et il aurait certainement pensé à nous faire visiter, dans un attelage tiré par deux de ses meilleurs chevaux, la campagne des environs de Berkeley qu'il aimait tant. Il aurait aussi songé sans doute à nous montrer Berkeley vu du ciel et nous aurait embarqués dans un de ces ballons à air chaud qu'il avait construits. Et pour couronner le tout, il nous aurait régalés avec son meilleur clairet. Edward Jenner aurait été assurément d'une compagnie exquise.

De Crawford Long on ne sait pas grand chose mais tout laisse croire que c'était un homme délicieux. N'oublions pas que c'est parce qu'il participait à une éther-party très gaie que l'anesthésie chirurgicale a été inventée.

Au moment où nous achevons la rédaction de cet ouvrage, au printemps de 1998, Ian Wilmut annonce que lui et ses collègues viennent de produire et de mettre au monde un mouton qui ne possède que des gènes maternels. La reproduction par clonage de cet animal représente un formidable exploit scientifique dont l'inventeur reconnaîtra loyalement qu'il n'aurait pu avoir lieu sans les découvertes préalables de la culture des tissus et de l'ADN.

Selon toute probabilité, le XXIe siècle verra LA découverte médicale qui égalera ou surpassera les dix découvertes retracées dans cet ouvrage. Quelle sera-t-elle? Nous croyons qu'une série de procédures expérimentales finiront par déboucher sur des traitements de ces terribles maladies mentales que sont le syndrome maniaco-dépressif et la schizophrénie qui handicapent et ruinent l'existence de millions d'êtres humains. Mais des découvertes de cet acabit requerront des outils et des techniques aujourd'hui inimaginables. Il faudra pour les accomplir les talents, et probablement le génie, d'un homme ou d'une équipe familiarisés avec tous les prodiges de la chimie et de la physique.

Au prochain siècle, les progrès de la médecine sur tous les fronts seront cent fois plus importants que ceux des six derniers siècles. La puissance formidable qu'ont donnée à la médecine le chimiste, le physicien et l'ingénieur dépasseront de très loin tout ce que l'on est capable d'imaginer à l'heure actuelle. Nous donnerions beaucoup pour savoir quelles seront les dix prochaines grandes découvertes…

Notes

1. L'anatomie humaine moderne

1. M. DeLuzzi, *Anothomia*, Pavie, Antonio De Carcano, 1478.

2. C. D. O'Malley, *Andreas Vesalius of Brussels*, Berkeley, University of California Press, 1964.

3. A. Vesalius, *Tabulae anatomicae sex*, Venise, J. S. Calcarenses, 1538.

4. Plus tôt, Léonard de Vinci avait exécuté des dessins merveilleusement exacts des tissus et des organes humains, mais ils ne furent connus que plusieurs siècles après sa mort. Un de ses dessins, conservé à la Bibliothèque royale de Windsor, montrant un utérus humain et un vagin «coiffant» entièrement un phallus en érection, fut caché aux regards du public durant toute la vie de la reine Victoria.

5. A. Vesalius, *De humani corporis fabrica, libri septem*, Bâle, Jounnis Oporini, 1543.

6. *Letter on the China Root*, 1546, traduit par C. D. O'Malley sous le titre *Andreas Vesalius of Brussels*, Berkeley, University of California Press, 1964.

7. A la page 662 de *Fabrica*, on trouve un croquis d'un cochon non anesthésié et piaillant. Il gît sur le dos, ses extrémités et sa mâchoire supérieure sont attachées par des chaînes à une planche pour l'immobiliser pendant la dissection. Il est difficile d'imaginer plus hideuse illustration. Elle ne fut certainement pas dessinée par Jean Stephanus de Calcar.

8. B. Eustachio, *Tabulae anatomica*, Rome, Gonzagae, 1714.

9. Eustachio fit remarquer que le rein décrit et dépeint dans *Fabrica* était celui d'un chien et non d'un homme.

10. O'Malley, *Andreas Vesalius of Brussels*.

2. La circulation sanguine

1. M. Servetus, *Christianismi restitutis*, Vienne, Balthasar Amoullet, 1553.

2. R. Colombo, *De re anatomica, libri XV*, Venise, Nicolai Beullacquae, 1559.

3. A. Cesalpino, *Peripateticarum questionum, libri quinque*, Venise, Apud Luntas, 1571.

4. G. Fabrici, *De venarum osteolis*, Padoue, Lorenzo Pasquati, 1603.

5. W. Harvey, *Exercitationes de generatione animalium*, Londres, O. Pulleyn, 1651.

6. R. Lower, *Iractatus de corde*, Londres, J. Allestry, 1669.

7. M. Malpighi, *Opera omnia*, Londres, R. Scott, 1686.

3. Les bactéries.

1. Hooke, comme plus tard Van Leeuwenhoek, décrivit l'aspect d'objets discernables à l'œil nu, tels qu'ils apparaissaient à travers une loupe (par exemple, la plume d'un canard, des feuilles, des graines et l'œil d'une mouche). En d'autres termes, Hooke présenta certains détails invisibles d'objets visibles. Sa *Micrographia* fut l'un des premiers livres à porter le sceau de la Royal Society. Le microscope employé par Hooke était plus complexe que celui créé et construit par Van Leeuwenhoek, mais la lentille de Van Leeuwenhoek était bien plus finement meulée.

2. Toute la lettre fut finalement traduite du néerlandais en anglais et publiée en 1932 par Clifford Dobell, un membre de la Royal Society, auteur d'une biographie décisive de Leeuwenhoek intitulée : *Antony van Leeuwenhoek and His «Little Animals»*, Londres, John Bale, Sons et Daniellson, Ltd., 1932.

3. W. Bullock, *The History of Bacteriology*, Londres, Oxford University Press, 1936.

4. L. Pasteur, *Thèses de physique et de chimie, présentées à la Faculté des Sciences de Paris*, Paris, Imprimeries de Bachelier, 1847.

5. R. Koch, «Die Aetilogie der Milzbrand - Krankheit, begrundet auf die Entwicklungsgeschichte des Bacillus Anthracis», *Beitrage Biologie der Pflanzen*, n° 2, 1876, p. 277.

6. R. Koch, «Die Aetilogie der Tuberkulose», *Berliner Klinische Wochenschrift*, n° 19, 1882, 221.

4. La vaccination.

1. F. Fenner, D. A. Henderson, I. Arita, Z. Jezek et I. D. Ladnyi, *Smallpox and Its Eradication*, Genève, Organisation mondiale de la santé, 1988.

2. R. B. Fisher, *Edward Jenner, 1749-1823*, Londres, Andre Deutsch, 1991.

3. P. Razzel, *Edward Jenner's Cowpox Vaccine : The History of a Medical Myth*, Firle, Angleterre, Caliban Books, 1977.

4. J. Baron, *The Life of Edward Jenner*, vol. I, Londres, Henry Colburn, 1827.

5. I. Bailey, «Edward Jenner : Benefactor to Mankind», *Proceedings of the Royal College of Physicians of Edinburgh*, n° 27, 1997, p. 5.

6. T. D. Fosbroke, *Berkeley Manuscripts*, Londres, John, Nichols, 1821.

7. Fisher, *Edward Jenner.*

8. E. Jenner, «Observations on the Natural History of the Cuckoo», *Philosophical Transactions of the Royal Society*, n° 78, 1788, p. 219.

9. P. Saunders, *Edward Jenner, the Cheltenham Years, 1795-1823*, Hanovre, N.H., University Press of New England, 1982.

10. C. H. Parry, *An inquiry into the Symptoms and Causes of the Syncope Anginosa*, Bath, R. Cruttwell, 1799.

11. Saunders, *Edward Jenner, the Cheltenham Years.*

12. W. R. Le Fanu, *A Bio-Bibliography of Edward Jenner, 1749-1823,* Londres, Harvey et Blythe, 1951.

13. E. Jenner, *An Inquiry into the Cause and Effects of Variolae Vaccinae, a Disease Discovered in Some of the Western Counties of England, particularly Gloucestershire, and Known by the Name of Cowpox,* Londres, Sampson Low, 1798.

14. E. Jenner, *Further Observations on the Variolae Vaccinae or Cowpox,* Londres, Sampson Low, 1799 ; et *idem, A Continuation of the Facts and Observations Relative to the Variolae Vaccinae or Cowpox,* Londres, Sampson Low, 1800.

15. Fisher, *Edward Jenner.*

16. G. Mileer, ed., *Letters of Edward Jenner and Other Documents Concerning the History of Vaccination from the Henry Barton Jacobs Collection in the Wiliam H. Welch Medical Library,* Baltimore, John Hopkins University Press, 1983.

5. L'anesthésie chirurgicale

1. T. E. Keys, *The History of Surgical Anesthesia,* New York, Schumans, 1945.

2. M. Adt, P. Schumaker et I. Muller, « The Role of Atropine in Antiquity and Anesthesia », dans R. S. Atkinson et T. P. Boalton, eds., *The History of Anesthesia,* Carnforth, Angleterre, Parthenon, 1989, pp. 40-45 ; et J. F. Nunn, « Anesthesia in Ancient Times- Facts and Fable », *ibid.*, pp. 21-26.

3. U. von Hitzenstern, « Anesthesia with Mandrake in the Tradition of Dioscorides and Its Role in Clinical Antiquity », *ibid.*, pp. 38-40.

4. M. T. Jasser, « Anesthesia in the History of Islamic Medecine », *ibid.*, pp. 48-51.

5. Keys, *The History of Surgical Anesthesia.*

6. Paracelse, *Opera medico-chimica sive paradoxa,* Francfort, 1605, p. 125.

7. J. E. Echenhoff, *Anesthesia from Colonial Times : A History of Anesthesia at the University of Pennsylvania,* Philadelphie, J. B. Lippincott, 1966.

8. H. Davy, *Researches, Chemical and Philosophical, Chiefly Concerning Nitrous Oxide and Dephlogisticated Nitrous Air and Its Respiration,* Londres, Johnson, 1800.

9. W. P. C. Barton, « A Dissertation on the Chemical Properties and Exhilarating Effects of Nitrous Oxide Gas and Its Application to Pneumatik Medecine », thèse de Master Degree, université de Pennsylvanie, 1808.

10. C. W. Long, « Account of the First Use of Sulphuric Ether by Inhalation as an Anesthesia in Surgical Operations », *Southern Medical and Surgical Journal,* n° 5, 1849, pp. 705-713.

11. F. K. Boland, *The First Anesthetic : The Story of Crawford Long,* Athens, University of Georgia Press, 1950.

12. *Ibidem.*

13. L. D. Vandam, « The Start of Modern Anesthesia », in Atkinson et Boulton, *The History of Anesthesia.*

14. K. B. Thomas, *The Development of Anesthetic Apparatus : A History Based on the Charles King Collection of the Association of Anesthetists of Great Britain and Ireland,* Oxford, Blackwell, 1975.

15. W. T. G. Morton, Circulaire, « Morton's Letheon », Boston, Westworth, 1846.

16. Boland, *The First Anesthetic.*

17. H. J. Bigelow, « Insensibility during Surgical Operations Produced by Inhalation », *Boston Medical and Surgical Journal,* n° 35, 1846, pp. 309, 379-382.

18. J. Snow, *On Chloroform and Other Anesthetics,* Londres, Churchill, 1858.

19. S. Guthrie, « New Mode of Preparing a Spiritous Solution of Chloric Ether », *American Journal of Scientific Arts,* 1831, pp. 64-65 ; et R. W. Patterson, « The First Human Chloroformization », in Atkinson and Boulton, *The History of Anesthesia.*

20. W. Macewan, « Clinical Observations on the Introduction of Tracheal Tubes by the Mouth Instead of Performing Tracheotomy or Laryngotomy », *British Medical Journal,* n° 3, 1880, pp. 122-124, 163-165.

21. F. Kuhn, *Die perorale Intubation,* Berlin, Karger, 1911 ; et G. M. Dorrance, « On the Treatment of Traumatic Injuries of the Lungs and Pleura with the Presentation of a New Intratracheal Tube for Use in Artification Respiration », *Surgery, Gynecology and Obstetrics,* n° 2, 1910, pp. 160-189.

22. R. K. Calverley, « Intubation in Anesthesia », in Atkinson and Boulton, *The History of Anesthesia,* pp. 333-341.

23. J. W. Gale et R. M. Waters, « Closed Endobronchial Anesthesia in Thoracic Surgery : Preliminary Report », *Current Research, Anesthesia and Analgesia,* n° 11, 1932, pp. 283-287.

24. J. A. Stiles *et al.*, « Cyclopropane as Anesthetic Agent », *Current Research, Anesthesia and Analgesia,* n° 11, 1934, pp. 56-60.

25. C. R. Stephen, C. M. Fabian et L. W. Fabian, « Introduction of Halothane to the U.S. », in Atkinson and Boulton, *The History of Anesthesia,* pp. 221-222.

26. R. Hughes, « Development of Skeletal Muscle Relaxants from the Curare Arrox Poisons », *ibid.*, pp. 259-267.

27. H. Griffith et E. Johson, « The Use of Curare in General Anesthesia », *Anesthesiology,* n° 3, 1942, pp. 418-420.

28. E. Fisher et J. Mering, « Über eine neue Classe von Schlafmutheln », *Therape Gegenwart,* n° 5, 1903, pp. 97-101.

29. J. B. Lundy, « Intravenous Anesthesia : Preliminary Report of the Use of Two New Barbiturates », *Proceedings of the Staff Meeting, Mayo Clinic,* n° 10, 1930, pp. 536-543.

30. H. Braun, *Local Anesthesia, Its Scientific Basis and Practical Use,* 2e éd., Philadelphie, Lea and Febiger, 1924.

31. W. S. Halsted, «Practical Comments on the Use and Abuse of Cocaïne: Suggested by Its Invariably Successful Employment in More than a Thousand Minor Surgical Operations», *New York Medical Journal,* n° 42, 1985, pp. 294-295.

32. J. L. Corning, «A Further Contribution on Local Medication of the Spinal Cord, with Cases», *Medical Record,* n° 33, 1888, pp. 291-293.

33. A. Bier, «Versuche ueber Cocainisrung des Ruckenmarkes», *Deutsche zeitschrift für Chirurgie,* n° 51, 1899, pp. 361-369.

34. A. Einhorn, «Ueber die Chemie der localen Anaesthetica», *Münchener Medizinischer Wochenschrift,* n° 45, 1899, pp. 1218-20, 1254-56; et H. F. W. Braun, «Ueber einige neue orthohe Anaesthetica (Stovain, Alypin, Novocain)», *Deutsche Medizinische Wochenschrift,* n° 32, 1904, pp. 1667-71.

6. Les rayons X

1. O. Glasser, *Dr W.C. Roentgen,* Springfield, Ill., Thomas, 1958.

2. Crookes se vit décerner par la suite les trois médailles les plus prestigieuses de la Royal Society (Royal, Davy et Copley) et, en 1913, fut élu président de la même société. Aucun autre médecin n'a été honoré à ce point.

3. R. L. Eisenberg, *Radiology, an Illustrated History,* Saint Louis, Mosby Year Book, 1992.

4. P. Donizetti, *Shadow and Substance,* Londres, Pergamon, 1967.

5. W. Roentgen, «Eine neue Art von Strahlen», Würzburg, 1895. Cet aricle parut dans les dix dernières pages du volume de 1895 de *Proceedings of the Würzburg Physical Medical Society.* Une traduction complète en anglais, intitulée «On a New Kind of X-Ray», peut être trouvée dans le *Shadow and Substance* de Donizetti, pp. 185-194.

6. B. H. Kevles, *Naked to the Bone: Medical Imaging in the Twentieth Century,* New Brunswick, N. J., Rutgers University Press, 1997.

7. Glasser, *Dr. W.C. Roentgen.*

8. J. J. Cunnigham et G. W. Friedland, «Early American Uroradiology, 1896-1933», *Urological Survey,* n° 22, 1972, p. 226.

9. G. N. Hounsfield, «Computerized Transverse Axial Scanning (Tomography), I. Description of a System», *British Journal of Radiology,* n° 46, 1973, p. 1016.

10. G. W. Friedland and B. D. Thurber, «The Birth of CT», *American Journal of Roentgenology,* n° 167, 1996, p. 1365.

7. La culture des tissus

1. J. S. Nicholas, «Ross Granville Harrison, 1870-1959: Biographical Memoirs», *National Academy of Science of the United States,* n° 35, 1961, pp. 132-162.

2. R. G. Harrison, « Observations on the Living Developing Nerve Fiber », *Anatomical Record,* n° 5, *American Journal of Anatomy,* n° 7, 1907, n° 1.

3. R. G. Harrison, « On the Status of Significance of Tissue Culture », *Archiv für Zelforschung,* n° 6, 1925, p. 4.

4. Nicholas, « Ross Granville Harrison ».

5. Lettre, M. T. Burrows to Dr. Frederick M. Allen, New York, 26 janvier 1942. R. G. Harrison Papers, Archives and Manuscript Department, Sterling Library, Yale University, New Haven.

6. A. Carrel, « Rejuvenation of Cultures of Tissues », *Journal of the American Medical Association,* n° 57, 1911, p. 1611.

7. L. Hayflick, *How and Why We Age,* New York, Ballantine Books, 1994, pp. 127-142.

8. L. Hayflick, communication personnelle, 1996.

9. J. A. Witkowski, « Dr Carrel's Immortal Cells », *Medical History,* 24, 1980, pp. 129-142.

10. R. Buchabaum, communication personnelle, 1996.

11. Hayflick, *How and Why We Age,* pp. 111-136.

12. L. Hayflick et P. S. Moorhead, « The Serial Cultivation of Human Diploid Cell Strains », *Journal of Experimental Cell Research,* n° 25, 1961, pp. 285-321.

13. M. A. Gold, *A Conspiracy of Cells : One Woman's Immortal Legacy and the Medical Scandal It Caused,* New York, State University of New York Press, 1986.

14. S. M. Gartler, « Apparent HeLa Cell Contamination of Human Heteroploid Cell Lines », *Nature,* n° 217, 1968, pp. 750-751.

15. Gold, *A Conspiracy of Cells.*

16. W. A. Nelson-Rees, R. R. Flandermeyer and P. K. Hawthorn, « Banded Marker Chromosomes as Indicators of Intraspecies Cellular Contamination », *Science,* n° 184, 1974, pp. 1093-96.

17. W. A. Nelson-Rees et R. R. Flandermeyer, « HeLa Cultures Defined », *Science,* n° 191, 1976, pp. 96 -98.

18. W. A. Nelson-Rees and P. R. Flandermeyer, « Inter and Intra-Species Contamination on Human Breast Tumor Cell Lines HBC and Br ca5 and Other Cell Cultures », *Science,* n° 195, 1977, pp. 1343-44.

19. P. Todd et al., « Comparison of the Effect of Various Cyclotron Produced-Fast Neutrons on the Reproduction Capacity of Cultured Human Kidney CT-D Cells », *International Journal of Radiation, Oncology, Biology and Physics,* n° 4, 1978, pp. 1015-1022.

20. Gold, *A Conspiracy of Cells.*

21. T. C. Hsu et C. M. Pomerat, « Mammalian Chromosomes, *in vitro.* II. A Method for Spreading the Chromosomes of Cells in Tissue Culture », *Journal of Heredity,* n° 44, 1953, pp. 23-29.

22. J. H. Tijio et A. Levan, « The Chromosome Number of Man » *Hereditas,* n° 42, 1956, pp. 1-6.

23. R. G. Ham, «Survival and Growth Requirements of Nontransformed Cells», *Handbook of Experimental Pharmacology*, n° 57, 1981, pp. 11-88.

24. A. B. Sabin et P. K. Olitsky, «Cultivation of Poliomyelitis Virus *in vitro* in Human Embryonic Nervous Tissue», *Proceedings of the Society of Experimentral Biology*, n° 34, 1936, pp. 357-359.

25. J. F. Enders, T. H. Weller et F. C. Robbins, «Cultivation of the Lansing Strain of Poliomyelitis Virus of Various Human Embryonic Tissues», *Science*, n° 09, 1949, pp. 85-87.

26. Jonas E. Salk et collaborateurs, «Studies in Human Subjects on Active Immunization against Poliomyelitis. I. A Preliminary Report of Experiments in Progress», *Journal of the American Medical Association*, n° 151, 1953, pp. 1081-98.

8. Le Cholestérol

1. C. H. Parry, *An Inquiry into the Symptoms and Causes of the Syncope Anginosa, Commonly Called Angina Pectoris*, Londres, R. Cruttwell, 1799.

2. R. Virchow, *Phlogose und Thrombose in Gefass-System*, Berlin, Gesammelte Abhandlungen für Wissenschaftlichen Medizin, 1856.

3. K. Rokitansky, «Ueber einiger der wichtigsten Krankheiten der Arterien», *Akademie der Wissenschaft Wien*, n° 4, 1852, p. 1.

4. F. Marchand, «Ueber Atherosclerosis», *Verhandlungen der Kongresse für Innere Medizin, 21 Kongresse*, 1904.

5. A. Windaus, «Ueber der Gehalt normaler und atheromatoser Aorten an Cholesterol und Cholesterinester», *Zeitschrift für Physiologische Chemie*, n° 67, 1910, p. 174.

6. A. I. Ignatowski, «Ueber die Wirkung der tiershen Einwesses auf der Aorta», *Virchows Archiv für Pathologische Anatomie*, n° 198, 1909, p. 248.

7. N. W. Stuckey, «On the Changes of the Rabbit Aorta under the Influence of Rich Animal Food», discours inaugural, Saint Pétersbourg, 1910.

8. S. Chalatov, «Ueber der Verhalten der Leber gegenüber den verschiedenen Arten von Speisfett», *Virchows Archiv*, 1912, p. 267.

9. N. Anichkov et S. Chalatov, «Ueber experimentelle Cholesterinsteatose: Ihre Bedeutung für die Enstehung einiger Pathologischer Proessen», *Centrablatt für Allgemeine Pathologie und pathologische Anatomie*, n° 1, 1913, p. 1.

10. A. Steiner et F. E. Kendall «Atherosclerosis and Arteriocleorisis in Dogs following Ingestion of Cholesterol and Thiouracil», *Archives of Pathology*, n° 42, 1946, p. 605.

11. C. H. Bailey, «Atheroma and Other lesions Produced in Rabbits by Cholesterol Feeding», *Journal of Experimental Medicine*, n° 23, 1961, p. 69 et T. Leary, «Atherosclerosis, the Important Form of Arteriosclerosis, a Metabolic Disease», *Journal of the American Medical Association*, n° 105, 1935, p. 495.

12. S. Weiss et G. R. Minot, «Nutrition in Relation to Arteriosclerosis», in E. V. Cowdry, ed. *Arteriosclerosis : A Survey of the Problem,* 1re éd., New York, Macmillan, 1933.

13. J. W. Gofman et al., «The Role of Lipids and Lipoproteins in Atherosclerosis», *Science,* n° 111, 1950, p. 167.

14. L. W. Kinsell et al. «Dietary Modification of Serum Cholesterol and Phospholipid Levels», *Journal of Clinical Endocrinology,* n° 12, 1952, p. 909; et E. H. Ahrens, Jr D. H. Blankenhorn et T. T. Tsaltes, «Effects on Serum Lipids of Substituting Plant for Animal Fat in Diet», *Proceedings of the Society of Experimental Biology and Medicine,* n° 86, 1952, p. 872.

15. W. Dock, «Research in Arteriosclerosis - the First Fifty Years», éditorial, *Annals of Internal Medicine,* n° 49, 1958, p. 699.

16. M. Friedmann, R. H. Rosenman et V. Carroll, «Changes in the Serum Cholesterol and Blood-Clotting Time in Men Subjected to Cyclic Variations of Occupational Stress», *Circulation,* n° 17, 1958, p. 852.

17. M. S. Brown et J. L. Goldstein, «Lipoprotein Receptors in the Liver», *Journal of Clinical Investigation,* n° 72, 1983, p. 743.

18. N. Anichkov, «A History of Experimentation on Arterial Atherosclerosis in Animals», in H. T. Blumenthal, éd. *Cowdry's Arteriosclerosis : A Survey of the Problem»,* 2e éd., Springfield, Ill., Thomas, 1967.

9. Les antibiotiques

1. J. Tyndall, «The Optical Deportment of the Atmosphere in Relation to the Phenomena of Putrefaction and Infection» *Philosophical Transactions of the Royal Society,* n° 166, 1876, p. 27.

2. A. E. Duchesne, «Contribution à l'étude de la concurrence vitale chez les micro-organismes : Antagonisme entre les moisissures et les microbes», dissertation. Académie médicale de l'Armée, Lyon, 1896.

3. D. Wilson, *In Search of Penicillin,* New York : Alfred A. Knopf, 1976.

4. R. Hare, *The Birth of Penicillin and the Disarming of Microbes,* Londres, George Allen and Unwin, 1970, chap. 3 et 4.

5. A. Fleming, «On the Antibacterial Action of Cultures of Penicillium with Special Reference to Their Use in Silation of *H influenzae, British Journal of Experimental Pathology,* n° 10, 1929, p. 226, et *idem,* «On the Specific Antibacterial Properties of Penicillin and Potassium Tellurite - Incorporating a Method of Demonstrating Some Bacterial Antagonisms», *Journal of Pathology and Bacteriology,* n° 35, 1932, p. 831.

6. Wilson, *In Search of Penicillin.*

7. A. Fleming and V. D. Alison, «Observations on a Bacteriolytic Substance («Lysozyme») Found in Tissues and Secretions», *British Journal of Experimental Pathology,* n° 3, 1922, p. 252.

8. C. G. Paine, communication personnelle à Howard Florey in H. F. et al. éditions, *Antibiotics - A Survey of Penicillin, Streptomycin and Other Antimicrobal Substances from Fungi, Actinomyces, and Plants*, Londres, Oxford University Press, 1949, p. 634.

9. P. W. Clutterback, R. Lovell et H. Rainstrick, « Studies in the Biochemistry of Micro-organisms, XXVI. The Formation of Glucose by Members of *Penicillium chrysogenum* Series of Pigment, an Alkali-Soluble Protein, and Penicillin, the Antibacterial Substance of Fleming », *Biochemistry Journal*, n° 26, 1932, p. 1907.

10. R. D. Reid, « Some Properties of Bacterial-Inhibitory Substance Produced by a Mold », *Journal of Bacteriology*, n° 29, 1935, p. 215.

11. G. Domagk, « Ein Beitrag zur Chemotherapie der bakteriellen Infektionen », *Deutscher medizinischer Wochenschrift*, n° 61, 1935, pp. 250-253.

12. Wilson, *In Search of Penicillin.*

13. *Ibidem.*

14. E. Chain et al. « Penicillin as a Chemiotherapeutic Agent », *The Lancet*, n° 2, 1940, p. 226.

15. E. P. Abraham et al. « Further Observations on Penicillin », *The Lancet*, n° 2, 1941, p. 177.

16. G. L. Hobby, *Penicillin : Meeting the Challenge*, New Haven, Yale University Press, 1985.

17. R. J. Dubos, « Studies on a Bacterial Agent Extracted from a Soil Bacillus I. Its Activity *in vitro*. II. Protective Effect of the Microbial Agent against Experimental Pneumococcus Infections in Mice », *Journal of Experimental Medicine*, n° 70, 1939, p. 1.

18. A. Shatz, E. Bugie et A. S. Waksman, « Streptomycin, a Substance Exhibiting Antibacterial Activity against Gram-Positive and Gram-Negative Bacteria », *Proceedings of the Society of Experimental Biology*, n° 55, 1944, p. 66.

19. R. Lewis, « The Rise of Antibiotic-Reistant Infections », *FDA Consumer*, n° 29, 1995, p. 11.

20. Données présentées à une rencontre internationale organisée par *The Lancet* à Washington D. C. en 1995 sur les antibiotiques et les infections.

10. L'ADN

1. J. F. Miescher, « Ueber die chemische Zusammensetzung der Eiterzellen », *Hoppe-Seyler Medicinisch-chemische Untersuchungen*, n° 4, 1871, p. 441.

2. R. Olby, *The Path to the Double Helix*, Seattle : University of Washington Press, 1974 ; F. H. Franklin et J. S. Cohen, *A Century of DNA : A History of the Discovery of the Structure and Function of the Genetic Substance*, Cambridge, Mass., MIT Press, 1977 ; et H. F. Judson, *The Eighth Day of Creation*, New York, Simon and Schuster, 1979.

3. F. Griffith, « The Significance of Pneumococcal Types », *Journal of Hygiene*, n° 27, 1928, p. 113.

4. M. McCarty, *The Transforming Principle*, New York, W. W. Norton, 1985.

5. O. T. Avery, C. M. MacLeod et M. McCarty, « Studies on the Chemical of the Substance Inducing Transformation of Pneumococcal Types », *Journal of Experimental Medicine,* n° 79, 1944, p. 137.

6. Judson, *The Eighth Day of Creation.*

7. Schrödinger E., *What Is Life?,* Cambridge, Cambridge University Press, 1944).

8. F. H. C. Crick, *What Mad Pursuit,* New York, Basic Books, 1988.

9. E. Chargaff et al., « The Composition of Deoxypentose Nucleic Acids of Thymus and Spleen », *Journal of Biological Chemistry,* n° 177, 1949, p. 405.

10. J. D. Watson et F. H. C. Crick, « Molecular Structure of Nucleic Acids. A Structure for Deoxyribose Nucleic Acid », *Nature,* n° 171, 1953, p. 737; M. H. F. Wilkins, A. R. Stokes, et H. R. Wilson, « Molecular Structure of Nucleic Acids. Molecular Structure Deoxypentose Nucleic Acids », *ibid.,* p. 738; R. F. Franklin et R. G. Gosling, « Molecular Structure of Nucleic Acids. Molecular Configuration in Sodium Thymonucleate », *ibid.,* p. 740.

11. Heureusement, le comité du Nobel de 1962 n'a pas ignoré ce rapport de Wilkins et de ses collaborateurs ni les remarquables contributions ultérieures de Wilkins. Sir Aaron Klug lui non plus n'a pas négligé les contributions de Franklin. Au début du discours qu'il prononça en recevant le Nobel en 1982, il dit à propos de Rosalind Franklin : « Si sa vie n'avait pas été si tragiquement courte, on l'aurait déjà probablement vue à cette place. »

12. J. D. Watson et F. H. C. Crick, « Genetical Implications of the Structure of Deoxyribonucleic Acid », *Nature,* n° 171, 1953, pp. 964-967.

13. M. S. Meselson et F. W. Stahl, « The Replication of DNA in *Escherichia coli* » *Proceedings of the National Academy of Science,* n° 44, 1956, p. 67.

14. S. Brenner, F. Jacob, et M. Meselson, « An Unstable Intermediate Carrying Information from Genes to Ribosomes for Protein Synthesis, » *Nature,* n° 190, 1960, p. 576; et F. H. C. Crick et al., « General Nature of the Genetic Code for Proteins », *Nature,* n° 192, 1961, p. 1227.

15. (Probablement supprimé dans la traduction) Ce salut sarcastique, comme Watson le relate dans *The Double Helix,* lui fut adressé par Seeds, qui avait travaillé avec Maurice Wilkins plusieurs années auparavant, lorsqu'ils se rencontrèrent sur un chemin de montagne alpin. A la grande surprise de Watson, Seeds l'ayant salué, poursuivit son chemin sans s'arrêter.

16. F. H. C. Crick, *Life Itself: Its Origin and Nature,* New York, Simon and Schuster, 1981.

Index des noms